全国高等中医药院校特色教材

针灸学

PBL 教程

主 编 张永臣 卢 岩

中国医药科技出版社

内 容 提 要

全书为原创性案例库建设，主要内容包括经络腧穴、刺法灸法、针灸治疗、现代针灸4个模块，共计33个PBL案例，案例紧密结合针灸基础理论、针灸临床技术和针灸机制研究。通过案例，引导学生围绕情景化的案例查阅文献资料，并进行归纳、分析、讨论和总结，可以充分发挥学生的主动性和能动性，培养学生发现问题、解决问题的思维，对中医教育的改革有着重要的意义。本书可作为教材供高等医学院校的中医学、针灸推拿学专业本专科生、硕士研究生，以及从事相关专业的读者参考使用。

图书在版编目（CIP）数据

针灸学PBL教程/张永臣，卢岩主编．— 北京：中国医药科技出版社，2017.10
ISBN 978-7-5067-9484-8

Ⅰ．①针… Ⅱ．①张…②卢… Ⅲ．①针灸学—医学院校—教材 Ⅳ．① R245

中国版本图书馆CIP数据核字（2017）第194071号

美术编辑　陈君杞
版式设计　也　在

出版　中国医药科技出版社
地址　北京市海淀区文慧园北路甲22号
邮编　100082
电话　发行：010－62227427　邮购：010－62236938
网址　www.cmstp.com
规格　787×1092mm $\frac{1}{16}$
印张　23 $\frac{3}{4}$
字数　404千字
版次　2017年10月第1版
印次　2017年10月第1次印刷
印刷　三河市国英印务有限公司
经销　全国各地新华书店
书号　ISBN 978-7-5067-9484-8
定价　49.00元

编 委 会

主　编　张永臣（山东中医药大学）

　　　　卢　岩（山东中医药大学）

副主编（以姓氏笔画为序）

　　　　王洪峰（长春中医药大学）

　　　　刘阳阳（天津中医药大学）

　　　　孙英霞（山东中医药大学）

　　　　杨孝芳（贵阳中医学院）

　　　　杨佃会（山东中医药大学）

　　　　张　晶（山东中医药大学）

　　　　张树剑（南京中医药大学）

　　　　贾红玲（山东中医药大学）

　　　　高希言（河南中医药大学）

　　　　樊　旭（辽宁中医药大学）

编　委（以姓氏笔画为序）

　　　　于晓华（山东中医药大学）

　　　　王　健（山东中医药大学）

　　　　王亚军（甘肃中医学院）

　　　　王培育（河南中医药大学）

　　　　纪　峰（福建中医药大学）

　　　　杨宗保（厦门大学）

　　　　李永春（山东中医药大学）

　　　　李晓峰（河北中医学院）

　　　　吴巧凤（成都中医药大学）

佘延芬（河北中医学院）

陈　静（南方医科大学）

金晓飞（山西中医学院）

周　丹（长春中医药大学）

郭　扬（天津中医药大学）

郭新荣（陕西中医学院）

高　明（上海中医药大学）

梁　宜（浙江中医药大学）

谭亚芹（内蒙古医科大学）

秘　书　田　惠（山东中医药大学）

前　言

　　随着社会科学技术的发展、教学改革的深入、教学理念的创新，医学领域迎来了发展的国际化、信息化、学科交叉多元化的挑战。面对医疗卫生体系的改革，必须提高医学生的职业素质及临床思维能力和实践能力，对此，医学教育必须与时俱进、改革创新。2011年，教育部、原卫生部联合下发《关于实施临床医学教育综合改革的若干意见》中要求"创新教育教学方法，积极开展以学生为中心和自主学习为主要内容的教育方式和教学方法改革，推行启发式、探究式、讨论式、参与式教学，倡导小班教学、小班讨论"。

　　PBL（Problem Based Learning）即"基于问题的学习"，与传统的教学模式不同，是以学生为主体、以问题为中心、以小组讨论为模式的新兴教学方法。PBL教学模式由美国神经病学教授Barrows于20世纪60年代首次提出，目前已为国际上诸多医学院校所采用。医学PBL教学模式旨在建立以医学生为中心的教育理念，为医学生提供自主学习的平台，在情境化的病例中主动发现问题、提出问题，并通过查阅文献资料、小组讨论，掌握病例中包含的教学目标以及隐藏于病例背后的医学知识，从而提高解决临床真实性问题的能力。PBL教学方法注重跨专科跨学科知识的整合、临床思维的培养，强调临床知识的传授性，调动学生的积极性，发挥学生的主动性，从而使学生形成解决问题的思维习惯，并培养学生自主学习、终身学习的能力，对医学教育的改革有着重要的意义。

　　本书的案例编写线索以临床应用为导向，编写内容以针灸学为纲梳理材料，涵盖了经络腧穴、刺法灸法、针灸治疗、现代针灸四个模块的相关专业知识，紧密结合针灸基础理论、针灸临床应用和针灸原理的现代研究等难点和重点问题，把案例编写和临床诊疗紧密融合，进行原创性案例库建设，以切实公认的材料为素材，选择规律性的、结论性的内容进行撰写，并形成以"教学目标、案例摘要、教学安排、设计思路、要点提示、案例正文、知识链接"为基本框架的学习步骤，问题设置清晰、内容丰富、层次清楚，通过引导性的问题，有利于鼓励学生自主提出问题、自行查阅资料、自主解决问题，并在整合问题中发现自己知识体系的不足，进而不断修改、不断完善，实现学以致用的目的。

本书参考了诸多文献资料及书籍，使学生在学习中能够全面地熟悉病例设计的初衷，并能引导学生掌握相关的专业知识，拓展问题背后的其他临床医学知识。本书的编写为学生提供 PBL 学习案例，通过老师的引导和问题的设计，使学生成为课堂的主人，自主围绕案例展开讨论，查阅文献资料并归纳分析、总结汇报，逐步养成系统规范性学习的习惯，能够对学生的临床学习和医学思维的养成起到一定的帮助。本书可以作为医学院校中医学、针灸推拿学专业的本专科生及研究生教育课程教材使用，其他专业的大学生作为参考书使用。

本书编写得到山东省教育厅及山东中医药大学研究生教育课题资助。编者在编写过程中得到多名专家教授的指导和帮助，并多次讨论修改。但由于编者水平有限，加之对 PBL 教学经验的不足，书中难免存在不足之处，敬请各位老师及读者提出宝贵的意见，以便修改提高。

张永臣　卢　岩

2017 年 2 月 13 日

目 录

CONTENTS

第二章　刺法灸法模块　/　67

第三章 针灸治疗模块 / 157

第一章

经络腧穴模块

第一节　我来帮你解咳嗽——手太阴肺经

教学目标

1. 掌握肺经的经络循行、联系脏腑、主要病候和主治概要，了解肺经疾病辨证的经典文献等相关知识。

2. 掌握主要经穴及特定穴的定位、主治、操作等基础知识，锻炼分析、归纳、总结知识的能力。

3. 培养自主学习和综合应用相关知识的能力，结合中医辨证选穴，配合其他中医方法指导临床。

案例摘要

针灸科李医生今天接诊的第一位患者是 65 岁的徐大爷。徐大爷 1 个月前感冒伴有发热、咳嗽，经西药治疗后好转，但咳嗽一直没有痊愈。现在徐大爷的症状主要是干咳，时作时止，晚上加重，伴有咽喉不适、口干欲饮。李医生查看病情，结合相关检查后诊断为内伤咳嗽，证属肺阴亏损。李医生给徐大爷选取了以肺经经穴为主的针刺治疗，并配合了中药和穴位贴敷等联合治疗。治疗一次后，徐大爷感觉咳嗽缓解，咽喉不适、口干减轻。治疗 2 周后，徐大爷咳嗽、咽喉不适、口干等症基本消失，无其他不适。又坚持巩固治疗 1 个月后随访，徐大爷表示没有复发。

【关键词】肺经；内伤咳嗽；针灸；腧穴。

教学安排

本案例有 2 幕场景，供 2 个学时讨论，每学时 50 分钟。

学时	场景摘要
第一学时	第一幕摘要（50分钟）：重点讨论肺经的经络循行、主治概要及主治病候等，讨论与其相关的脏腑。患者徐大爷1个月前患有感冒，后经西医治疗后好转，却一直咳嗽，于是来针灸科治疗。李医生诊察后诊断为咳嗽，并推荐患者进行针灸治疗
第二学时	第二幕摘要（50分钟）：重点讨论肺经主要经穴的定位、主治和操作等知识。根据病情辨证选穴是学习本章节要思考的难点。李医生选取了相关经穴进行针刺治疗，配合中药及穴位贴敷疗法，治疗2周后，患者咳嗽基本痊愈

设计思路

第一幕：患者徐大爷因感冒后咳嗽到针灸科门诊求治，值班李医生接待了他。李医生详细询问了徐大爷的病情，徐大爷自诉感冒痊愈后经常频发干咳，夜间加重，无痰，口干欲饮。李医生诊断为咳嗽，证属肺阴亏损。文案中徐大爷咳嗽日久，虽表邪已解，但已经伤及肺之阴气，故咳嗽迁延难愈，夜间干咳频发。此时治宜肃肺理气，止咳化痰。选穴以手太阴肺经为主，针灸治疗。由此可以引导学生学习手太阴肺经的主治病症。

第二幕：主要讲述医生对患者进行中医辨证后选取的具体穴位，及针刺穴位的操作方法等，如列缺向上斜刺0.5~0.8寸，太渊避开桡动脉直刺0.3~0.5寸，还需学习掌握特定穴的相关知识，注意其他穴位如天突、肺俞等穴的进针深度等。借助故事情节发展，引导同学分析讨论咳嗽的中医辨证、取穴规律，并结合查阅的相关资料进行深入讨论。

要点提示

1. 本案例中主要探讨的是手太阴肺经的主治作用、循行走向及其经穴的定位、主治、操作等基础知识。第一幕，重点讨论的是手太阴肺经及相关经络的循行走向与主治作用。根据所学知识、查阅的文献和掌握的资料，了解古代文献中关于肺经及相关经络的分析与探讨。了解手太阴肺经的经脉、经别、络脉及经筋等，把握针灸肺经治疗咳嗽的重要性。此外还涉及咳嗽的诊断和中医辨证等分析。

2. 第二幕中，结合案例讨论如何取穴，探讨取穴规律。掌握重点穴位及特定穴的定位、主治与治疗特点，熟练掌握针刺的操作手法，如进针角度、深度和适当的补泻手法等。从临床医生的角度，对本文中患者病情做出做合适的诊疗方案。拓展思路，思考其他治疗咳嗽的中医方法。

案例正文

第一幕

北方的冬天，大雪纷飞。冬至早上 8：00，针灸科李医生已经来到医院，做好准备，等待接诊今天的患者。一会儿，只听"咳、咳、咳"的声音由远及近，未见其人先闻其声，李医生看向门口，一位老大爷一手按着胸，一手捂着嘴慢慢走进了诊室，张口就喊："大夫，你快帮我看看，我这个咳嗽可真难受。"李医生让大爷坐下，开始了解病情。大爷姓徐，今年 65 岁。1 个月前着凉，得了感冒，当时发热、咳嗽、鼻塞、咳吐白痰，吃了 1 周的药后感冒差不多好了，但是咳嗽止不住。大爷本想着忍两天没准就好了，谁知过了半个月也没好，现在经常频发干咳，晚上咳得更厉害，咳得嗓子都隐隐作痛很不舒服，无痰，口干，总是想喝水。徐大爷听从女儿的建议，来针灸科门诊治疗。李医生继续询问了大爷的身体状况、生活环境、家族病史等，得知徐大爷近几年身体大不如前，容易疲劳，晚上睡眠也不好，入睡难醒得早。李医生听完后，又查看了徐大爷的舌脉，发现大爷舌淡苔薄白，脉沉细缓。李医生思考片刻，认为徐大爷的病应诊断为感冒后咳嗽。中医辨证为内伤咳嗽，证属肺阴亏损。李医生耐心地给徐大爷解释了一下他的病情，并建议大爷用针灸的方法治疗。徐大爷放心地说："行！听你的，大夫，你说怎么治就怎么治。"李医生考虑病情，选取了肺经经穴为主要治疗穴位。

（一）提供信息

1. 患者徐大爷，今年 65 岁，无既往病史。
2. 徐大爷 1 个月前得过感冒，吃西药后好了，但是一直咳嗽。
3. 李医生诊断为内伤咳嗽，建议针灸治疗。李医生选取了肺经经穴为主要治疗穴位。

（二）学习重点

1. 手太阴肺经的经脉循行。
2. 手太阴肺经的经脉病候。
3. 手太阴肺经的经别、络脉及经筋等。
4. 手太阴肺经的主治概要。

（三）问题导向

1. 手太阴肺经的经络循行路线是什么？

2.手太阴肺经的经脉病候是什么？

3.手太阴肺经的经别、络脉及经筋循行分布如何？

4.手太阴肺经与哪些脏腑相关？

5.结合手太阴肺经的主治概要，讨论李医生为什么选定以肺经为主治疗徐大爷的咳嗽。

第二幕

李医生让徐大爷平躺在治疗床上，先进行穴区皮肤消毒，随后以天突、肺俞、孔最、列缺、太渊为主穴，配合三阴交、太溪等穴进行针刺治疗，操作时，先直刺天突穴 0.2 寸，然后将针尖转向下方，紧靠胸骨后方刺入 1~1.5 寸，做小幅度提插，使胸部有针感后，立即出针。其余主穴：直刺入肺俞 0.5~0.8 寸，直刺孔最 0.5~1.2 寸，向上斜刺列缺穴 0.5~0.8 寸，针刺太渊穴时，避开桡动脉直刺 0.3~0.5 寸；用毫针平补平泻法，可加用灸法。配穴：直刺三阴交 1~1.5 寸，直刺太溪 0.5~0.8 寸；用提插补法。针刺后留针 30 分钟。治疗结束后，徐大爷高兴地说嗓子爽利了，咳嗽也减轻了。李医生又给徐大爷开了 7 副中药，中药以沙参麦冬汤化裁，水煎服，日 1 剂。第二天徐大爷按时来到医院治疗，他觉得昨夜咳嗽有所减轻，嗓子也没那么疼了。继续针刺治疗 5 天后，徐大爷告诉李医生自己已经不大咳嗽了，晚上很少咳，嗓子也不疼了。李医生为巩固治疗效果，给徐大爷继续针刺 1 周，又开了 3 副沙参麦冬汤配合治疗，同时在肺俞穴上做了穴位贴敷。治疗疗程结束后，徐大爷的咳嗽基本痊愈，咽喉不适、口干等症状也基本消失，饮食睡眠状况都很好。李医生告知了徐大爷一些注意事项后，徐大爷就离开门诊回家了。1 个月后，李医生随访，徐大爷高兴地说咳嗽没有再发作过。

（一）提供信息

1.李医生选取了天突、肺俞、列缺、三阴交、太溪等穴进行针刺治疗，并给予了中药辅助治疗。

2.第一次治疗后，患者表示症状减轻了。

3.治疗 1 周后，患者表示咳嗽基本消失，夜间咳嗽未再发作。为巩固治疗效果，继续治疗 1 周，患者痊愈。

4.1 个月后医生回访，患者咳嗽未再复发。

（二）学习重点

1.掌握手太阴肺经重点腧穴的定位方法、主治及操作要求。

2. 掌握手太阴肺经的特定穴。

3. 分析手太阴肺经的主治规律及取穴规律等。

（三）问题导向

1. 归属于手太阴肺经的特定穴有哪些？

2. 手太阴肺经重点腧穴有哪些？这些穴位的定位方法、主治及操作要求如何？

3. 针刺治疗前需要做哪些准备工作？

4. 结合本案例，分析手太阴肺经经穴的主治病证及取穴有何规律。

5. 同属肺经经穴，各穴位的作用有何差别？

📖 知识链接

1. 手太阴肺经经脉

（1）手太阴肺经经脉循行

《灵枢·经脉》：肺手太阴之脉，起于中焦，下络大肠，还循胃口，上膈属肺。从肺系，横出腋下，下循臑内，行少阴、心主之前，下肘中，循臂内上骨下廉，入寸口，上鱼，循鱼际，出大指之端。

其支者，从腕后，直出次指内廉，出其端。

（2）手太阴肺经病候

《灵枢·经脉》：是动则病，肺胀满，膨膨而喘咳，缺盆中痛，甚则交两手而瞀，此为臂厥。

是主肺所生病者，咳，上气，喘喝，烦心，胸满，臑臂内前廉痛厥，掌中热。

气盛有余，则肩背痛，风寒汗出中风，小便数而欠，气虚，则肩背痛、寒，少气不足以息，溺色变。

本经腧穴主治头项、喉、胸、肺有关的疾患，及经脉循行经过部位的其他病证。

（3）手太阴肺经络脉

《灵枢·经脉》：手太阴之别，名曰列缺。起于腕上分间，并太阴之经，直入掌中，散入于鱼际。

其病实，则手锐掌热；虚，则欠㰦，小便遗数。取之去腕一寸半，别走阳明也。

（4）手太阴肺经经别

《灵枢·经别》：手太阴之正，别入渊腋少阴之前，入走肺，散之大肠，上出缺盆，循喉咙，复合阳明。

（5）手太阴肺经经筋

《灵枢·经筋》：手太阴之筋，起于大指之上，循指上行，结于鱼后，行寸口外侧，上循臂，结肘中，上臑内廉，入腋下，出缺盆，结肩前髃，上结缺盆，下结胸里，散贯贲，合贲下，抵季胁。

其病：所过者支转筋痛，其成息贲者，胁急、吐血。

2. 手太阴肺经腧穴

十二经脉之一。该经一侧 11 穴，左右两侧共 22 穴。

本经腧穴主治咳、喘、咯血、咽喉痛等肺系疾患及经脉循行部位的其他病证。

（1）孔最 手太阴肺经腧穴；郄穴。

定位：尺泽穴与太渊穴连线上，腕横纹上 7 寸处。

解剖：有肱桡肌，在旋前圆肌上端之外缘，桡侧腕长、短伸肌的内缘；有头静脉，桡动、静脉；布有前臂外侧皮神经、桡神经浅支条。

主治：①咯血、咳嗽，气喘、咽喉肿痛等肺系病证；②肘臂挛痛。

操作：斜刺 0.5~1.2 寸。

（2）列缺 手太阴肺经腧穴；络穴；八脉交会穴（通于任脉）。

定位：桡骨茎突上方，腕横纹上 1.5 寸处，当肱桡肌与拇长展肌腱之间。简便取穴法：两手虎口自然平直交叉，一手食指按在另一手的桡骨茎突上，指尖下凹陷中是穴。

解剖：肱桡肌与拇长展肌腱之间，桡侧腕长伸肌肌腱内侧；有头静脉，桡动、静脉分支；布有前臂外侧皮神经和桡神经浅支的混合支。

主治：①咳嗽，气喘、咽喉肿痛等肺系病证；②头痛、齿痛、项强、口眼歪斜等头项部疾患。

操作：向上斜刺 0.5~0.8 寸。

（3）太渊 手太阴肺经腧穴；输穴；原穴；八会穴之脉会。

定位：在腕掌侧横纹桡侧，桡动脉的桡侧凹陷中。

解剖：桡侧腕屈肌腱外侧，拇长展肌腱内侧；有桡动、静脉；布有前臂外侧皮神经和桡神经浅支的混合支。

主治：①咳嗽，气喘肺系疾患；②无脉症；③腕臂痛。

操作：避开桡动脉，直刺 0.3~0.5 寸。

3. 其他经部分腧穴

（1）天突 任脉腧穴。

定位：胸骨上窝正中。

解剖：在胸骨切际中央，左右胸锁乳突肌之间，深层为胸骨舌骨肌和胸骨甲状肌；下有颈静脉弓、甲状腺下动脉分支；深部为气管，向下胸骨柄后方为无名静脉及主动脉弓；布有锁骨上神经前支。

主治：①咳嗽、哮喘、胸痛、咽喉肿痛、暴喑等肺系病证；②瘿气、梅核气、噎嗝等气机不畅病证。

操作：先直刺 0.2 寸，然后将针尖转向下，紧靠胸骨柄后方刺入 1~1.5 寸。必须严格掌握针刺的角度和深度，以防刺伤肺和有关动、静脉。

（2）肺俞　足太阳膀胱经腧穴；肺之背俞穴。

定位：第 3 胸椎棘突下，旁开 1.5 寸。

解剖：有斜方肌、菱形肌，深层为最长肌；有第 3 肋间动、静脉的分支；布有第 3、4 胸神经后支的内侧皮支，深层为第 3 胸神经后支的肌支。

主治：①咳嗽，哮喘，咯血等肺疾；②骨蒸潮热、盗汗等阴虚病证。

操作：斜刺 0.5~0.8 寸。

（3）三阴交　足太阴脾经腧穴。

定位：内踝尖上 3 寸，胫骨内侧面后缘。

解剖：在胫骨后缘和比目鱼肌之间，深层有屈趾长肌；有大隐静脉，胫后动、静脉；有小腿内侧皮神经，深层后方为胫神经。

主治：①肠鸣腹胀、腹泻等脾胃虚弱诸症；②月经不调、带下、阴挺、不孕、滞产等妇产科病证；③遗精、阳痿、遗尿等生殖泌尿系统疾患；④心悸，失眠，高血压；⑤下肢痿痹；⑥阴虚诸症。

操作：直刺 1~1.5 寸。孕妇禁针。

（4）太溪　足少阴肾经腧穴；输穴；原穴。

定位：内踝高点与跟腱后缘连线的中点凹陷处。

解剖：有胫后动、静脉；有小腿内侧皮神经，当胫神经经过处。

主治：①头痛、目眩、失眠、健忘、遗精、阳痿等肾虚证；②咽喉肿痛、齿痛、耳鸣、耳聋等阴虚性五官病证；③咳嗽、气喘、咯血、胸痛等肺部疾患；④消渴、小便频数、便秘；⑤月经不调；⑥腰脊痛、下肢厥冷。

操作：直刺 0.5~0.8 寸。

4. 特定穴的分类和特点

（1）五输穴

十二经脉中的每一经脉分布在肘、膝关节以下的五个特定腧穴，即"井、荥、输、经、合"穴，称"五输穴"，简称"五输"。古人把十二经脉气血在经脉中的运行比作自然界之水流，认为具有由小到大、由浅入深的特点，并将"井、荥、输、经、合"五个名称分别冠之于五个特定穴，即组成了五输穴。五输穴从四肢末端向肘膝方向依次排列。"井"，意为谷井，喻山谷之泉，是水之源头；井穴分布在指或趾末端，其经气初出。"荥"，意为小水，喻刚出的泉水微流；荥穴分布于掌指或跖趾关节之前，为经气开始流动。"输"，有输注之意，喻水流由小到大，由浅渐深；输穴分布于掌指或跖趾关节之后，其经气渐盛。"经"，意为水流宽大通畅；经穴多位于腕、踝关节以上之前臂、胫部，其经气盛大流行。"合"，有汇合之意，喻江河之水汇合入海；合穴位于肘膝关节附近，其经气充盛且入合于脏腑。《灵枢·九针十二原》指出："所出为井，所溜为荥，所注为输，所行为经，所入为合。"是对五输穴经气流注特点的概括。五输穴与五行相配，故又有"五行输"之称。

《灵枢·顺气一日分为四时》提出："病在脏者取之井，病变于色者取之荥，病时间时甚者取之输，病变于音者取之经，经满而血者，病在胃及以饮食不节得病者取之合。"《难经·六十八难》说："井主心下满，荥主身热，输主体节重痛，经主喘咳寒热，合主逆气而泄。"

表 1-1 六阴经五输穴及与五行配属表

六阴经	井（木）	荥（火）	输（土）	经（金）	合（水）
肺（金）	少商	鱼际	太渊	经渠	尺泽
心包（相火）	中冲	劳宫	大陵	间使	曲泽
心（火）	少冲	少府	神门	灵道	少海
脾（土）	隐白	大都	太白	商丘	阴陵泉
肝（木）	大敦	行间	太冲	中封	曲泉
肾（水）	涌泉	然谷	太溪	复溜	阴谷

（2）原穴、络穴

十二脏腑原气输注、经过和留止于十二经脉的部位，称为原穴，又称"十二原"。"原"含本原、原气之意，是人体生命活动的原动力，为十二经之根本。十二原穴多分布于腕踝关节附近。阴经之原穴与五输穴中的输穴同穴名、同部位，实为一穴，即所谓"阴经以输为原""阴经之输并于原"。阳经之原穴位于五输穴中的输穴之后，即另置一原。

十五络脉从经脉分出处各有一腧穴，称之为络穴，又称"十五络穴"。"络"，有联络、散布之意。十二经脉各有一络脉分出，故各有一络穴。十二经脉的络穴位于四肢肘膝关节以下；任脉络穴鸠尾位于上腹部；督脉络穴长强位于尾骶部；脾之大络大包穴位于胸胁部。

肺经原穴——太渊。

肺经络穴——列缺。

（3）郄穴

十二经脉和奇经八脉中的阴跷、阳跷、阴维、阳维脉之经气深聚的部位，称为"郄穴"。"郄"有空隙之意。郄穴共有十六个，除胃经的梁丘之外，都分布于四肢肘膝关节以下。

肺经郄穴——孔最。

（4）背俞穴、募穴

脏腑之气输注于背腰部的腧穴，称为"背俞穴"，又称"俞穴"。"俞"，有转输、输注之意。六脏六腑各有一背俞穴，共十二个。背俞穴均位于背腰部足太阳膀胱经第一侧线上，大体依脏腑位置的高低而上下排列，并分别冠以脏腑之名。

脏腑之气汇聚于胸腹部的腧穴，称为"募穴"，又称"腹募穴"。"募"，有聚集、汇合之意。六脏六腑各有一募穴，共十二个。募穴均位于胸腹部有关经脉上，其位置与其相关脏腑所处部位相近。

肺之背俞穴——肺俞。

肺之募穴——中府。

（5）八脉交会穴

奇经八脉与十二经脉之气相通的八个腧穴，称为"八脉交会穴"，又称"交经八穴"。八脉交会穴均位于腕踝部的上下。

肺经经穴——列缺，通于任脉。

5. 十二经脉的气血运行始于手太阴肺经

《灵枢·决气》曰："中焦受气取汁，变化而赤是谓血。"说明中焦脾胃受纳运化饮食水谷，吸取其中的精微物质，即所谓"汁"，其中包含化为营气的精微物质和有用的津液，二者进入脉中，变化而成红色的血液。营气和津液是血液化生的主要物质基础，而营气和津液都是由脾胃运化转输饮食水谷精微所产生的，故脾胃为血液生化之源。脾胃运化水谷精微所化生的营气和津液由脾向上升输于心肺，与肺吸入的诸气相结合，贯注心脉，在心气的作用下变化而成红色血液。清代张志聪《侣山堂类辨·辨血》："血乃中焦之汁，奉心化赤而为血。"《灵枢·营卫生会》篇云："此所受气者，泌糟粕，蒸津液，化其精微，上注于肺脉，乃化而为血。"指出了肺脏在化生血液中的重要作用。脾胃为气血生化之源，肺脏在气血生化中具有重要作用，由于肺脏化生血液流向全身，故十二经脉的气血运行始于手太阴肺经。

6. 从肺经的循行认识咳嗽的病位

《灵枢·经脉》曰："肺手太阴之脉，起于中焦，下络大肠，还循胃口，上膈属肺。从肺系，横出腋下，下循臑内，行少阴、心主之前"；"肾足少阴之脉……从肾上贯肝膈，入肺中，循咽喉，挟舌本；其支者，从肺出，络心，注胸中。""胃足阳明之脉，起于鼻之交颏中，旁纳太阳之脉，下循鼻外……循喉咙，入缺盆。""脾足太阴之脉……上膈，挟咽，连舌本，散舌下。""心手少阴之脉……从心系上挟咽，系目系；其直者，复从心系却上肺。""肝足厥阴之脉……上贯膈，布胁肋，循喉咙之后。"

咽喉为诸经脉循行交汇之处。从肺经的循行可以看出，肺之经脉本身就经过咽喉、中焦、胃、大肠、心、肾之前，必与之密切相关。六腑之脉多与之直接有关，少数间接相关。肺开窍于鼻，肺主气司呼吸，肝主气机，肾纳气，因此，咳嗽时除考虑肺本身外，先考虑鼻、咽喉，其次考虑循行线上的脏腑。中医的肺系应当包括鼻、咽喉。西医学认识咳嗽相关的脏腑并未超过肺经循行的范围，中西医有一致性。鼻、咽喉、肺引发的咳嗽与外感有关，五脏相关的咳嗽多与内伤有关，咳嗽日久引起喘证、肺胀等病变，病位由肺涉及脾胃、大肠、心等，病理产物由痰引起瘀血、水饮等均与肺经循行线上的脏腑功能有关。在某种程度上，不同的病位，反应病情程度不同，治法、用药也不同。治咳当从病位入手。临床诊断思路应从鼻、咽喉、肺、中焦、下焦逐次分析，以明确病位。在病位的基础上，按教科书的辨证要点，参照《景岳全书》所给的提示，结合病史分析病因，掌握病性，确立治疗原则，针对性地用药。如临床上咳嗽的病人伴有鼻塞流清涕，晨起咯痰，有鼻炎史，就可诊断慢性鼻炎的发作，用疏风散寒、宣肺利窍法而治愈病人。如干咳频作、咳声短促，无论咽喉是否不适，必查咽喉，往往病人的扁桃体肿大、充血，按扁桃体炎论治即可。如咽后壁滤泡增生者可长期干咳，活动后明显，而咽部的感染又易引发急性肾小球肾炎。

7. 治疗咳嗽选穴规律

（1）分经取穴规律

治疗咳嗽十四经脉中均有选穴，没有固定以何经为主，体现了"五脏六腑皆令人咳，非独肺也"的理论。从数目上看，足太阳膀胱经、手太阴肺经、足阳明胃经和任脉的腧穴在治疗时选用较多；手少阴心经、足太阴脾经的腧穴选用较少。但是从所选腧穴在本经腧穴数目中所占的比例来看，则手太阴肺经、手厥阴心包经、足厥阴肝经、足少阴肾经和任脉较高。其中手太阴肺经的腧穴选取比例最高，全经共 11 个腧穴，除天府穴外其余 10 穴均有采用，达到了穴位总数的 90.9%。这与《灵枢·经脉》记载手太阴肺经"上膈属肺""主肺所生病者，咳，上气，喘喝"；手厥阴心包经"起于胸中"；足厥阴肝经"上注肺"；足少阴肾经"入肺中""是主肾所生病者，……上气"等经络理论是相一致的，体现了经脉所过，主治所及的原理。

（2）分部取穴规律

对古代文献选穴进行分析可以看出，胸背部和颈项部的腧穴在针灸治疗咳嗽时较常选用，超过所用腧穴总数的 1/3。任脉、督脉、手太阴肺经、足阳明胃经、足少阴肾经等在胸背部和颈项部的腧穴均有采用，尤以肺俞、膻中、风门、天突、乳根 5 穴的使用频率最高。根据"脏腑腹背，气相通应"的规律，这些腧穴可以疏通局部气血，通经活络，为腧穴邻近作用的具体体现。

8. 治疗咳嗽背俞穴与募穴的使用

肺俞穴在咳嗽的针灸治疗中被历代医家所重视，究其原因，肺俞穴属于背俞穴，为肺脏之气输注于背部之处，可以治疗肺系的病症。咳嗽可由多种病因引起，但其病机不离邪犯于肺，肺气上逆，故无论何种咳嗽皆可以选取肺俞穴治疗。此外，肝俞穴在治疗咳嗽中也较多选用。而中府、期门、巨阙、关元、中脘、章门等募穴在治疗咳嗽时亦有采用。采用背俞穴和募穴可以从阳引阴，从阴引阳，调节阴阳经脉之气，达到治疗目的，体现了阴阳相互依存制约的针灸治疗特点。

9. 穴位使用频率与取穴相关性

在临床报道和研究的 70 篇文献里，总共使用穴位 47 个，作为主穴使用共 221 穴次，作为配穴共 38 穴次，总频率为 259 穴次。总结各穴作为主穴或配穴的使用频率可以看出：治疗咳嗽的穴位使用频率表较高的分别是肺俞、定喘、大椎、天突和膻中。可以总结出以下规律：

（1）从穴位所属经脉来看，膀胱经穴位最多（11 个），其次是肺经（6 个），接下来依次是肾经、任脉和督脉（各 4 个），脾经和大肠经（各 3 个），胃经、胆经和小肠经（各 2 个）。其中，肺经穴位选用的比例最高，总共 11 个穴位，选用了 6 个，即少商、鱼际、太渊、尺泽、列缺和孔最，选用率为 54.5%。《素问·咳论》云："五脏六腑皆令人咳，非独肺也。"提出肺咳、脾咳、肾咳等名称。因此，有人指出，咳嗽的治疗，除直接治肺外，还应从整体出发，注意治脾、治肝、治肾。

（2）从穴位的性质来看，特定穴居多（共 29 个），其中五输穴 11 个，背俞穴和八脉交会穴各 7 个，络穴和原穴各 5 个，募穴和八会穴各 2 个，下合穴和郄穴各 1 个。另外还有 2 个经外奇穴。《素问·宣明五气篇》指出："五气所病，肺为咳。"《灵枢·经脉篇》又云："肺手太阴之脉，是动则病，肺胀满，膨膨然而喘咳……是主肺所生病者，咳，上气……"故而，治疗咳嗽多取肺经的特定穴以及与肺有关的特定穴。肺经的特定穴有少商（井穴）、鱼际（荥穴）、太渊（输穴）、尺泽（合穴）、列缺（络穴）和孔最（郄穴），再加上肺之背俞穴肺俞和"气会"膻中，以及肺之精气（阳热之气）出入之所魄户，总频率为91穴次。

（3）从穴位分布的部位来看，肺俞、定喘、大椎、天突、膻中和膀胱经的其他穴位如大杼、风门、厥阴经、心俞、膈俞、膏肓及肾经的俞府等，均位于肺在体表的投影区域之内，这体现了穴位的近治作用，即"腧穴所在，主治所在"。肺俞是肺气输注于背部的腧穴，具有开宣肺气的作用。《针灸甲乙经·卷八·五脏传病发寒热第一（下）》指出："肺气热，呼吸不得卧，上气呕沫，喘......肺俞主之。"《针灸资生经·第四卷·咳嗽》云："肺俞，疗肺嗽......肺俞，治肺痿咳嗽。"《针灸资生经·第四卷·咳逆》又云："肺俞......肩井、风门......主咳逆。"故肺俞成为治疗咳嗽的首选穴位。

中医穴位疗法治疗咳嗽的疗效，已经获得广泛认同，临床上也对其机制进行了研究。穴位埋线可改善患者的免疫功能。背俞穴拔罐可以改善患者的免疫功能，从而提高患者的抗病能力。

10. 经穴主咳之辨

列缺主治外感咳嗽：列缺为手太阴肺经之络穴，联络着肺和大肠二经之经气，功善疏调表里两经的经气，肺经之经气由此输布于皮部。故刺此穴可疏卫解表，宣肺利气；用于治疗肺卫受感，肺气壅遏不宣，清肃之令失常所致的咳嗽。临床常用列缺配合谷，即原络配穴法治疗风寒、风热犯肺之咳嗽，配照海治疗燥热伤肺之咳嗽。

太渊主治咳嗽痰多或累及脉者：太渊为手太阴肺经之输穴，是肺经之气由浅入深、输注于内之处，也是肺经原气汇聚之处，肺脏发生病变时，则会相应地由此反应出来。因而本穴具有调整其脏腑经络虚实的作用，凡有关肺脏之病，本穴皆能治之，在治疗咳嗽一证中，无论属虚属实，取本穴补能治虚，泻可疗实，善于治疗咳嗽痰多者。这是因为太渊是肺经经气渐盛、由浅注深向内输注气血之处，是穴犹水流之交汇也（如百脉之会），而痰之所成，是水之聚也，水流畅达则痰无从生。故刺犹水流交汇之太渊，浚源疏流，使肺之痰浊消散，咳嗽平息。临床上多太渊与丰隆相配，用治痰浊犯肺之咳嗽。又因本穴为脉之所会，全身经脉皆朝会于此，故咳嗽累及经脉者，取此亦佳。如临床症见咳嗽时头额脉管膨胀者。

11. 季节影响咳嗽

不同季节外感咳嗽有不同的证候表现，治疗应因时、因地制宜，如广州等南方地区外感咳嗽夏季发病者多见湿热证，热象偏重，治疗应注重清热祛湿化痰；秋冬季发病者多见燥咳或痰湿犯肺，治疗宜润肺化痰或宣肺理气化痰。

12. 探讨《针灸甲乙经》治疗咳嗽的疗法特点

（1）取穴特点

1）围绕肺部取穴　经统计，围绕肺在体表的投影如背部、胸部、肩颈部的腧穴总共 27 穴，占总穴数的 61.4%，其所属经脉分布情况如下：肺经 2 穴，膀胱经 6 穴，胃经、任脉、肾经各 4 穴，小肠经、脾经各 2 穴，大肠经、肝经、胆经各 1 穴，可见，局部选穴作为针灸最基本的选穴依据在《针灸甲乙经》中已灵活应用，且选穴思路已经非常成熟。

2）循经取穴以肺经腧穴作为选穴重点　中医学认为，咳嗽是肺脏疾病的主要特征，且肺经的主治病证也以咳嗽为主。因此《针灸甲乙经》在循经取穴的过程中充分展现了这一点：从统计可知，在循经选穴所涉及的腧穴中，唯一收录其所有腧穴的一条经脉便是肺经，这在《针灸甲乙经》中是不多见的。可见，在咳嗽的治疗过程中，《针灸甲乙经》始终遵循以肺经腧穴作为选穴重点的原则。

3）取穴模式紧紧遵循中医学理论　中医学认为："五脏六腑皆令人咳，非独肺也。"《针灸甲乙经》在治疗咳嗽的选穴过程中也充分遵循了这一点，从统计可知，除督脉外，其在治疗咳嗽时，其余十三条经脉的腧穴均有涉及；且又以肺经、膀胱经、肾经、小肠经、脾经、胃经腧穴作为主治的重点，因为中医学认为："咳嗽的治疗，除直接治肺外，还应从整体出发注意治脾、治肝、治肾等。"可见，《针灸甲乙经》治疗咳嗽，除遵循针灸理论外，还遵循中医学理论。

4）循经取穴以特定穴为主　通过统计，在循经选穴所涉及的 17 个腧穴中，有14 个腧穴为特定穴，占循经取穴的绝对多数，且特定穴中有 13 个腧穴为五输穴。说明《针灸甲乙经》已经充分认识到特定穴的主治作用，并可以自觉地把它应用到临床当中。综上所述，《针灸甲乙经》在咳嗽的治疗过程中，以肺经腧穴作为选穴重点，依据局部选穴和循经远取的理论，结合中医学理论，相应的配伍其他经脉的腧穴，其理论严谨，配伍精当，至今仍指导着针灸临床。

（2）针灸特点

1）主张针灸并用　在《针灸甲乙经》中，除以"振寒瘛疭，手不伸，咳嗽唾浊，气膈善呕，鼓颔不得汗，烦满身痛，目疡纵眦，尺泽主之"的形式出现的条文外，其余涉及针刺和灸法的条文一样多，可见，《针灸甲乙经》治疗本病主张针灸并用。如"寒热，颈瘰疬，咳，呼吸难，灸五里，左取右，右取左"。又如："振寒瘛疭，手不伸，咳嗽唾浊，气膈善呕，鼓颔不得汗，烦满身痛，目疾纵胭，尺泽主之。左窒刺右，右窒刺左"等就是很好的例子。

2）提出左病治右、右病治左的治疗方法 《针灸甲乙经》在治疗本病的过程中，提出了左病取右、右病取左的治疗方法，这与针灸学巨刺和缪刺的原理一致，但却与当今临床不相符合，具体原因尚待进一步论证。

3）为"冬病夏治"提供了理论依据 《针灸甲乙经》在治疗咳嗽时，选用了膀胱经的心俞、膈俞、肝俞、肺俞、魄户、噫嘻等腧穴，由于背俞穴是阴病行阳的场所，现代临床依据《内经》"春夏养阳，秋冬养阴"的原理，创立了冬病夏治的新疗法，其主要选穴，就是以《针灸甲乙经》为依据的。

综上所述，《针灸甲乙经》治疗咳嗽，主张针灸并用，左病治右，右病治左；其理论至今指导着针灸临床，又为当今临床"冬病夏治"提供了很好的理论依据。

参考文献

［1］ 刘清国，胡玲. 经络腧穴学［M］. 北京：中国中医药出版社，2012：49-56.

［2］ 郑美凤. 经络腧穴学［M］. 北京：中国中医药出版社，2012：31-33.

［3］ 张光霁. 论十二经脉气血始自手太阴肺经［J］. 中华中医杂志，2006，21（12）：717-718.

［4］ 杨玉萍. 肺经的循行认识咳嗽的病位［J］. 中华中医药杂志，2013，28（10）：2973-2974.

［5］ 周思远，兰蕾，吴巧凤，等. 灸治疗咳嗽的古代文献分析与评价［J］. 上海中医杂志，2009，28（12）：741-742.

［6］ 梁发俊，肖伟，章显宝，等. 中医穴位疗法治疗咳嗽选穴规律探讨［J］. 实用中医内科杂志，2012，26（6）：74-75.

［7］ 张智龙. 肺经经穴主咳之辨［J］. 天津中医学院学报，1989，3：36-37.

［8］ 林宁，张彦卿，陈敏，等. 不同季节外感咳嗽中医治疗分析［J］. 中华中医药学刊，2012，30（6）：1415-1416.

［9］ 徐彦龙.《针灸甲乙经》对咳嗽的疗法特点分析［J］. 针灸临床杂志，2001，23（12）：1-2.

第二节　请解我的难言之隐——足阳明胃经

教学目标

1. 掌握胃经的经络循行、联系脏腑、主要病候和主治概要，了解胃经疾病辨证的经典文献等相关知识。

2. 掌握主要经穴及特定穴的定位、主治、操作等基础知识，锻炼归纳总结的能力。

3. 培养自主学习和综合应用相关知识的能力，结合中医辨证选穴，配合其他中医方法指导临床。

案例摘要

今年刚过 68 岁的刘大爷，因一件烦心的事前来医院看病。原来刘大爷从五六年前开始排便不畅，一直没有重视，但最近已 5 天没有排便，肚子胀得厉害。值班的宋医生详细询问刘大爷的基本情况后大致了解了病情，经中医辨证认为是慢性功能性便秘。宋医生决定给他做针灸治疗以观察疗效。宋医生选取了以足阳明经穴为主，配合足太阴经等经穴来针刺治疗。治疗结束后刘大爷表示腹胀减轻。隔日早晨刘大爷有排便，量不多。治疗 1 周后，刘大爷的排便频率稳定，排便通畅。再治疗 1 周后刘大爷反馈说便秘问题已解决，未再继续治疗。

【关键词】胃经；便秘；经络；腧穴；针灸。

教学安排

本案例有 3 幕场景，供 3 个学时讨论，每学时 50 分钟。

学时	场景摘要
第一学时	第一幕摘要（50分钟）：重点讨论足阳明胃经的经络循行、主要病候及主治概要，讨论与其联系相关的脏腑等。此外还涉及便秘的诊断和中医辨证等的分析。患者刘大爷一直便秘，但一直未曾重视。近段时间他的便秘越来越严重，才来医院诊治。宋医生了解完情况后决定给刘大爷做针灸治疗
第二学时	第二幕摘要（50分钟）：讨论穴位（重点腧穴）的定位、主治、操作及注意事项等。熟悉相关穴位的行针手法、针刺角度及针刺深度等。宋医生让患者躺在治疗床上，取穴以足阳明经穴为主，配合足太阴经等经穴，取天枢、中脘、三阴交、足三里等穴以针刺治疗后，患者刘大爷感觉自己的腹胀明显减轻了
第三学时	第三幕摘要（50分钟）：探索针灸治病的选穴原则与选穴规律，学习讨论针灸治疗便秘的其他方法，如耳穴、推拿、艾灸和拔罐等。经过治疗后，第二天患者排便。第二次治疗，医生更改了治疗方案，添加了其他治疗手段。治疗一疗程后，患者刘大爷的便秘已消失，排便规律，排便通畅。患者要求不再治疗，宋医生告知患者一些平日需注意的护理事项

⚡ 设计思路

第一幕：本案例中刘大爷一直都有便秘的困扰，排便不畅，常 4~5 日一行，舌苔淡脉细。西医诊断为慢性功能性便秘，中医诊断为便秘。因患者年老体弱，胃肠传导功能失常，气机郁滞，通降失常，传导失职，糟粕内停，而成便秘。刘大爷虽有便秘，却无大便燥结，多为气虚不利，腑气受阻，大便不行。再加刘大爷嗜食肥甘厚味，故而传化艰难，粪便不下。在针刺治疗上宜理气通腑、行滞通便，兼补气健脾。以足阳明胃经经穴为主要针刺经穴，对便秘尤其是慢性功能性便秘有较好的疗效，在临床上常应用。

第二幕：宋医生询问后得知刘大爷没有高血压、糖尿病等病史，一直以来身体状况都很好，口味偏重，嗜食肥甘厚味。随后宋医生给刘大爷做针刺治疗，取天枢、中脘、归来、支沟、上巨虚、大肠俞等穴，直刺 0.8~1.2cm，操作时用毫针泻法；另取三阴交、足三里、太冲、支沟，直刺 0.5~1cm，平补平泻，一次 30 分钟，每日针 1 次。临床治疗中，针对不同的穴位操作时需考虑不同的针刺角度、针刺深度和补泻手法等。

第三幕：经过医生的治疗后，患者便秘痊愈，排便频率较稳定，排便顺畅。治疗中，宋医生还添加了耳穴压丸疗法。并嘱咐患者坚持清淡饮食和体育锻炼。引导学生思考，对临床医生而言，治疗疾病时，应如何选取适当的穴位组成穴位处方，应选择哪种治疗手段以发挥针灸治疗的最佳效果。

⚠ 要点提示

1. 本案例中主要探讨的是足阳明胃经，该经脉的循行、主治作用及主治病候是本教案讨论的重点之一。第一幕，重点讨论的是足阳明胃经及相关经络的循行路线与主治概要。引导学生根据所学知识和查阅的文献资料，理解胃经是针刺治疗便秘的主要经络，了解古代文献中关于针灸治疗便秘的记载。此外还涉及便秘的诊断和中医辨证等的分析。

2. 第二幕中，掌握重点穴位的定位、主治、操作等基础知识。探讨胃经腧穴作用的共性与特异性，理清并掌握针刺过程中的操作手法，进针角度和适当的补泻手法。根据幕剧提供的信息，对患者做出诊断和治疗，重点结合教材上的知识，结合患者刘大爷的疾病情况，做出适当的治疗方案。

3. 第三幕中，结合案例讨论如何针对疾病进行选穴处方，总结选穴规律。引导学生思考针灸治疗便秘的其他方法，如耳穴、推拿、艾灸和拔罐等。同时，如本幕所描绘的那样，嘱咐患者清淡饮食，加强锻炼，养成良好的生活习惯。还需了解，除了施以针刺和其他治病的手法，对老年人而言，日常的护理十分关键。

案例正文

第 一 幕

家住老街的刘大爷今年刚过 68 大寿，儿女孝顺子孙满堂，家庭和睦幸福。但是人不可能事事顺心，老爷子也有烦心的事儿。这个麻烦困扰刘大爷很久了，今天还是老伴好说歹说才同意来医院看病，可对着年轻女大夫，刘大爷还是扭扭捏捏。宋医生笑着开口："大爷，您不要有顾虑，我是大夫，您哪里不舒服，就请告诉我，我知道了病情，才能帮您解决问题。"

听了宋医生的话，刘大爷慢慢敞开了心扉，他开始倾诉自己的苦恼："我没别的毛病，就是 5 天没解大便了，肚子胀得很。"宋医生点点头，开始仔细的询问刘大爷的情况。原来刘大爷近五六年来大便就一直排泄不畅，经常 3~4 天才一次，排便时间没有规律，大便质地有时很硬，有时又不成形，而且每次排便总感觉有点困难，要有一段时间总吃肉的话排便就更难了，得蹲厕所很长时间才能排出大便。这个问题刘大爷一直也没重视，老伴有时候劝他也不在意，这次是因为这段时间排便越来越困难，肚子胀得难受才来医院就诊。宋医生听完了刘大爷的诉苦，对情况有了大致了解："大爷，您这病目前看不是啥大毛病，可能就是慢性功能性便秘，老年人比较常见的。"宋医生为确诊疾病及排除其他疾病，建议刘大爷做了血常规、大便常规、尿常规、肠道内镜等相关检查，在排除器质性病变后，结合检查结果诊断为便秘。随后，宋医生选取了足阳明胃经经穴为主要治疗经络，告知刘大爷说："大爷，你得的是便秘，我给您做针灸可以治疗，咱先治疗1疗程，观察一下效果怎么样？"刘大爷想了想，点头同意。

（一）提供信息

1. 患者刘大爷，今年68岁，家庭和睦。
2. 刘大爷一直有便秘问题。这次5天未排大便，肚子胀，因此来到医院治疗。
3. 宋医生询问病情并结合检查结果确诊为便秘。
4. 宋医生选取了足阳明胃经为主要针刺经络。

（二）学习重点

1. 足阳明胃经的经脉循行。
2. 足阳明胃经的经脉病候。

（三）问题导向

1. 足阳明胃经的经脉循行路线是什么？
2. 请结合足阳明胃经的主治概要，思考宋医生为什么选取足阳明胃经腧穴为主治疗便秘。

第二幕

宋大夫经仔细询问刘大爷的日常生活情况、既往病情和家族中其他亲人的身体情况后得知，刘大爷生活富足，家庭和睦。刘大爷没有高血压、糖尿病等病史，一直以来身体状况都很好。日常饮食上刘大爷的口味比较偏咸，平时喜欢吃肉类、海鲜类的食物。宋医生细看之下发现刘大爷面色黄暗，舌苔薄，脉虚细。综合四诊资料，再结合相关检查检验，宋大夫基本确诊刘大爷得的是便秘。宋医生笑着说："大爷，您这病啊，是便秘，便秘不是什么大病，不用过分担心。不过虽然病情不重，但是也应该要重视啊！我看您的脾胃也比较虚弱，您早就应该来医院治疗，要不我现在就给您治疗几天，咱看看效果？"在进行了一番沟通后，刘大爷同意接受治疗。宋医生让刘大爷躺在病床上，以足阳明经穴为主，配合足太阴经等经穴，取天枢、中脘、归来、支沟、上巨虚、大肠俞等穴，直刺0.8~1.2寸，操作时用毫针泻法；另取三阴交、足三里、太冲，直刺0.5~1寸，平补平泻，一次30分钟，每日针1次。

治疗结束后，刘大爷又诧异又高兴地说："大夫，看你年纪不大，但医术还真厉害，你给我治疗后，我的肚子胀好像减轻很多，整个人都轻松了。"

（一）提供信息

1. 刘大爷身体状况一直很好，没有高血压病、糖尿病等病史。喜欢吃肉、海鲜等食物，口味较咸。

2. 宋医生的治疗方案以足阳明经经穴为主，配合足太阴和足厥阴经穴的穴位。

3. 宋医生第一次针刺后，刘大爷的腹胀减轻。

（二）学习重点

1. 足阳明胃经的主治概要。

2. 掌握足阳明胃经重点腧穴的定位、主治及注意事项等。

3. 熟练掌握相关腧穴的针刺角度及深度等。

（三）问题导向

1. 足阳明胃经的主治概要是什么？

2. 足阳明胃经重点腧穴有哪些？分别叙述其定位、主治、操作注意事项。

3. 为什么本案例选用足阳明经、足太阴经和足少阴经？

第 三 幕

治疗后当晚，刘大爷就觉得有便意，但没有排便成功。第二天早上 6 点时，刘大爷照常早起，并听从宋医生的建议喝了一杯温开水，7 点左右，刘大爷感觉又有了便意，于是去了卫生间，这次在几分钟内就较为顺畅地排出了大便。大便质地偏硬，量不多。下午刘大爷继续前往医院治疗，宋医生询问昨日针刺后的反应，知道治疗有效，于是决定基本遵循上次的治疗方案，增加了针刺中脘穴理气和胃。又考虑到刘大爷近期睡眠不佳，增加了针刺百会、印堂、四神聪穴以安神助眠，平刺约0.5寸，平补平泻。治疗结束后，宋医生还在耳穴的脾、胃和大肠分布区做了耳穴压丸。宋医生还嘱咐刘大爷的老伴做饭清淡一点，并让刘大爷尽量多吃蔬菜，适量增加活动。治疗 1 周后，刘大爷反馈这周内他的排便频率约为 2 天一次，每次都在早晨 7 点左右。又继续巩固治疗了 1 周，刘大爷高兴地说："排便已经比较顺畅，大便成形，差不多 1~2 天一次。"刘大爷又告知宋医生，年关将至，家里事忙，不想继续治疗。宋医生考虑到刘大爷的便秘已经基本痊愈，同意了刘大爷的要求，嘱咐刘大爷以后注意饮食清淡，少吃过于油腻的肉类，平时注意养成排便习惯，还要稍加锻炼。刘大爷连连点头，不住地夸赞宋医生医术高明，医德高尚，和老伴拉着手高高兴兴地回了家。

（一）提供信息

1. 第一次治疗后，刘大爷有便意但未排便。
2. 治疗后第二天早上刘大爷排了便，便偏硬量少。
3. 宋医生继续针灸治疗的方案，并增加了百会、印堂等穴配合治疗。
4. 治疗一周后，刘大爷的便秘好转，大约2天一次，排便也比较顺畅。
5. 宋医生考虑刘大爷的便秘基本痊愈，同意刘大爷回家休息，嘱咐刘大爷注意饮食，加强锻炼，养成排便习惯。

（二）学习重点

1. 掌握足阳明胃经的特定穴。
2. 了解足阳明胃经的主治规律及取穴规律。
3. 了解足阳明胃经的经别、络脉、经筋等。

（三）问题导向

1. 为什么取中脘穴治疗，中脘穴与胃经有什么关系？还有没有其他不属胃经腧穴但与胃经有关联的穴位？
2. 足阳明胃经的特定穴有哪些？
3. 足阳明胃经的主治规律及取穴规律是什么？
4. 足阳明胃经的经别、络脉、经筋分布及功能是什么？
5. 足阳明胃经还能治疗其他什么病？
6. 除了针刺，还可以使用哪些方法治疗便秘？

知识链接

1. 足阳明胃经

（1）足阳明胃经经脉

《灵枢·经脉》："胃足阳明之脉。起于鼻之交頞中，旁纳（一本作约字）太阳之脉，下循鼻外，入上齿中，还出挟口，环唇，下交承浆，却循颐后下廉，出大迎，循颊车，上耳前，过客主人，循发际，至额颅；其支者，从大迎前下人迎，循喉咙，入缺盆，下膈，属胃，络脾；其直者，从缺盆下乳内廉，下挟脐，入气街中；其支者，起于胃口，下循腹里，下至气街中而合，以下髀关，抵伏兔，下膝膑中，下循胫外廉，下足跗，入中指内间；其支者，下膝三寸而别，下入中指外间；其支者，别跗上，入大趾间，出其端。"

（2）足阳明胃经病候

《灵枢.经脉》：是动则病，洒洒振寒。善伸，数欠，颜黑，病至则恶人与火，闻木声则惕然而惊，心欲动，独闭户塞牖而处；甚则欲上高而歌，弃衣而走；贲响腹胀，是为骭厥。是主血所生病者，狂，疟，温淫，汗出，鼽衄，口歪，唇胗，颈肿，喉痹，大腹水肿，膝膑肿痛；循膺、乳、气街、股、伏兔、骭外廉，足跗上皆痛，中指不用。气盛，则身以前皆热，其有余于胃，则消谷善饥，溺色黄；气不足，则身以前皆寒粟，胃中寒，则胀满。

（3）足阳明胃经络脉

《灵枢·经脉》：足阳明之别，名曰丰隆。去踝八寸，别走太阴；其别者，循胫骨外廉，上络头项，合诸经之气，下络喉嗌。

其病气逆则喉痹卒喑。实，则狂癫；虚，则足不收，胫枯。取之所别也。

（4）足阳明胃经经别

《灵枢·经别》：足阳明之正，上至髀，入于腹里，属胃，散之脾，上通于心，上循咽，出于口，上颊颥，还系目系，合于阳明也。

（5）足阳明胃经经筋

《灵枢·经筋》：足阳明之筋，起于中三指，结于跗上，邪外加于辅骨，上结于膝外廉，直上结于髀枢，上循胁，属脊。其直者，上循骭，结于膝；其支者，结于外辅骨，合少阳。其直者，上循伏兔，上结于髀，聚于阴器，上腹而布，至缺盆而结，上颈，上挟口，合于頄，下结于鼻，上合于太阳。太阳为目上纲，阳明为目下纲。其支者，从颊结于耳前。

其病：足中指支，胫转筋，脚跳坚，伏兔转筋，髀前肿，㿉疝，腹筋急，引缺盆及颊，卒口僻，急者目不合，热则筋纵、目不开。颊筋有寒则急，引颊移口；有热则筋弛纵，缓不胜收，故僻。

（6）足阳明胃经主治概要

本经腧穴主治胃肠病、头面五官病、神志病、皮肤病、热病及经脉循行部位的其他病证。

（7）足阳明胃经的生理功能论述

阳明为十二经脉之长，胃经在内属胃络脾，《灵枢·五味》曰："胃者，五脏六腑之海也，水谷皆入于胃，五脏六腑，皆禀气于胃。"胃经功能正常则气血生化有常，气血旺盛则脏腑经络功能正常，反之则衰微。《中藏经》曰："胃气壮，五脏六腑皆壮也。"《素问·热论》曰："阳明者，十二经脉之长也。"长者，首也、主也。胃经循行分布广泛，通过其所属的络脉、经别、经筋、皮部等，联系经络脏腑器官众多。

1）宽胸利肺

胃气至肺，肺经为经脉之起始，其之所以起于中焦，因经气的产生和运行依赖于胃气。胃气行于足阳明胃经之中，然后到达肺脉。《素问·玉机真脏论》曰："胃者，五脏之本也。脏气者不能自致于手太阴，必因与胃气，乃至于手太阴也。"胃经大络名为"虚里"，直接络于肺，加强其与胸胁部的联系；虚里的功能为"脉宗气"，通过其搏动状况可测知宗气的盛衰，通过宗气加强了与肺的联系。

2）通心安神

在循行上胃经通过其经别与心经相关联，胃与心的关系为"心胃相关"，胃为气血生化之源，而心为气血之主。前者是源，后者是流，构成了"心胃同病"的基础。心主神志，胃络通心。神以精气为物质基础，是脏腑气血盛衰的外露征象。胃的功能正常，气血生化充足，神志得安。反之或心失所养而致心悸失眠，或胃腑浊气扰心而致谵语狂躁等神志失常。调和脾胃，胃中元气舒伸则神志得安。

3）络脾统肠

胃经与脾经互为表里，扩大了脾经的循行和主治病候。《黄帝内经》记载的经脉循行特点为阴经不循行于头面，而脾主口，脾经腧穴也可以治疗头面部疾病，这均与胃经循头面，"挟口、环唇"有关。胃经与大肠经前后贯通，在面部左右交叉"环颜""遍齿"。二者均称阳明，同声相应、同气相求。在《灵枢·经脉》中，手三阳经未载脏腑病症，内脏疾病皆由脾胃经主治。但后世大肠经的腧穴主治功能里则有内脏疾患。其中手三里、上廉、下廉分别与胃经的足三里、上巨虚、下巨虚对应，扩充了原有经脉主治内容。小肠经"循咽下膈，抵胃"，小肠与胃脏腑相接。其受盛化物、泌别清浊功能乃脾升胃降功能的延续。大肠、小肠经之下合穴"上巨虚""下巨虚"，大肠之募穴"天枢"均归于胃经，故《灵枢·本输》曰："大肠小肠，皆属于胃，是足阳明也。"

4）充养奇经

奇经八脉的统领、联络、调节作用，皆以气血为基础才能发挥。胃经化生气血，可充养奇经。它与督脉、任脉、冲脉和跷脉均有穴位相交汇，其中与冲脉最为密切。首先二者名称、功能相似。《黄帝内经》中胃经为"五脏六腑之海"，冲脉在《黄帝内经》也被称为"五脏六腑之海""十二经之海"等，有"渗诸阳、灌诸精、渗诸络而温肌肉"的作用。胃经与冲脉在气血生成输布上有着密切的联系，冲脉直接承受胃经之气。在循行上，冲脉起于胞中，出于气冲而上行。《素问》载其在腹部，并肾经上行，《难经》则载其并胃经，《奇经八脉考》参合《内经》《难经》，认为冲脉在肾经和胃经之间上行。而据《中国针灸学术史大纲》论证肾经应行于后背脊内廉，不行于体表，又据《灵枢·五音五味》："冲脉其浮而外者，循腹上行"。可得出冲脉在腹部有内、外两支，内支并足少阴肾经，外支并足阳明胃经。

胃经循行胸腹部与阳明为十二经脉之长有关，胃经为全身气血之源，脉大血多，气盛阳旺，其循行分布广泛，通过其所属的络脉、经别、经筋、皮部等联系经络脏腑器官众多，故阳明经可统领十二经脉及奇经八脉，尤其与带脉、督脉、冲脉关系密切，也就是说足阳明胃经主宰着全身阴经、阳经。所以足阳明胃经不仅分布于阳经循行的部位，同时也循行于阴经之汇的部位。故针灸学的四总穴歌有"肚腹三里留"的说法，强调胃脘及腹部的疾病可取足阳明胃经的腧穴足三里治疗。阳明为多气多血之经，阳气最盛，循行于胸腹部阴经聚积之处，有平衡胸腹部阴阳之气、使人体阴阳达到统一的作用。同时全身的脏腑、筋脉、肌肉、皮毛全依赖阳明经气血的充养，且阳明主润宗筋，束骨而利关节，故阳明气血充盈，宗筋才能得到滋养和清润，才能约束四肢关节使运动自如。

足阳明胃经循行于腹部既着眼于腹部阴经与阳经的平衡，体表与体内阴阳的平衡，表里经的互存互用，又体现了足阳明经本身"体阳而用阴"的特殊属性。足阳明经通过循行于腹部阴域之地这个特殊的现象，体现了脾胃在整个人体生命中"后天之本"的重要作用，进一步增加了对足阳明经的认识，彰显了中医基础理论的整体性。

针灸作为一种非特异性的刺激方法，能发挥特异性的调整和治疗作用，其关键在于穴位功能主治的特异性。因此正确认识和把握经穴效应特异性规律对于指导针灸取穴和提高临床疗效至关重要。本研究结果显示，针刺足阳明胃经特定穴能够明显改善患者消化不良症状及生活质量，其近期与远期效果均优于针刺足阳明胃非特定穴及非经经穴。

现代研究表明，针刺足阳明胃经特定穴足三里、内关、中脘、天枢均能有效改善胃动力、促进胃动素分泌、降低内脏敏感性。针刺对消化系统的运动、分泌及吸收功能均具有双向作用，针刺可起到调控胃酸分泌、调节消化系统功能、保护损伤的胃黏膜等作用。其作用可能通过自主神经的兴奋与抑制、神经递质释放的增减、体液因子、胃肠激素等而调节器官功能。

2.腧穴概要

（1）天枢　足阳明胃经腧穴；大肠募穴。

定位：在腹中部，平脐中，距脐中 2 寸。

解剖：当腹直肌及其鞘处；有第 9 肋间动、静脉分支及腹壁下动、静脉分支；布有第 10 肋间神经分支（内部为小肠）。

主治：腹胀肠鸣，绕脐痛，便秘，泄泻，痢疾，月经不调。

配伍：配足三里治腹胀肠鸣；配气海治绕脐痛；配上巨虚，下巨虚治便秘、泄泻。

操作：直刺 1~1.5 寸。

附注：①大肠的募穴；②《千金》孕妇不可灸。

（2）归来　足阳明胃经腧穴。

定位：在下腹部，当脐中下 4 寸，距前正中线 2 寸。

解剖：腹直肌外缘，有腹内斜肌，腹横肌腱膜；外侧有腹壁下动、静脉；布有髂腹下神经。

主治：腹痛，疝气，月经不调，白带，阴挺。配伍配大敦治疝气；配三阴交、中极治月经不调。

操作：直刺 1~1.5 寸。

（3）足三里　足阳明胃经腧穴；合穴；胃下合穴。

定位：犊鼻穴下 3 寸，胫骨前缘髂外 1 横指处。

解剖：胫骨前肌、趾长伸肌之间；有胫前动、静脉；为腓肠外侧皮神经及隐神经的皮支分布处，深层当腓深神经。

主治：①胃痛、呕吐、噎膈、腹胀、腹泻、痢疾、便秘等胃肠病症；②下肢痿痹；③癫狂等神志病；④乳痈、肠痈等外科疾患；⑤虚劳诸症，为强壮保健要穴。

操作：直刺 1~2 寸。强壮保健常用温灸法。

（4）上巨虚　足阳明胃经腧穴；大肠下合穴。

定位：在小腿前外侧，当犊鼻下 6 寸，距胫骨前缘 1 横指。

解剖：胫骨前肌中；有胫前动、静脉；布有腓肠肌外侧皮神经及隐神经的皮支，深层当腓神经。

主治：①肠鸣、腹痛、腹泻、便秘、肠痈、痢疾等胃肠病症；②下肢痿痹。

操作：直刺 1~2 寸。

（5）中脘　任脉腧穴；胃之募穴；八会穴之腑会。

定位：前正中线上，脐中上 4 寸，或脐与胸剑联合连线的中点布处。

解剖：在腹白线上，深部为胃幽门部；有腹壁上动、静脉；有第 7、8 肋间神经前皮支的内侧支。腹直肌外缘，有腹内斜肌，腹横肌腱膜；外侧有腹壁下动、静脉；布有髂腹下神经。

主治：胃痛，呕吐，呃逆，反胃，腹痛，腹胀，泄泻，痢疾，疳疾，黄疸，水肿。

操作：直刺 1~1.5 寸。艾炷灸 5~10 壮；或艾条灸 15~30 分钟。

（6）支沟　手少阳三焦经腧穴；经穴。

定位：腕背横纹上 3 寸，尺骨与桡骨正中间。

解剖：在桡骨与尺骨之间，指总伸肌和拇长伸肌之间；深层有前臂骨间背侧动脉和掌侧动、静脉；布有前臂背侧皮神经，深层有前臂骨间背侧神经和掌侧神经。

主治：①便秘；②耳鸣、耳聋；③暴喑；④瘰疬；⑤胁肋疼痛；⑥热病。

操作：直刺 0.5~1 寸。局部酸胀，针感可向上扩散至肘部，有时有麻电感向指端放散。

（7）大肠俞　足太阳膀胱经腧穴；大肠之背俞穴。

定位：第 4 腰椎棘突下，旁开 1.5 寸。

解剖：在腰背筋膜、最长肌和髂肋肌之间；有第 4 腰动、静脉后支；布有第 4、5 腰神经皮支，深层为第 4、5 腰神经后支的肌支。

主治：①腰腿痛；②腹胀、腹泻、便秘等胃肠病证。

操作：直刺 0.8~1.2 寸。

（8）三阴交　足太阴脾经腧穴。

定位：内踝尖上 3 寸，胫骨内侧面后缘。

解剖：在胫骨后缘和比目鱼肌之间，深层有屈趾长肌；有大隐静脉，胫后动、静脉；有小腿内侧皮神经，深层后方有胫神经。

主治：①肠鸣腹胀、腹泻等脾胃虚弱诸症；②月经不调、带下、阴挺、不孕、滞产等妇产科病证；③遗精、阳痿、遗尿等生殖泌尿系统疾患；④心悸、失眠、高血压；⑤下肢痿痹；⑥阴虚诸症。

操作：直刺 1~1.5 寸。孕妇禁针。

（9）太冲　足厥阴肝经腧穴；输穴；原穴。

定位：足背，第 1、2 趾骨结合部之前凹陷中。

解剖：在拇长伸肌腱外缘；有足背静脉网、第一趾背动脉；布有腓深神经的趾背侧神经，深层为胫神经的足底内侧神经。

主治：①中风、癫狂病、小儿惊风；头痛、眩晕、耳鸣、目赤肿痛、口歪、咽痛等肝经风热病症；②月经不调、痛经、经闭、崩漏、带下等妇科经带病症；③黄疸、胁痛、腹胀、呕逆等肝胃病症；④癃闭、遗尿；⑤下肢痿痹、足跗肿痛。

操作：直刺 0.5~0.8 寸。

3. 特定穴的分类和特点

（1）五输穴

十二经脉中的每一经脉分布在肘、膝关节以下的五个特定腧穴，即"井、荥、输、经、合"穴，称"五输穴"，简称"五输"。古人把十二经脉气血在经脉中的运行比作自然界之水流，认为具有由小到大、由浅入深的特点，并将"井、荥、输、经、合"五个名称分别冠之于五个特定穴，即组成了五输穴。五输穴从四肢末端向肘膝方向依次排列。"井"，意为谷井，喻山谷之泉，是水之源头；井穴分布在指或趾末端，其经气初出。"荥"，意为小水，喻刚出的泉水微流；荥穴分布于掌指或跖趾关节之前，为经气开始流动。"输"，有输注之意，喻水流由小到大，由浅渐深；输穴分布于掌指或跖趾关节之后，其经气渐盛。"经"，意为水流宽大通畅；经穴多位于腕、踝关节以上之前臂、胫部，其经气盛大流行。"合"，有汇合之意，喻江河之水汇合入海；合穴位于肘膝关节附近，其经气充盛且入合于脏腑。《灵枢·九针十二原》指出："所出为井，所溜为荥，所注为输，所行为经，所入为合。"是对五输穴经气流注特点的概括。五输穴与五行相配，故又有"五行输"之称。

《灵枢·顺气一日分为四时》提出："病在脏者取之井，病变于色者取之荥，病时间时甚者取之输，病变于音者取之经，经满而血者，病在胃及以饮食不节得病者取之合。"《难经·六十八难》说："井主心下满，荥主身热，输主体节重痛，经主喘咳寒热，合主逆气而泄。"

表 1-2 六阳经五输穴及与五行配属表

六阳经	井（金）	荥（水）	输（木）	经（火）	合（土）
大肠（金）	商阳	二间	三间	阳溪	曲池
膀胱（水）	至阴	通谷	束骨	昆仑	委中
胆（木）	窍阴	侠溪	足临泣	阳辅	阳陵泉
小肠（火）	少泽	前谷	后溪	阳谷	小海
胃（土）	厉兑	内庭	陷谷	解溪	足三里
三焦（相火）	关冲	液门	中渚	支沟	天井

（2）原穴、络穴

十二脏腑原气输注、经过和留止于十二经脉的部位，称为原穴，又称"十二原"。"原"含本原、原气之意，是人体生命活动的原动力，为十二经之根本。十二原穴多分布于腕踝关节附近。阴经之原穴与五输穴中的输穴同穴名、同部位，实为一穴，即所谓"阴经以输为原""阴经之输并于原"。阳经之原穴位于五输穴中的输穴之后，即另置一原。

十五络脉从经脉分出处各有一腧穴，称之为络穴，又称"十五络穴"。"络"，有联络、散布之意。十二经脉各有一络脉分出，故各有一络穴。十二经脉的络穴位于四肢肘膝关节以下；任脉络穴鸠尾位于上腹部；督脉络穴长强位于尾骶部；脾之大络大包穴位于胸胁部。

胃经原穴——冲阳。

胃经络穴——丰隆。

（3）郄穴

十二经脉和奇经八脉中的阴跷、阳跷、阴维、阳维脉之经气深聚的部位，称为"郄穴"。"郄"有空隙之意。郄穴共有 16 个，除胃经的梁丘之外，都分布于四肢肘膝关节以下。

胃经郄穴——梁丘。

（4）背俞穴、募穴

脏腑之气输注于背腰部的腧穴，称为"背俞穴"，又称为"俞穴"。"俞"，有转输、输注之意。六脏六腑各有一背俞穴，共 12 个。背俞穴均位于背腰部足太阳膀胱经第一侧线上，大体依脏腑位置的高低而上下排列，并分别冠以脏腑之名。

脏腑之气汇聚于胸腹部的腧穴，称为"募穴"，又称为"腹募穴"。"募"，有聚集、汇合之意。六脏六腑各有一募穴，共 12 个。募穴均位于胸腹部有关经脉上，其位置与其相关脏腑所处部位相近。

胃之背俞穴——胃俞。

胃之募穴——中脘。

（5）下合穴

六脏之气下合于足三阳经的腧穴，称为"下合穴"，又称"六腑下合穴"。下合穴共有 6 个，其中胃、胆、膀胱的下合穴位于本经，大肠、小肠的下合穴同位于胃经，三焦的下合穴位于膀胱经。

胃经下合穴——足三里。

（6）八脉交会穴

奇经八脉与十二经脉之气相通的 8 个腧穴，称为"八脉交会穴"，又称"交经八穴"。八脉交会穴均位于腕踝部的上下。

胃经经穴——公孙，通于冲脉。

4. 胃经腧穴的主治规律

（1）分经主治规律

分经论治，是指某一经脉所属的经穴均可治疗该经循行部位及其相应脏腑的病证。古代医家在论述针灸治疗时，往往只选取有关经脉而不列举具体穴名，即所谓"定经不定穴"。《灵枢·杂病》记载："齿痛，不恶清饮，取足阳明；恶清饮，取手阳明。"实践证明，同一经脉的不同经穴，可以治疗本经相同病证。根据腧穴的分经主治规律，后世医家在针灸治疗上有"宁失其穴，勿失其经"的说法。

（2）分部主治规律

分部主治，是指处于身体某一部位的腧穴均可治疗该部位及某类病证。即腧穴的主治作用与腧穴的位置特点相关。

5. 胃经腧穴的主治特点

近治作用，是指腧穴均具有治疗其所在部位局部及邻近组织、器官病证的作用。这是一切腧穴主治作用所具有的共同的和最基本的特点，是"腧穴所在，主治所在"规律的体现。如胃脘部周围的中脘、建里、梁门等经穴均能治疗胃痛；阿是穴均可治疗所在部位局部的病痛等。

远治作用，是指腧穴具有治疗其远隔部位的脏腑、组织器官病证的作用。腧穴不仅能治疗局部病证，而且还有远治作用。十四经穴，尤其是十二经脉中位于四肢肘膝关节以下的经穴，远治作用尤为突出，如厉兑穴不仅能治疗足部的局部病证，还能治疗本经所过处的头面和齿痛、咽喉肿痛等病证，这是"经脉所过，主治所及"规律的反映。

特殊作用，是指某些腧穴具有双向的良性调整作用和相对的特异治疗作用。所谓双向良性调整作用，是指同一腧穴对机体不同的病理状态，可以起到两种相反而有效的治疗作用。如实验证明，针刺足三里穴既可使原来处于弛缓状态或处于较低兴奋状态的胃运动加强，又可使原来处于紧张或收缩亢进状态的胃运动减弱。

6. 相关资料参考

（1）中医对老年性便秘的认识

1）老年性便秘的证治特点：老年人或真阳亏损，温煦无权，阴邪凝结，或阴亏血燥，大肠液枯，无力行舟，均易致便秘，且多属虚证，但临床常有虚实并见、寒热错杂者，故既不宜一见老人便秘就云补虚，又不可猛进攻防之剂，而犯需需之戒，变生他证。董建华临证时常用皂角子为主药，以取其入肺与大肠二经，其辛能通上下二窍，而无攻伐伤正之弊，并常加大腹皮、积壳以助通下之功，屡获良效。刘燮明治疗虚实互见之老年便秘，在补虚同时，常佐以小量大黄另包泡服，得下即止，疗效颇佳。

2）近年来的临床研究显示，针灸治疗能增加老年性便秘患者的排便次数、缓解排便费力程度、缩短每次排便的时间、减少排便不尽感、并改变大便性状等，从而提高患者的生活质量。临床上治疗便秘的针灸取穴多以足阳明胃经经穴、大肠俞募配穴为主，配穴根据老年性便秘以需为主，与脾肾密切相关的特点而定。

（2）针灸结合推拿治疗：局部应用推拿手法可以刺激肠道蠕动，减少结肠传输时间，增加肠道运动频率，并减少因便秘产生的疼痛及不适感。同时通过手法的持续性刺激可以将机械能转化为热能，促进肠道血液循环，提高机体对各种信息刺激的接受敏感性，从而提高针灸时的针感，加强治疗效果。

（3）老年性便秘的护理措施

1）调节生活方式摄入充足的水分；摄取足够的膳食纤维；养成良好的排便习惯；适当增加运动。

2）心理护理。

3）正确使用通便剂。

4）药物治疗。

（4）对老年习惯性便秘患者采用辨证选穴的耳穴贴压，能明显改善老年习惯性便秘患者的便秘症状，提高生活质量。耳穴贴压法属非侵入性操作，无创伤，无不良反应，简便经济，有较好的应用前景。

（5）《黄帝内经》："耳者，宗脉之所聚也。"神经医学研究证明，耳郭上各耳穴与脏腑的联系是多种途径，不仅有神经系统的参与，体液也参与了这个过程，是神经体液综合调节的结果。现代全息生物理论认为，局部对整体作用和影响，以及整体对局部的作用和影响，即两者的相互影响，一为信息传递，一为生物效应（调整和制约），两方面相互并存。世界卫生组织正式将耳穴疗法归属于"微针系统"并形成耳医学。

耳穴之直肠穴可调理肠道功能；因肺主气，司呼吸，主肃降，"肺朝百脉"即肺气通血脉且与大肠相表里，肺穴可清泻腑实，通便；三焦穴具有综合五脏六腑的作用，也是迷走神经、面神经、舌咽神经混合支的交汇点；便秘点是诊断和治疗便秘之要穴；脾为后天之本，脾穴有调节消化系统功能的作用，西医学认为脾脏是人体最大的免疫器官；肾穴可壮阳益精，强腰脊，利水通便。耳针治疗是通过经络作用，运行气血，调理消化不良的脏腑的阴阳，从而达到治疗作用。

参考文献

［1］ 石学敏. 针灸学［M］. 北京：中国中医药出版社，2007：37-47.

［2］ 刘清国，胡玲. 经络腧穴学［M］. 北京：中国中医药出版社，2012：68-69.

［3］ 胡波，郭长青，谷世喆. 足阳明胃经生理功能解析［J］. 中华中医药杂志，2007，22（2）：90-92.

［4］ 黄龙祥. 中国针灸学术史大纲［M］. 北京：华夏出版社，2001：452-459.

［5］ 王瑞雯，李相良，苏思颖，等. 论足阳明循行胸腹部及其临床意义［J］. 中医药通报，2013，12（6）：28-30.

［6］ 任路，李静. 关于足三阴三阳经脉躯干部循行的思考［J］. 辽宁中医杂志，2011，38（11）：2117-2118.

［7］ 王德军，常小荣，严洁，等. 针刺足阳明胃经特定穴与非特定穴治疗功能性疗效比较［J］. 中国针灸，2012，32（8）：703-707.

［8］ 兰蕾，常小荣，严洁，等. 针刺足阳明胃经特定穴治疗功能性消化不良30例［J］. 湖南中医药大学学报，2010，30（1）：66-69.

［9］ 彭随风，杨家耀，时昭红. 电针改善功能性消化不良胃动力、自主神经功能及心理状态［J］. 世界华人消化杂志，2008，16（36）：4105-4109.

［10］ 姚筱梅，姚树坤，张瑞星. 针刺对功能性消化不良患者近端胃动力的影响［J］. 世界华人消化杂志，2006，14（21）：2139-2141.

［11］ 陈建永，潘锋，徐建军，等. 针刺对功能性消化不良胃动力的影响［J］. 中国中西医结合杂志，2005，25（10）：880-882.

［12］ 周仲英. 中医内科学［M］. 北京：中国中医药出版社，2007：254-255.

［13］ 曾琳岚，吴巧凤. 老年性便秘针灸治疗进展［J］. 四川中医，2014，32（3）：176-177.

［14］ 古俊，周思远，罗芳丽，等. 推拿治疗功能性便秘的研究进展［J］. 光明中医，2016，31（19）：2908-2910.

［15］ 黄芬，王荣军. 老年型便秘的护理研究进展［J］. 护理实践与研究，2016，13（18）：20-21.

［16］ 周学寻，钟莹，滕杰. 耳穴辨证施治治疗老年习惯性便秘：随机对照研究［J］. 中国针灸，2012，32（12）：1090-1092.

［17］ 陈思良，陈支援，吕瑛，等. 耳穴贴压治疗慢性便秘疗效观察［J］. 上海针灸杂志，2011，30（8）：540-541.

第三节 人生不该苦尽"甘"来——特定穴

教学目标

1. 通过案例分析，掌握各类特定穴的定义、内容。
2. 通过相关知识的学习，掌握特定穴的主治特点。

案例摘要

黄先生，42岁，商业巨头。近3个月以来，他总感觉小便频繁量多，饭量增多体重却下降了，不禁想到难道得了现如今的富贵病——糖尿病。黄先生怕吃药会出现药物依赖，决定前往当地中医院进行针灸治疗。刘医生经过详细的询问，确诊其为消渴。刘医生决定给他进行针灸治疗，主穴选取太溪、足三里、三阴交，同时配合针刺肺俞、膈俞、行间、涌泉、太冲，采取平补平泻行针手法，并重灸关元穴。针刺1周后，黄先生说睡眠好了，口渴的感觉也不那么强烈了。又经过1周的治疗，黄先生的血糖趋于正常水平，生活工作也更加顺利。

【关键词】背俞穴；五输穴；针灸治疗；特定穴；消渴。

教学安排

本案例有3幕场景，供3个学时讨论，每学时50分钟。

学时	场景摘要
第一学时	第一幕摘要（50分钟）：重点讨论特定穴的定义及定位。黄先生由于长期不良的生活习惯引发糖尿病，到医院就诊采取中医针灸治疗，主穴取太溪、三阴交、足三里进行针刺治疗，同时配合针刺肺俞、膈俞、行间、涌泉、太冲，采取平补平泻行针手法，并重灸关元穴

学时	场景摘要
第二学时	第二幕摘要（50分钟）：重点讨论特定穴的内容。第一次的治疗给黄先生带来很大的震撼，对此黄先生对针灸治好糖尿病感到十分好奇，出院之后通过各个渠道了解关于针灸治疗疾病的原理，尤其是对特定穴的治疗效果特别感兴趣
第三学时	第三幕摘要（50分钟）：重点讨论特定穴的主治特点。黄先生再次来到医院，询问他的主治医生，刘医生耐心地对他讲解了治疗糖尿病的取穴原理，并劝诫黄先生生意重要，但身体更重要，以后要养成良好的生活习惯

设计思路

第一幕：黄先生患有糖尿病，前去医院就诊，医生采取针灸方法对其治疗。主穴取太溪、行间、足三里，配合针刺肺俞、膈俞、涌泉、太冲穴，采取平补平刺的针刺手法。从第一幕中分析总结出特定穴的定义及定位。

第二幕：小小银针就治好了困扰自己许久的糖尿病，黄先生对此十分的好奇，病愈出院后对此特别感兴趣，自己私下翻阅了许多针灸的书籍，也了解到在中医上糖尿病类似于消渴，而消渴又根据发病的症状不同又分为不同的类型，在治疗上也会有不同的方法。为了解答自己心中的疑惑，黄先生再次来到医院询问了主治医师刘主任。从故事情节中分析归纳出特定穴的内容，并结合第一幕和查阅的相关资料进行深入讨论消渴病的中医辨证分型及针灸治疗。

第三幕：刘医生热情接待了黄先生，并进行了讲解。首先，刘医生叙述了他取穴的原理，是依据针灸歌诀《百证赋》中的"行间、涌泉，主消渴之肾竭"；针刺足三里是为了调理胃肠诸疾。进而，刘医生说这些穴位大多是特定穴中的五输穴，对疾病有特殊的治疗效果。最后劝诫黄先生要养成好的生活习惯，定期来医院复查。以本幕结合前两幕的内容，掌握特定穴的主治特点，归纳总结五输穴的特殊治疗效果。

要点提示

1. 特定穴的定义、内容及主治是本案例讨论的重点之一。第一幕中重点讨论各类特定穴的定义及定位。

2. 第二幕，掌握特定穴的内容及主治。根据场景、查阅的文献和掌握的资料，讨论对腧穴的认识并掌握特定穴的内容及治疗作用。

3. 第三幕中，结合案例讨论特定穴的主治特点，根据三幕剧提供的信息，重点结合特定穴的主治特点，对黄先生的消渴病做出诊断和治疗，并拓展了解针灸治疗消渴的研究进展。最后由一名学生对本小组讨论结果进行梳理。

案例正文

第 一 幕

黄先生今年 42 岁，年轻时为了生活四处奔波，经历过失业，也经历过创业的失败，最后白手起家，成了两家上市公司的董事长，成为人们眼中的钻石王老五。由于工作的原因，黄先生不得不参加各种应酬。聚餐的时候朋友嘲笑他最近吃的越来越多了，他却抱怨说自己明明瘦了很多。近 3 个月来黄先生总是感觉小便频繁、尿量多，颜色较黄。排便困难，有时好几天才能排便一次，并且睡觉时多梦，经常失眠，夜里出汗严重。这些情况严重影响了黄先生正常的工作和生活，他来到医院经过检查，被确诊为患上糖尿病。

黄先生怕吃药治疗糖尿病产生依赖，和家人、朋友商量后，决定进行针灸治疗。他来到了当地中医院针灸门诊。科室的刘医生接见了他，对他进行了详细询问，确定黄先生是长期不良的生活习惯引起胃肾阴虚所致的消渴。之后进行选穴针刺，穴位选取太溪、足三里、三阴交，同时配合针刺肺俞、膈俞、行间、涌泉、太冲，采取平补平泻行针手法，并重灸关元穴。

（一）提供信息

1. 黄先生，42 岁，有两家公司。

2. 平时应酬不断，饮食不规律。

3. 饭量增加体重却减少，排尿频繁量多，排便困难，睡眠质量差。

4. 针灸治疗，主穴选取太溪、足三里、三阴交。

（二）学习重点

1. 腧穴的概念。

2. 各类特定穴的定义、定位。

（三）问题导向

1. 治疗选取的穴位归属于什么经脉？

2.所选取的穴位对疾病有什么作用？

3.针刺配合灸法有什么益处？

4.你认为特定穴都有什么特殊的治疗效果?

第 二 幕

第一次治疗就带给黄先生很大的惊喜，用他的话来描述就是感觉全身都舒服极了。第二天见到刘医生的时候，黄先生兴奋地说自己3个多月没睡得那么舒服了，希望刘医生赶紧给他治疗。在黄先生积极地配合下，经过1周的治疗，黄先生的血糖水平就趋于平稳了。又经过1周的巩固，黄先生的血糖稳定在正常水平，高高兴兴地出院了。小小的银针治好了困扰自己3个多月的糖尿病，黄先生对此特别感慨，出院后查阅了很多资料，发现中医针灸真是既安全又效果明显，为了发现其中的奥秘，他特地问了自己一个有中医基础的朋友。

朋友告诉他中医本身就很奇妙，是众多古人智慧的结晶，现在我们对中医的认识太浅了，古人治疗疾病的方法往往取于自然，作用于身，针灸治疗只是其中一小部分，而其中的奥妙确实十分繁多的。针灸治疗可以是作用在病位上，也可以根据发病机制和穴位的特殊治疗效果而见效。黄先生的糖尿病就是根据疾病的发病机制和穴位的疗效来治疗的。还建议如果黄先生想知道治好他糖尿病的原因，应该去找刘医生询问。

（一）提供信息

1.首次治疗对睡眠影响颇为明显。

2.1周左右血糖水平稳定下来。

3.2周血糖恢复到正常水平。

4.黄先生对针灸神奇的疗效非常感兴趣，决定了解清楚。

（二）学习重点

特定穴的内容。

（三）问题导向

1.针灸治疗有哪些取穴方式？

2.哪些取穴对睡眠有影响？

3.针灸治疗疾病可能出现哪些结果？

4.西医治疗糖尿病采取什么手段？

第三幕

黄先生再次来到了医院，刘医生知道他的来意后，热情接待了他，并对他进行了一番解释。刘医生说黄先生是由于长期不良生活习惯导致胃肾阴虚而引发的糖尿病，治疗应该选取滋阴补肾的方法，临床上还有其他原因导致的糖尿病，不同的原因选取的穴位也不一样。黄先生的病，主要选取足少阴肾经的输穴，肾的原穴太溪穴，用以补肾气滋肾阴；又取足阳明胃经的合穴、胃之下合穴足三里，和胃健脾，疏肝安神；还取足太阴脾经上的三阴交，这个穴位是三条阴经交会穴，因此有理血益肾、健脾利水、疏肝安神的作用。以肺俞、膈俞、行间、涌泉、太冲辅助治疗，又重灸关元穴来补肾气，所以对病症的治疗起到了很好的效果。黄先生对此十分惊奇，没想到自己以为的随便扎扎竟然有那么深的学问，他也明白了隔行如隔山的道理。

（一）提供信息

1. 黄先生了解到自己是胃肾阴虚型糖尿病。
2. 治疗上以滋阴补肾为主，并配合重灸关元。
3. 黄先生通过治疗，了解到了针灸治疗疾病的良好效果。

（二）学习重点

1. 掌握五输穴的临床疗效。
2. 特定穴的主治特点。
3. 了解特定穴的配伍方法。

（三）问题导向

1. 三阴交还有什么特殊疗效？
2. 肺俞、膈俞有什么作用？
3. 中医上糖尿病分成几种类型？分别可以采取什么方法治疗？
4. 你还了解哪些特定穴对此病有效？

知识链接

1.《灵枢》相关记载

《灵枢·九针十二原》："五脏有疾，当取之十二原。"太溪既是肾脏的原穴，又是肾经的输穴，有滋阴固本、滋补肾气的作用。三阴交归属于足太阴脾经，有调理脾气、健脾助运的作用，又是足三阴经的交会穴，亦有补后天而滋先天之效。足三里归属于足阳明胃经，是胃经的合穴，胃之下合穴，《灵枢》中有"合治内腑"的理论，《针灸甲乙经》有"阴气不足，热中，消谷善饥，肢热身烦，狂言，三里主之"的理论，此穴有治消渴之消谷善饥，健脾益气的效果。

2.五输穴

（1）含义：五输穴是指十二经脉分布于四肢肘膝关节以下的井、荥、输、经、合5个特定穴。

五输穴出自《灵枢·本输》，只有十一条经脉，缺手少阴心经。《甲乙经》中始有手少阴经。而且，在《灵枢·本输》中多是称某某脏。

古人把经气在经脉中的运行比作自然界之水流，认为具有由小到大、由浅入深的特点。五输穴从四肢末端向肘膝方向依次排列。

井，意为谷井，喻山谷之泉，是水之源头；井穴，在手指或足趾末端，乃经气初出。荥，意为小水，喻刚出的泉水微流；荥穴，分布于掌指或跖趾关节前，比喻经气似水流尚微，是经气开始流动的部位。输，有输注之意，喻水流由小到大，由浅入深；输穴，分布于掌指或跖趾关节之后，是经气渐盛，由此注彼的部位。经，意为水流宽大变大，畅通无阻；经穴，分布于腕、踝关节以上的前臂、胫部，是经气盛大运行经过的部位。合，有汇合之意，喻江河之水汇合流归入海；合穴，分布于肘膝关节处，是经气充盛汇合于脏腑的部位。

（2）临床应用

一般认为，五输穴除能治疗本经病证外，均具有治疗远端脏腑、组织器官病证的作用。根据古代文献和临床实际，五输穴的应用有以下几点：

1）按五输穴主病特点选用

①《灵枢·顺气一日分为四时》云："病在脏者取之井，病变于色者取之荥，病时间时甚者取之输，病变于音者取之经，经满而血者，病生胃及饮食不节得病者，取之于合。"是将脏、色、音等与五输相对应。

②《灵枢·邪气脏腑病形》："荥输治外经，合治内府。"是言荥、输穴多治疗经

络、在外的病证，合穴多治脏腑、在内的病证。

③《难经·六十八难》中则云："井主心下满，荥主身热，俞主体重节痛，经主咳喘寒热，合主逆气而泄。"此是将五输穴与五行五脏相对应的取穴方法。在本难中只说了阴经而没提出阳经，阴经井穴治疗肝的病变，荥穴治疗心的病变，输穴治疗脾的病变，经穴治疗肺的病变，合穴治疗肾的病变。

近代临床应用：井穴多用于急救、热证、神志病等；荥穴主要用于治疗热证；输穴主治疼痛性疾病，阴经输穴可治脏腑病；经穴用于喘咳寒热；合穴主治六腑病。

2）按五行生克关系选用

关于补母泻子，就是根据五输穴之间的相互生克关系来决定取穴配穴，有本经母子补泻及异经母子补泻。《难经·六十九难》："虚则补其母，实则泻其子。"如肺的虚证，因肺属金，虚则补其母，当取属土的腧穴，即肺经的输穴太渊补之，此其一，即本经母子补泻。又可取脾经的第三个穴太白，即异经母子补泻。如肺的实证，按实则泻其子，肺属金，当取属水的尺泽泻之，即本经子母补泻，又可肾经的水穴"阴谷"泻之，即异经子母补泻法。

3. 背俞穴、募穴

（1）定义

背俞穴，是脏腑之气输注于背腰部的腧穴，又称"俞穴"。募穴，是脏腑之气汇聚于胸腹部的腧穴，又称"腹募穴"。募，有聚集、汇合之意。

背俞穴均分布于背部，在足太阳膀胱经背部的第一条线上，基本与脏腑在背部的体表投影相符。五脏六腑各有1个募穴，其位置也与其相关脏腑所处的部位相接近。募穴在身前，背俞穴在身后，前后均与脏腑相应。

（2）临床应用

用于诊断通过望胸腹背腰俞募穴的反应，如红疹、紫斑等，及切按俞募穴，可以作为诊断疾病的依据。脏腑之气输注于背部，因此，脏腑有病可以反映到背俞穴上来，故可以用于诊断。

俞募穴单穴独用可以治疗与脏腑经络相联属的组织器官所发生的病证，如取肝俞治疗目疾，取肾俞治疗耳疾等。

俞穴与募穴相配，治疗脏腑病。如肺俞、中府治疗肺脏的喘咳、寒热；胃俞、中脘可治胃脘痛、脘腹胀满；脾俞、章门可治飧泄、腹胀等。

4.原穴和络穴

（1）含义

原穴是指脏腑原气输注、经过和留止于十二经脉四肢部的输穴，又称"十二原"。多分布于腕踝关节附近。

"原"有本原、原气之意，是人体生命活动的原动力，为十二经之根本。

阴经之原穴与五输穴中的输穴同穴名、同部位，实为一穴，所谓"阴经以输代原"，"阴经之输并于原"（《类经图翼》）。阳经之原穴位于五输穴中的输穴之后，即另置一原。

络穴即十五络脉从经脉别出部位的腧穴，又称"十五络穴"。

（2）临床应用

原穴、络穴在临床上既可单独应用，也可相互配合应用。

原穴：原穴与脏腑之原气有着密切的联系，《难经·六十六难》："三焦者，原气之别使也，主通行原气，历经于五脏六腑。"三焦为原气之别使，三焦之气源于肾间动气，输布全身，调和内外，宣导上下，关系着脏腑气化功能，而原穴正是其所流注的部位。

《灵枢·九针十二原》："五脏六腑有疾者，皆取其原也。"又言："五脏有疾，当取之十二原，……五脏有疾也，应出十二原，而原各有所出，明知其原，睹其应而知五脏之害矣。"说明了通过切循扪按十二原穴，可协助诊断五脏六腑所患病害，同时针刺十二原穴，又可治疗脏腑之疾患。

络穴：除可治疗其络脉的病证外（在《灵枢·经脉》中记载有各自的主治病证），同时又可治疗表里两经的病证。所以，络穴的作用主要是扩大了经脉的主治范围。

配合应用（原络配穴法）：即本经的原穴与相表里经的络穴相互配合应用，又称"主客原络配穴"。相表里脏腑经络同病，先病者为主，取本经原穴（主穴），后病者为客，取相表里经脉络穴（客穴），如肺经先病，即先取肺经的原穴"太渊"，大肠后病，再取其经的络穴"偏历"，反之，若大肠先病，即先取大肠的原穴"合谷"，肺经后病，再取肺经的络穴"列缺"。

参考文献

［1］ 刘立公，顾杰，方东行.消渴的古代针灸治疗特点分析［J］.中医文献杂志，2004，（2）：13-14.

［2］ 徐云祥，张丽，陈贵珍. 针灸治疗消渴病古方阐述［J］. 中国中医基础医学杂志，2012，18（2）：196-198.

［3］ 谌剑飞. 国内针灸治疗糖尿病古今文献综述［J］. 江西中医药，1983,（3）：45-50.

［4］ 衣运玲，姜军作. 针灸治疗糖尿病周围神经病变的选穴［J］. 中国临床康复，2006，10（27）：146-148.

［5］ 杨涵斯. 针灸治疗糖尿病的古代处方整理研究初探［J］. 广州中医药大学，2010：48-51.

［6］ 宫翠红，蔡建伟，孙志. 针灸治疗Ⅱ型糖尿病的研究进展［J］. 针灸临床杂志，2011，27（9）：71-73.

［7］ 马晓蕾，刘艳艳，王宇，等. 针灸治疗糖尿病的临床研究进展［J］. 上海针灸杂志，2009，28（5）：249-252.

［8］ 曹平，阳仁达. 针灸治疗糖尿病周围神经病变的meta分析［J］. 中医药导报，2011，17（1）：97-101.

［9］ 钱伟华，钱红，吴桐，等. 针刺治疗糖尿病周围神经病变的临床研究［J］. 上海针灸杂志，2000，19（6）：9-11.

［10］ 赵慧玲，高欣，高彦彬，等. 针刺治疗糖尿病周围神经病变的临床观察［J］. 中国中西医结合杂志，2007，27（4）：312-314.

［11］ 王君南，黄文静，陈莹，等. 针刺治疗糖尿病胃轻瘫的研究近况［J］. 现代中医药，2012，32（1）：80-82.

［12］ 张必萌，胡智海，寿崟，等. 针刺治疗糖尿病性胃轻瘫多中心随机对照研究［J］. 上海中医杂志，2013，47（3）：31-34.

［13］ 汤志梅，张建梅，刘佑轫，等. 针刺治疗糖尿病性胃轻瘫的系统评价［J］. 中国热带医学，2010，10（2）：235-238.

［14］ 董彦敏，李惠林，倪青，等. 针刺对糖尿病周围神经病变治疗作用的实验研究［J］. 北京中医药大学学报，2006，13（2）：7-10.

［15］ 张林，李瑛，史庆卫，等. 采用CONSORT和STRICTA评价针刺治疗糖尿病胃轻瘫随机对照试验报告质量［J］. 天津中医药，2012，29（5）：499-503.

［16］ 廖辉，席萍，陈强，等. 针刺、艾灸、针加灸胃脘下俞穴治疗糖尿病临床观察［J］. 中国针灸，2007，27（7）：482-483.

第四节　放飞"折翼"的天使——特定穴

教学目标

1.通过案例分析，掌握十二经脉的循行特点和手六经的循行部位，熟悉经脉的病症。

2.通过相关知识的学习，掌握肩部经脉的循行及主要腧穴、十二经脉的交接规律，熟悉标本根结理论。

案例摘要

刘先生从事IT行业3年余，由于长期无规律的工作，夏天吹空调时不注意，导致右侧肩部疼痛。经过孙医生的询问和检查，确诊为肩周炎，疼痛以肩后部压痛为主，属于手太阳经型。刘先生长期工作劳累及感受风寒，外邪侵袭，气血痹阻，肩部筋脉损伤，从而引发肩周炎。孙医生局部取穴配合循经远取后溪穴进行针刺治疗，并加上合谷、列缺、曲池等腧穴，后又加上条口透承山，艾灸、刺络拔罐等疗法的综合治疗，几周后，刘先生的肩周炎就痊愈了。

【关键词】肩周炎；输穴；针刺治疗；原穴；络穴。

教学安排

本案例有3幕场景，供3个学时讨论，每学时50分钟。

学时	场景摘要
第一学时	第一幕摘要（50分钟）：重点讨十二经脉的循行特点和手六经的循行部位。刘先生长期劳累工作、夏天吹空调不注意，出现右侧肩膀疼痛，受凉和劳累时加重。来到医院进行检查。孙医生确定刘先生是因为感受风寒、劳作过度导致气血痹阻、筋脉损伤而引起的肩周炎。疼痛以肩后部疼痛为主，属于手太阳经型肩周炎

学时	场景摘要
第二学时	第二幕摘要（50分钟）：重点讨论肩部经脉的循行及主要腧穴。经过确诊后，孙医生开始给刘先生进行针刺治疗，选取肩部局部穴位并配合手太阳小肠经的输穴后溪穴进行治疗。1次治疗后感觉肩部疼痛稍微缓解，并嘱咐刘先生注意肩部保暖和肩关节的功能锻炼
第三学时	第三幕摘要（50分钟）：重点讨论十二经脉的交接规律。在之后的治疗中，孙医生加上下肢的条口透承山，并在肩部局部针刺的基础上加上艾灸、刺络拔罐。经过几周的治疗，困扰刘先生的肩周炎痊愈了。刘先生对针灸产生了浓厚的兴趣，在之后的时间里，通过查阅文献对肩周炎发病到痊愈的过程有了进一步了解，并开始重视经络养生

💡 设计思路

第一幕： 刘先生长期劳累工作、夏天吹空调不注意，出现右侧肩膀疼痛，受凉和劳累时加重，来到医院进行检查。孙医生确定刘先生是因为感受风寒、劳作过度导致气血痹阻、筋脉损伤而引起的肩周炎。而且疼痛以肩后部疼痛为主，属于手太阳经型。从第一幕中分析整理十二经的循行特点及手六经的循行部位。

第二幕： 经过确诊后，孙医生开始给刘先生进行针刺治疗，选取肩部局部穴位并配合手太阳小肠经的输穴"后溪"穴进行治疗。一次治疗后，感觉肩部疼痛稍微缓解，并嘱咐刘先生注意肩部保暖和肩关节的功能锻炼。从故事情节中分析归纳出肩部经脉的循行及主要腧穴，并结合第一幕和查阅的相关资料进行深入讨论远端取穴的效果。

第三幕： 在之后的治疗中，孙医生加上下肢的条口透承山，并在肩部局部针刺的基础上加上艾灸、刺络拔罐。经过几周的治疗，困扰刘先生的肩周炎痊愈了。刘先生对针灸产生了浓厚的兴趣，并在之后的时间里，通过查阅文献对肩周炎发病到痊愈的过程有了进一步了解，并开始重视经络养生。本幕结合前两幕的内容，归纳总结十二经脉的交接规律，以及本经腧穴及相表里经腧穴在治疗中的作用。

⚠ 要点提示

1. 十二经脉的循行特点及各类特定穴的定义、内容、主治是本案例讨论的重点之一。第一、二幕，重点讨论手六经的循行部位及肩部经脉循行。根据场景、查阅的文献和掌握的资料，讨论经络的概念、循行、主治病症。

2. 第三幕中，结合案例讨论十二经脉的交接规律。根据三幕剧提供的信息，重点结合肩部经脉的循行，对刘先生的肩周炎做出诊断和治疗，并拓展了解肩周炎的其他治疗。最后由一名学生对本小组讨论结果进行梳理。

案例正文

第一幕

刘先生，男，28 岁，从事 IT 工作，他对自己要求严格，事事力争做到最好。从毕业至今已经有 3 年的时间了，他回忆这 3 年，陪伴自己的基本全是电脑，加班熬夜也是家常便饭，工作累了就趴在桌上睡一会，醒了继续工作。尤其是夏天，衣着单薄，空调吹着特别舒服，又特别容易犯困，在空调屋里睡一觉醒来，感觉神清气爽，但是刘先生光图一时的舒服，忽略了长期吹空调带来的问题。刘先生因为良好的业绩和勤恳的工作，半年前顺利升为部门总监，随着职位的高升，刘先生并没有对自己放松要求，一如刚参加工作时那样严格要求自己，工作兢兢业业，加班加点，生活一直也没回到正常轨道。可最近 2 个月来，刘先生时常感觉到自己的右侧肩膀疼痛，侧卧时疼痛难忍，平躺时疼痛缓解。夜间疼痛严重，有时彻夜难眠。而且在天气转凉时或者工作时长时间保持一个姿势后，右侧肩膀疼痛都会加重。刘先生心想自己还这么年轻，怎么会出现这么严重的问题，于是决定去医院检查一下。来到医院，孙医生对刘先生进行仔细询问后得知：刘先生是因为长期吹空调，且工作劳累经常保持一个姿势引右侧肩膀疼痛。孙医生了解了病因，对刘先生进行了常规体格检查：刘先生的肩部疼痛以肩后部压痛明显，手臂向里内收时疼痛会加重。孙医生确定刘先生是因为感受风寒、劳作过度导致气血痹阻、筋脉损伤而引起的肩周炎，属于手太阳经型。

（一）提供信息

1. 先生，男，28 岁，从事 IT 工作 3 年。
2. 工作期间经常加班熬夜。
3. 右肩疼痛 2 月余，夜间、侧卧时尤甚，受凉、劳累时加重。
4. 疼痛以肩后部压痛明显。

（二）学习重点

1. 十二经络的循行特点。
2. 手六经的循行部位。
3. 经脉的主治病症。

（三）问题导向

1. 肩部疼痛的疾病涉及了哪些经络？
2. 在肩周炎的发病中，与手六经中的哪些经脉密切相关？
3. 肩周炎的辨经分型中各个证型有哪些主要症状？

第 二 幕

经过明确诊断，刘先生得的是手太阳经型的肩周炎，于是孙医生开始为刘先生进行针灸治疗。首先在肩部局部取穴：肩髃、肩髎、肩贞、肩前、阿是穴；并配合循经远端取穴：合谷、列缺、曲池；证型为手太阳型，故配合手太阳经的输穴后溪穴进行治疗。孙医生先给刘先生针刺后溪穴，针刺得气后，嘱咐刘先生活动肩关节。随后，孙医生让刘先生坐在凳子上进行局部穴位的针刺，并加以电针及神灯照射。针刺得气后，留针 30 分钟。治疗结束后，刘先生起身活动了一下肩关节，感觉没有刚来的时候那么疼了。孙医生说："你的肩周炎是因为长期吹空调、劳累过度引起的，为了工作也不能不要健康，回去之后，要注意肩部保暖，工作一段时间也要进行适当的休息，平时休息时可以做些运动肩关节的活动，以防止后期出现肩关节粘连。"刘先生记下孙医生嘱咐的注意事项就回家了。

（一）提供信息

1. 明确诊断，属于手太阳经型肩周炎。
2. 局部取穴配合远端取穴进行针刺治疗。
3. 一次治疗结束后，肩关节疼痛稍微缓解了。
4. 治疗期间，配合肩关节功能锻炼，防止后期出现粘连。

（二）学习重点

1. 肩部经脉的循行及主要穴位。
2. 特定穴的定义、内容。
3. 各类特定穴的主治特点。

（三）问题导向

1. 手太阳经型的肩周炎为什么配伍小肠经的输穴后溪？
2. 先针刺远端穴位并配合肩关节活动有什么意义？
3. 特定穴在临床中是如何应用的？

第 三 幕

　　刘先生一直坚持在孙医生这里治疗。在局部针刺的基础上，孙医生让刘先生把裤子挽到膝盖以上，说要针刺这里的穴位，刘先生还以为孙医生弄错了，笑着重申自己是肩膀痛不是膝盖痛，但在看到孙医生坚定的眼神后，还是挽起了自己的裤子。只见孙医生在刘先生的小腿后方选取承山穴，小腿前外侧选取条口穴，运用条口透承山的手法进行针刺治疗。这次治疗后，刘先生感觉肩关节的疼痛似乎又缓解了几分。这样治疗了几次，孙医生考虑到刘先生是因为受寒引起的，在针刺局部穴位时加上了艾灸，针刺结束后还进行刺络拔罐。进行了几周的治疗后，困扰刘先生的肩周炎终于好了，他称赞孙医生的医技高超。经过肩周炎的治疗，刘先生对这小小的银针产生了浓厚的兴趣，对自己肩周炎的恢复充满了好奇。于是精通网络的刘先生在网上收集资料、查阅文献，明白了自己患肩周炎的原因，也懂得了不少关于经络的知识，知道人体有六条阳经六条阴经，上肢下肢各有三条阴经三条阳经，而相应的经脉又互为表里。通过这些知识，刘先生弄明白了自己从得病到治愈的过程，也开始关注养生，调养自己的身体了。

（一）提供信息

　　1. 经过针刺、艾灸、刺络拔罐治疗，刘先生的肩周炎得到治愈。
　　2. 通过治疗，刘先生对针灸产生了浓厚的兴趣，并上网查询。
　　3. 通过对经络和针灸的了解，刘先生开始注重养生。

（二）教学目标

　　1. 十二经脉的交接规律。
　　2. 腧穴的定位方法。

（三）问题导向

　　1. 十二经脉怎么分布的？
　　2. 十二经脉的交接规律是什么？
　　3. 如何通过现有的经络知识保健养生？

📖 知识链接

1. 十二经络的循行特点

（1）外行部分

1）四肢部：十二经脉在四肢部的分布为太阴、阳明在前，厥阴、少阳在中（侧），少阴、太阳在后。在小腿下半部及足部，足厥阴有例外的曲折、交叉情况，即排列于足太阴之前，至内踝上 8 寸再交叉到足太阴之后而循行于足太阴和足少阴之间。

2）头和躯干：十二经脉在头和躯干部的分布，大致是手三阴联系胸；足三阴联系腹和胸；手、足三阳联系头。

（2）内行部分

手三阴联系于胸部，其内属于肺、心包、心；足三阴联系于腹部，其内属于脾、肝、肾，这就是所谓的"阴脉营其脏"。足三阳内属于胃、胆、膀胱；手三阳内属于大肠、三焦、小肠，这就是所谓的"阳脉营其腑"。

2. 手六经的循行部位

（1）手太阴肺经

肺手太阴之脉，起于中焦，下络大肠，还循胃口，上膈属肺。从肺系，横出腋下，下循臑内，行少阴、心主之前，下肘中，循臂内上骨下廉，入寸口，上鱼，循鱼际，出大指之端。

其支者，从腕后，直出次指内廉，出其端。

（2）手阳明大肠经

大肠手阳明之脉，起于大指次指之端，循指上廉，出合谷看、两骨之间，上入两筋之中，循臂上廉，入肘外廉，上臑外前廉，上肩，出髃骨之前廉，上出于柱骨之会上，下入缺盆，络肺，下膈，属大肠。

其支者，从缺盆上颈，贯颊，入下齿中；还出挟口，交人中——左之右，右之左，上挟鼻孔。

（3）手少阴心经

心手少阴之脉，起于心中，出属心系，下膈，络小肠。

其支者，从心系，上挟咽，系目系。

其直者，复从心系，却上肺，下出腋下，下循臑内后廉，行太阴、心主之后，下肘内，循臂内后廉，抵掌后锐骨之端，入掌内后廉，循小指之内，出其端。

（4）手太阳小肠经

小肠手太阳之脉，起于小指之端，循手外侧上腕，出踝中，直上循臂骨下廉，出肘内侧两骨之间，上循臑外后廉，出肩解，绕肩胛，交肩上，入缺盆，络心，循咽，下膈，抵胃，属小肠。

其支者，从缺盆循颈，上颊，至目锐眦，却入耳中。

其支者，别颊上䪼，抵鼻，至目内眦。

（5）手厥阴心包经

心主手厥阴心包络之脉，起于胸中，出属心包，下膈，历络三焦。

其支者，循胸出胁，下腋三寸，上抵腋下，循臑内，行太阴、少阴之间，入肘中，下臂，行两筋之间，入掌中，循中指，出其端。

其支者，别掌中，循小指次指出其端。

（6）手少阳三焦经

三焦手少阳之脉。起于小指次指之端，上出两指之间，循手表腕，出臂外两骨之间，上贯肘，循臑外上肩，而交出足少阳之后，入缺盆，布膻中，散络心包，下膈，遍属三焦。

其支者，从膻中，上出缺盆，上项，系耳后，直上出耳上角，以屈下颊至䪼。

其支者，从耳后入耳中，出走耳前，过客主人，前交颊，至目锐眦。

3. 经脉的主治病症

（1）手少阴肺经

是动则病，肺胀满，膨膨而喘咳，缺盆中痛，甚则交两手而瞀，此为臂厥。

是主肺所生病者，咳，上气，喘喝，烦心，胸满，臑臂内前廉痛厥，掌中热。气盛有余，则肩背痛，风寒汗出中风，小便数而欠；气虚，则肩背痛、寒，少气不足以息，溺色变。

（2）手阳明大肠经

是动则病，齿痛，颈肿。

是主津所生病者，目黄，口干，鼽衄，喉痹，肩前臑痛，大指次指痛不用。气有余，则当脉所过者热肿；虚，则寒栗不复。

（3）足阳明胃经

是动则病，洒洒振寒，善伸，数欠，颜黑，病至则恶人与火，闻木声则惕然而惊，心欲动，独闭户塞牖而处；甚则欲上高而歌，弃衣而走；贲响腹胀，是为骭厥。

是主血所生病者，狂，疟，温淫，汗出，鼽衄，口喎，唇胗，颈肿，喉痹，大腹水肿，膝膑肿痛；循膺、乳、气街、股、伏兔、骭外廉、足跗上皆痛，中指不用。气盛，则身以前皆热，其有余于胃，则消谷善饥，溺色黄；气不足，则身以前皆寒栗，胃中寒则胀满。

（4）足太阴脾经

是动则病，舌本强，食则呕，胃脘痛，腹胀善噫，得后与气，则快然如衰，身体皆重。

是主脾所生病者，舌本痛，体重不能动摇，食不下，烦心，心下急痛，溏瘕泄，水闭，黄疸，不能卧，强立股膝内肿、厥，足大指不用。

脾之大络……实则身尽痛，虚则百节皆纵。

（5）手少阴心经

是动则病，嗌干，心痛，渴而欲饮，是为臂厥。

是主心所生病者，目黄，胁痛，臑臂内后廉痛、厥，掌中热。

（6）手太阳小肠经

是动则病，嗌痛，颔肿，不可以顾，肩似拔，臑似折。

是主液所生病者，耳聋，目黄，颊肿，颈、颔、肩、臑、肘臂外后廉痛。

（7）足太阳膀胱经

是动则病，冲头痛，目似脱，项如拔，脊痛，腰似折，髀不可以曲，腘如结，踹如裂，是为踝厥。

是主津所生病者，痔，疟，狂、癫疾，头囟项痛，目黄，泪出，鼽衄，项、背、腰、尻、腘、踹、脚皆痛，小指不用。

（8）足少阴肾经

是动则病，饥不欲食，面如漆柴，咳唾则有血，喝喝而喘，坐而欲起，目脘脘如无所见，心如悬若饥状，气不足则善恐，心惕惕如人将捕之，是为骨厥。

是主肾所生病者，口热、舌干、咽肿，上气，嗌干及痛，烦心，心痛，黄疸，肠澼，脊、股内后廉痛，痿、厥，嗜卧，足下热而痛。

（9）手厥阴心包经

是动则病，手心热，臂、肘挛急，腋肿；甚则胸胁支满，心中澹澹大动，面赤，目黄，喜笑不休。

是主脉所生病者，烦心，心痛，掌中热。

（10）手少阳三焦经

是动则病，耳聋，浑浑焞（tūn）焞，嗌肿，喉痹。

是主气所生病者，汗出，目锐眦痛，颊肿，耳后、肩、臑、肘、臂外皆痛，小指次指不用。

（11）足少阳胆经

是动则病，口苦，善太息，心胁痛，不能转侧，甚则面微有尘，体无膏泽，足外反热，是为阳厥。

是主骨所生病者，头痛，颔痛，目锐眦痛，缺盆中肿痛，腋下肿，马刀、侠瘿，汗出振寒，疟，胸胁、肋、髀、膝外至胫、绝骨、外踝前，及诸节皆痛，小指次指不用。

（12）足厥阴肝经

是动则病，腰痛不可以俯仰，丈夫㿗疝，妇人少腹肿，甚则嗌干，面尘脱色。

是主肝所生病者，胸满，呕逆，飧泄，遗溺，闭癃。

4. 特定穴的定义、内容

十四经中具有特殊治疗作用，并按特定称号归类的腧穴，称为特定穴。包括在四肢肘、膝以下的五输穴、原穴、络穴、郄穴、八脉交会穴、下合穴；在胸腹、背腰部的背俞穴、募穴；在四肢躯干的八会穴以及全身经脉的交会穴。

5. 各类特定穴的主治特点

（1）五输穴

指十二经脉分布在肘、膝关节以下的 5 个特定腧穴，即井、荥、输、经、合穴。所出为井，所溜为荥，所注为输，所行为经，所入为合。

临床应用：按五输穴主病特点选用；五输配五行的应用；按时选用。

（2）原穴、络穴

原穴：脏腑原气输注、经过和留止于十二经脉四肢部的腧穴。

络穴：十五络脉经经脉分出处各有 1 个腧穴，称为络穴。

临床应用：原穴用于脏腑疾病发热诊断和治疗；络穴用于治疗表里两经的病症；原络配穴法。

（3）背俞穴、募穴

背俞穴：脏腑之气输注于背腰部的腧穴。

募穴：脏腑之气汇聚于胸腹部的腧穴。

临床应用：背俞穴和募穴用于治疗相应脏腑的病变和与脏腑相关的五官九窍、皮肉筋骨的病症；俞募配穴法。

（4）八会穴

脏、腑、气、血、筋、脉、骨、髓等精气聚会的 8 个腧穴。

临床应用：八会穴对于各自所会的脏、腑、气、血、筋、脉、骨、髓相关的病症有特殊的治疗作用。

（5）郄穴

十二经脉和奇经八脉中的阴跷、阳跷、阴维、阳维脉之经气深聚的部位。

临床应用：一般来说阴经的郄穴治疗血证，阳经的郄穴治疗痛证。

（6）下合穴

六腑之气下合于下肢足三阳经的腧穴。

临床应用："合治内腑"。

（7）八脉交会穴

与奇经八脉相通的十二经脉在四肢部的 8 个腧穴。

临床应用：治疗各自相通的奇经病症；八脉交会穴"上下配穴"。

（8）交会穴

两经或数经相交会的腧穴。

6. 腧穴的主治特点

（1）近治作用

指腧穴都能治疗其所在部位及邻近脏腑、组织、器官的病症。即"腧穴所在，主治所在"。

（2）远治作用

指某些腧穴不仅能治疗局部病症，而且能治疗本经循行所到达的远隔部位的脏腑、组织、器官的病症。即"经脉所通，主治所及"。

（3）特殊作用

某些腧穴具有的良性双向调整、整体调整和相对的特异治疗作用。

7. 腧穴的定位方法

（1）体表标志定位法

以人体标志为依据来确定腧穴位置的方法。分为固定标志，活动标志。

（2）骨度分寸定位法

以骨节为标志测量周身各部的大小、长短，并依其尺寸按比例折算作为定穴标准的方法，古称"骨度法"。常用骨度表详细讲解。

（3）手指同身寸

以患者本人的手指所规定的尺寸来定取穴位打方法。分为中指同身寸，拇指同身寸，横指同身寸。

（4）简便取穴法

是一种简便易行的腧穴定位方法。

参考文献

［1］ 丛文杰，方剑乔.不同针灸疗法治疗肩周炎临床进展［J］.光明中医，2008，23（12）：2070-2072.

［2］ 王荣，张哲.肩周炎的常规针灸治疗近况［J］.内蒙古中医药，2008，（4）：33-35.

［3］ 胡波，马惠芳，郭长青.针灸治疗肩周炎的近况［J］.针刺研究，2004，29（3）：236-240.

［4］ 郭麟竹，张红林.2001-2011年针灸治疗肩周炎文献的经、穴筛选［J］.北京中医药大学学报，2012，19（4）：52-54.

［5］ 陈滢如，王亮，高海波，等.基于调查的针灸治疗肩周炎临床关注问题［J］.中国中医药杂志，2013，28（8）：2475-2478.

［6］ 张嘉玲，陈俊琦，王雪姣，等.略谈针灸治疗肩周炎的理法方穴数［J］.时珍国医国药，2013，24（12）：2965-2967.

［7］ 尤柱，王刚，董宝强.循经筋针灸配合拉伸治疗肩周炎疗效观察［J］.山西中医，2014，30（1）：30-31.

［8］ 钟秋燕.远道敏感穴针刺治疗颈型颈椎病的疗效评估观察［D］.广东：广州中医药大学，2015：1-99.

［9］ 刘峰.针灸配合推拿治疗肩周炎42例［J］.江西中医药，2011.42（344）：52-54.

［10］ 李铁明，李铁兴.针灸针治疗肩周炎26例分析［J］.中国实用医药，2011，6（11）：246-247.

［11］ 赖雪燕，叶敏，祁冀，等.针灸治疗肩周炎的三大特色选穴方法［J］.西部中医药，2014，27（6）：71-73.

［12］ 李知垠.针灸治疗肩周炎近10年回顾［J］.中医药信息，2006，23（2）：31-32.

［13］ 祁庆钟.针灸治疗肩周炎临床效果观察［J］.亚太传统医药，2014，10（21）：62-63.

［14］ 刘照时.针灸治疗肩周炎临床选穴与治疗方法［J］.内蒙古中医药，2014，（32）：48-50.

［15］ 林正，王泽涛.针灸治疗肩周炎临床选穴与治疗方法的综述［J］.针灸临床杂志，2003，19（1）：48-50.

第五节　头面部的开关——合谷穴

教学目标

1.通过案例分析，掌握合谷穴的定位、主治及其解剖结构，查阅资料进一步通过合谷穴了解穴位的一般结构特点，了解"面口合谷收"的现代研究进展。

2.通过对合谷穴的研究分析，来指导临床治疗。

案例摘要

进入临床见习的许愿同学，实习结束后进行总结：在针灸科面瘫的病号能占到 1/5，各个年龄段的面瘫患者都接触过，真正体会到了课本上的那句话"面瘫之后首选针灸治疗"。许愿发现针刺合谷穴容易传导出现针感，起针时易出血，就想是否是因为合谷穴下的神经血管比较丰富。继而又想，穴位下一般都会有神经、血管、肌肉、骨头，哪些腧穴下血管多些、哪些腧穴下神经多些？许愿总结合谷穴主治作用时，发现其主要治疗头面部疾病，且在临床得到印证，就兴高采烈地告诉老师，结果四总穴歌中早就提到了。

【关键词】合谷穴；针感；面口合谷收；四总穴歌。

教学安排

本案例有 3 幕场景，供 3 个学时讨论，每学时 50 分钟。

学时	场景摘要
第一学时	第一幕摘要（50 分钟）：重点讨论合谷穴定位及经脉循行。许愿见习时发现，面瘫针刺治疗除面部局部取穴以外，必针合谷穴，继而从课本上找到手阳明大肠经经脉循行过面部
第二学时	第二幕摘要（50 分钟）：重点讨论合谷的一般结构。许愿发现针刺合谷穴容易传导出现针感，合谷穴起针容易出血，就想是否是因为合谷穴下的神经、血管较丰富
第三学时	第三幕摘要（50 分钟）：重点讨论合谷穴与面部的联系。许愿总结合谷主治时，发现其主要治疗头面部疾病，且在临床得到印证，就兴高采烈地告诉老师，结果四总穴歌早就提到了

设计思路

第一幕：许愿去临床见习，在针灸科发现面瘫患者较多，在针刺治疗时，除了面部局部取穴就必加合谷穴，带着他的问题，探讨、掌握合谷穴的定位及手阳明大肠经的经脉循行。

第二幕：许愿在临床发现针刺合谷穴容易传导出现针感，合谷穴起针容易出血，带着他的问题探讨合谷穴所在部位的解剖，掌握合谷穴的结构。进一步了解穴位的一般结构。

第三幕：通过许愿在临床上，总结出合谷穴可治疗头面部疾病，引出四总穴歌之一"面口合谷收"，进而探究合谷穴与面部的联系。

⚠ 要点提示

1. 第一幕，重点学习合谷穴的定位及手阳明大肠经的经脉循行。

2. 合谷穴的结构是本案例的重点学习目标之一，在第二幕中通过许愿在临床见习发生的故事引出合谷穴的一般结构，进一步了解穴位的一般结构。

3. 第三幕，重点了解"面口合谷收"的现代研究进展。最后由一名学生对本小组讨论结果进行梳理。

案例正文

第 一 幕

许愿，山东中医药大学针灸推拿学院一名大三的学生。转眼间，假期来了，许愿去了当地的中医院针灸科进行两个月的见习，见习下来收获颇丰。许愿没有进医院之前，觉得面瘫病离他很远，并没有见过身边的人得这种病，所以对面瘫患者抬眉、闭目、鼓腮，漏齿、龀牙，面部不对称的现象和对面瘫患者的针刺治疗方法，也都只是纸上谈兵。但进入临床后，特别是针灸科，他真正体会到了课本上那句话"面瘫病之后首选针灸治疗"。在针灸科面瘫的患者能达到 1/5，小到上小学的孩童，大到六七十岁的老年人，各个年龄段的面瘫患者许愿都接触到了。刚出现刷牙漏水、吃饭存饭、照镜子发现嘴歪的现象就来就诊的患者，针刺治疗的效果比较显著。但也有很多患者是在外面用了所谓的"偏方"贴上膏药，两周后不仅不管用，还越来越严重，才来就医，这时再用针灸治疗恢复起来就有些慢。针刺一般会选阳白、攒竹、丝竹空、下关、颧髎、水沟、地仓透颊车、承浆，外加合谷，孕妇除外。前者属于在面部局部取穴，疏通经络，加强面部的气血运行，很容易理解，那加合谷穴又作何解释，这引起了许愿的思考。他突然觉得，以前在学校是单纯地为了学习而学习，现在真实体验，就想知其然，知其所以然。许愿回归到课本中找答案。《经络腧穴学》中提到，合谷穴，是手阳明大肠经的原穴，而手阳明大肠经的经脉循行中有"其支者，从缺盆上颈，贯颊，入下齿中，还出挟口，交人中，左之右，右之左，上挟鼻孔"经脉过面部了，这才把《经络腧穴学》的基础课程和《针灸治疗学》的临床课程联系起来。

（一）提供信息

1. 面瘫患者抬眉、闭目、鼓腮，漏齿、龀牙，面部不对称。

2. 面瘫之后首选针灸治疗。

3. 面瘫的针刺一般会选阳白、攒竹、丝竹空、下关、颧髎、水沟、地仓透颊车、承浆，外加合谷，孕妇除外。

4. 手阳明大肠经的经脉循行中有"其支者，从缺盆上颈，贯颊，入下齿中，还出挟口，交人中，左之右，右之左，上挟鼻孔"经脉过面部。

（二）学习重点

1. 合谷穴的定位。

2. 手阳明大肠经的经脉循行。

3. 面瘫的针灸治疗方法。

（三）问题导向

1. 许愿是如何发现合谷穴的？

2. 面瘫是如何引起的？

3. 为什么"面瘫病之后首选针灸治疗"？

第二幕

让许愿印象深刻、引发他思考的是，有时候跟着老师扎针，患者会反映："嗯，串了，到手了，到脚了，从腰直接到小腿肚子了。"针刺合谷穴尤其的敏感。许愿记得，有次他给一位面瘫的阿姨扎合谷穴，刚进去针，阿姨突然"啊"的一声，他连问阿姨怎么了，阿姨回答说，好像过电一样传到手指了。那是许愿第一次接触传导性的针感。针刺其他穴位，患者也经常反映麻了或者肢体不自觉的抽动一下，而这就靠一条看不见摸不着的经脉循行传导。许愿还发现，在起针的时候会有出血的穴位，而且那些部位患者都会喊疼，并不是所有的针刺穴位都会出血，大夫们就会解释："皮肤下都会分布一些小血管、毛细血管呀，又没有透视眼，出血是难免的。"记得有一次许愿被患者找上门，那是一位糖尿病的患者，凝血功能不是很好，许愿给他起完针，看阿姨当时没有出血就让她走了。结果第二天再来扎针时，阿姨有些不高兴，说："主任，你看看我这是怎么回事，怎么昨天扎的地方都青了。"主任检查了一下，说是皮下出血，起针时没有按压结果就青了，没有大碍。临床上，许愿发现合谷穴比较敏感，容易出现针感，且起针时易出血，这就引起他探索解剖学的兴趣，想起解剖学的知识，实验室里的尸体解剖历历在目。穴位下一般都会有神经、血管、肌肉、骨头，哪些腧穴下血管多些、哪些腧穴下神经多些？这不禁让许愿想要探个究竟。

（一）提供信息

1. 针刺其他穴位，也经常反应麻了或者肢体不自觉的抽动一下。

2. 在起针的时候会有出血的穴位，而那些部位患者都会喊疼。

3. 合谷穴比较敏感，容易出现针感，且起针时易出血。

（二）学习重点

1. 合谷穴的解剖结构。

2. 穴位的一般结构特点、组织结构。

3. 针刺合谷穴的作用机制。

（三）问题导向

1. 合谷穴下除一般结构还有什么？

2. 出现针感传导是神经、血管还是其他物质？

3. 出现针感与针刺的深浅有无关系？

第 三 幕

合谷穴是临床上非常常用的穴位之一，安全性强，定位简单，容易出现针感，练习扎针的第一个穴位基本就是合谷穴，因合谷穴如此好使，许愿便对它产生了兴趣。他回归到《经络腧穴学》查合谷的主治：①头痛，齿痛，目赤肿痛，咽喉肿痛，耳聋，疟腮，牙关紧闭，口㖞。②热病，无汗，多汗。③滞产，经闭，腹痛，便秘。④上肢疼痛、不遂。总结出其治疗头面部的疾病比较多。在见习期间，许愿留心发现，在治疗面瘫病、面肌痉挛、三叉神经疼或者三叉神经炎时，除了面部局部取穴，都必加合谷穴，这使许愿的总结得到印证，而合谷穴所在的手阳明大肠经经脉循行就经过面部。他兴高采烈地告诉老师："老师我发现新大陆了，针刺头面部疾病时，您都会加合谷穴。"老师笑着说："小伙子，能总结是好事，课本上有四总穴歌，其一就是'面口合谷收'，前人早总结出来了，平时多读书能让你少走弯路。"许愿不好意思笑着点了点头。

（一）提供信息

1. 合谷穴是临床上常用的穴位之一，安全性强，定位简单，容易出现针感。

2. 治疗面瘫、面肌痉挛、三叉神经疼或者三叉神经炎时，除了面部局部取穴，都必加合谷穴。

3.四总穴歌，其一就是"面口合谷收"。

（二）学习重点

1."面口合谷收"的作用机制。

2.合谷穴主治。

（三）问题导向

1.合谷穴为什么能治疗头面部疾病？

2.如何判定合谷穴安全性强，容易定位？

3.什么是四总穴歌？

📖 知识链接

1.合谷穴定位

在手背，第1、2掌骨之间，约第2掌骨桡侧之中点。简便取穴：将拇、示指两指张平，以另手的拇指指关节横纹，放在指蹼缘上，拇指指端到达处取穴。

2.手阳明大肠经的经脉循行

大肠手阳明之脉，起于大指次指之端，循指上廉，出合谷两骨之间，上入两筋之中，循臂上廉，入肘外廉，上臑外前廉，上肩，出髃骨之前廉，上出于柱骨之会上，下入缺盆，络肺，下膈，属大肠。其支者，从缺盆上颈，贯颊，入下齿中，交人中——左之右，右之左，上挟鼻孔。

3.合谷穴的主治

（1）头痛，齿痛，目赤肿痛，咽喉肿痛，耳聋，痄腮，牙关紧闭，口㖞。

（2）热病，无汗，多汗。

（3）滞产，经闭，腹痛，便秘。

（4）上肢疼痛、不遂。

4.合谷穴的局部解剖

（1）浅层结构

皮肤薄而柔软，富有弹性，有毛囊和皮脂腺。皮肤有横行的张力线，而没有螺纹。手背部的浅筋膜薄而疏松，皮肤的移动性较大。浅筋膜内丰富的浅静脉互相吻合形成手背静脉网。手背静脉网的桡侧半与拇指的静脉汇集形成头静脉，尺侧半与小指的静脉汇合形成贵要静脉。手的静脉回流一般由浅层流向深层，从掌侧流向背侧。手背的淋巴回流与静脉相似，也参与形成丰富的淋巴管网。神经分布：一支为桡神经浅支，分布于手背桡侧半皮肤并发出5条指背神经，另一支为尺神经手背支，在手背发出，分布于手背尺侧半的皮肤。

（2）深层结构

在手背面可见手背筋膜，有浅深两层。浅层是伸肌支持带向下的延续，并与指伸肌腱结合，形成手背腱膜，深层覆盖在第2~5掌骨、第2~4骨间背侧肌表面。两层在指蹼处直接结合。在穴区尺侧，还可见示指指伸肌腱，走向示指，并在近节指骨底移行为指背腱膜。

在手掌面，可见被覆于鱼际肌表面的掌部深筋膜浅层，即鱼际筋膜；在手掌深筋膜中，包括骨间掌侧筋膜和拇收肌筋膜，较浅层薄弱，骨间掌侧筋膜覆盖于骨间肌和掌骨的表面，位于指深屈肌腱的深处，拇收肌筋膜覆盖在拇收肌表面；鱼际筋膜、小鱼际筋膜、掌腱膜、骨间掌侧筋膜、拇收肌筋膜、掌内外侧肌间隔在手掌内形成3个骨筋膜鞘，靠近穴区为外侧鞘，又名鱼际鞘，由鱼际筋膜、掌外侧肌间隔和第1掌骨组成，内有拇短展肌、拇短屈肌、拇对掌肌、拇长屈肌腱及其腱鞘，血管、神经等。掌外侧肌间隔从掌腱膜的外侧缘发出，经鱼际肌和示指屈肌腱之间走向深层，附于第1掌骨。穴区深层周围肌主要包括：拇短展肌、拇短屈肌、拇对掌肌和拇收肌。手的血液供应来自尺动脉和桡动脉及其分支，并互相吻合成掌浅弓和掌深弓。掌浅弓位于掌腱膜和掌短肌的深层，指屈肌腱及其总腱鞘、蚓状肌和正中神经及尺神经各分支的表面，由尺动脉终末支和桡动脉的掌浅支吻合而成。其凸侧分支为3条指掌侧总动脉，并在此基础上继续分为2支指掌侧固有动脉，分布于相邻两指的相对缘。掌深弓由桡动脉终末支和尺动脉的掌深支吻合而成，伴行同名静脉，位于骨间掌侧筋膜与骨间掌侧肌之间。掌深弓的位置高于掌浅弓1.0~2.0cm，由凸侧发出掌心动脉，沿骨间掌侧肌下行，至掌指关节处分别与相应的指掌侧总动脉吻合；由凹侧发出返支，向腕部走行，穿支多为3支，穿过骨间背侧肌与手背动脉吻合。在手掌面的神经主要有尺神经、正中神经及其分支分布，尺神经主干经腕尺侧管下行，至豌豆骨的外下方分为浅深两支，浅支行于尺动脉尺侧，发出分支支配掌短肌，并在该肌深面又分为指掌侧固有神经和指掌侧总神经，深支主要为肌支，与尺动脉掌深支一起入手掌深部，与掌深弓伴行。尺神经深支发出分支至小鱼际诸肌，骨间肌，第3、4蚓状肌，拇收肌。

5. 穴位的一般结构

（1）经脉穴位与神经

1）经脉穴区神经分布

经脉穴位部位的表皮、真皮、皮下、筋膜、肌层及血管壁等组织中都有丰富而多样的神经末梢、神经束、神经支或神经干。与非穴区相比，穴区不同层次内所包含的游离神经末梢、神经束和神经丛等神经装置要丰富得多。穴位上存在较密集的含有交感神经的真皮乳头。采用显微解剖技术，发现穴位区真皮乳头比非穴区多 1 倍，每个真皮乳头含有明显的毛细血管袢，袢外包有交感神经。Nakazo 等对动物及人体穴位和非穴位皮肤组织中神经纤维数量进行光镜、电镜观察及计算机计数处理，发现两者神经纤维密度之比为 7.22：5.26（约 1.4 倍），差别非常明显。在针感点中心 1.5mm 半径范围内存在粗细不等的有髓与无髓小神经束、游离神经末梢、神经干。根据经脉穴位与神经的关系，将穴位分成三种类型。第一类型穴位位于肌肉运动点上。运动点是指用最弱的电流刺激体表一定部位时能引起被刺激肌肉发生最大收缩的刺激点。运动点可以是相当于神经进入肌肉的部位，而更确切地说是接近体表的神经末梢的特别密集区，即所谓的运动神经终板部位。第二类型穴位位于躯体中线，两侧浅表神经的会聚点上。例如，百会便是两侧三叉神经（眶上支、耳颞支等）与 C_2、C_3（枕小支）相交会的部位。第三类型穴位位于浅表神经的分支部位或神经丛上。例如，下关穴位于滑车下神经所分布的部位。

2）经脉穴区感受器分布

穴区感受器包括游离神经末梢、神经束、神经支、肌梭、腱梭、环层小体、克氏终球等，刺激穴区内感受器容易引起酸、麻、胀、重等针感。穴位处针感感受器主要是深部感受器，穴位感受器的类别与穴位所处的部位有关，如有研究采用组织染色技术观察各类穴位在皮肤层次中感受器的情况，发现足三里和内关以游离神经末梢为主，偶见触觉小体和麦氏小体；在关元和大椎穴区则以毛囊感受器和游离神经末梢为主；涌泉穴则以环层小体、触觉小体和丰富的末梢神经为多见，偶见鲁菲尼小体；合谷针感感受器是以肌梭为主，并由肌腱、骨膜、神经末梢等共同参与。穴区较非穴区感受器相对多，如合谷、内关等穴区内肌梭密度较非穴区大；另有研究对 11 个穴位的进行连续切片观察，发现穴区感受器如 Meissner 小体、Krause 终球和 Pacinian 小体相对集中，一个感受器所支配的皮肤表面面积在穴区仅为 $2.8mm^2$，而非穴区为 $12.8mm^2$，两者存在着非常明显的差别。

（2）经脉穴位与血管

1）经脉穴区血管分布

经脉穴位内有血管，约 45.5% 的穴位正位于大血管周围，其中 18.6% 正位于大血管上。全身 361 个穴位中，靠近动脉主干者 58 穴（占 16.1%），靠近浅静脉干者 87 穴（占 24.7%）。对十二经 309 穴针下结构的观察，发现针刺入穴位，针下正当动脉干者 24 穴（占 7.26%），针旁有动、静脉干者 262 穴（占 84.36%），说明穴位与血管有密切关系。穴区血管密度较非穴区高。有研究发现胆经和胃经穴位处的血管分布与非穴位处差异显著。还有研究用乳胶或墨汁灌注等方法，经巨显微解剖、光镜辅以图像分析测量，又以质子激发 X 线荧光发射技术（PIXE）观察到骨间膜外丘穴位处血管密集，外径为 14~84μm，其血管密度值为非穴位区的 3.27 倍。有人对家兔足三里穴与旁开非经穴部血管分布进行了组织学定量观察，发现两者血管密度之比为 8.82∶2.26（约为 4 倍），差异非常显著。

2）经脉穴区的毛细血管排列

经脉穴位区域有丰富的毛细血管存在，与非穴位区域比较，穴位区域的毛细血管排列有一定的规律。研究发现，这些毛细血管的排列并非杂乱无章，而是呈平行于经络的走向一层一层分布的，如人体前臂穴区骨间膜毛细血管呈平行排列。穴位微血管丰富，互相连成网状。显微血管观察表明穴位周围的血管袢分布及毛细血管球的数量同非穴位处有着显著性差异。穴位区 ABS 血管铸型观察足三里穴区粗细不均的微血管互相交叉，构成多边套状毛细血管网。还有研究发现，穴位与淋巴管关系也很密切，在四肢、躯干及胸腰部的穴位是微淋巴束聚集的部位，还有研究观察到足三里的淋巴管分支丰富集中，与对照组相比有明显不同。

3）经脉穴区不同层次血管数目和血管类型

穴区不同层次血管数目分布有区别，如小腿标本骨间膜切片并作 HE 染色，在光镜下可以观察到骨间膜前面穴位区的大多数血管位于浅表位置，其中位于骨间膜和骨骼肌之间的血管数目较多，位于骨间膜前面内部浅层血管又明显多于其深层血管。穴区不同层次分布的血管类型存在差别，如有研究采用巨显微解剖技术对家兔前肢阳明经"商阳""二间""三间""合谷""曲池"穴区层次结构进行了观察，发现各穴区浅层以头静脉为主，桡神经浅支神经干和其分支为基础，深层以桡动脉及分支、正中神经为基础。

（3）经脉穴位与结缔组织

结缔组织是遍布周身的四大组织之一，由细胞、纤维和细胞外间质组成，在骨骼、肌腱、软骨以及韧带中，结缔组织的含量较为丰富，而脂肪和皮肤细胞中也有丰富的结缔组织。结缔组织有许多种类，本节特指固有结缔组织。通过活体针刺留针、CT 扫描摄影，以及尸体针刺留针后解剖，发现胆经、胃经、肺经中颈以下各个穴位中，与骨膜相关的占 54.8%，与各种筋膜相关的占 28.8%。采用层次解剖技术观察穴位高密度区的形态结构，发现连续厚实的致密结缔组织结构，包括腱膜、增厚的深筋膜和两者混合体。有学者对人尸体标本中胆经、胃经、肺经上 73 个穴位的位置进行了解剖学定位研究，先将针刺入穴位中相当于"地"的深度，然后解剖观察针尖所在的位置，结果发现胆经、胃经和肺经上的各个穴位"地"深度的位置均与结缔组织结构关系密切，最相关的是筋膜，其次是骨膜，最后是关节囊，提示结缔组织可能在穴位功能的发挥中起重要作用。通过人活体 CT 和 MRI 定位及尸解，发现与人体穴位相对应的深部组织中结缔组织密集，众多血管、淋巴管和神经丛交织成网，内含丰富的毛细血管床、肥大细胞（MC）等，认为穴位和经脉更多处于结缔组织平面之间。有学者利用 CT、MRI 等医学放射影像学手段，结合数字人体技术，配合计算机软件处理，能够在每个人体上重建出结缔组织连线，其中四肢部分的连线与古典医籍记载经络的走行非常相似。针刺结缔组织聚集的"穴位"，通过捻转、提插的机械刺激产生生物学信息，经广泛传播参与调节人体的多种功能。针刺穴位时，针体与周围结缔组织的相互作用使弹性纤维和胶原纤维将之缠绕，针体的运动引起结缔组织的扭曲带动相应的细胞和神经末梢反应；同时，针刺使针体周围结缔组织细胞外基质持续变化，该变化可对组织细胞产生各种影响。有研究单项捻针法针刺豚鼠"足三里"至手下针感，分别于光镜和电镜下观察，发现在针孔周围组织有程度不同的形态学改变，皮下层针孔周围结缔组织纤维明显呈涡旋状，肌层针孔周围有肌内衣结缔组织纤维环绕，并见肌纤维明显受牵拉而扭曲、移位，临近针穴的小血管、小神经受力移位变形。因此，有学者提出穴位是以结缔组织为基础，连带其中的血管、神经丛和淋巴管等交织而成的复杂体。此外，穴位处有大量胶原纤维穿行于细胞间质中，与"经脉"线路排列方向一致。胶原纤维具有高效传输红外线的特征，穴位深处由体循环引起的热（红外）信号，很容易通过胶原纤维传向体表，使体表产生类似经脉线的红外辐射轨迹。胶原纤维在针刺"得气"中起着重要作用。针刺可能通过胶原纤维细胞外基质变形，向纤维原细胞等传递力学信号，进而发挥针刺的远隔效应。

（4）经脉穴位与肌肉

穴位的断面层次解剖发现，穴位处肌肉（muscle）、筋膜（anadesma）较肥厚且集中，人体 55% 的穴位正位于肌肉群上，肌肉外包裹着深浅筋膜，针刺必须穿过筋膜到肌肉组织中，因此有学说提出穴位即肌肉反应点。有人统计穴位分布和肌肉、肌腱（muscle tendon）的关系，结果发现占经穴总数 62.5% 的穴位是在肌肉分界处、有神经干支进入的部位；还有 37.5% 的穴位则多位于肌肉、肌腱之中或其起止点上。通过一定针刺手法"得气"时，发现穴位存在组织损伤和肌纤维缠绕现象。

（5）经脉穴位与肥大细胞

肥大细胞是人体疏松结缔组织内的常见细胞，国内20世纪70年代就有人提出过肥大细胞与经络现象有关。肥大细胞多沿经线走行方向的小血管和神经囊分布。环境刺激（包括针刺）可使刺激局部的肥大细胞数量增加，细胞被激活并脱颗粒，释放所含活性物质（包括5-羟色胺、组胺、P物质等），从而影响局部神经和血管的功能状态，出现一系列局部或全身性生物效应。

1）经穴处肥大细胞的分布特征

人体一些主要穴位处肥大细胞数量明显高于非穴区，且它们多沿经线走行方向上的小血管、小神经束和神经末梢分布。截肢标本各穴区的真皮内有大量的肥大细胞存在，弥散或成群分布，且在小血管、小神经束和神经末梢处较多，肌肉组织内肥大细胞数量少。人体深层经穴肥大细胞密集成群、数量多，而浅层则单个存在、数量少，且深层穴区肥大细胞数量明显高于非穴区，浅层无显著性差异。对比人和大鼠皮肤内经线全程肥大细胞的分布特征，发现人体非经线肥大细胞数目为 132.21 ± 45.11，经线为 189.08 ± 58.47；大鼠非经线肥大细胞数目为 78.38 ± 28.28，经线为 588.88 ± 23.20，沿经线分布的肥大细胞数量显然较非经线为多。穴位处结缔组织内肥大细胞的形态特征随个体成长有一定相应的平行变化。有研究发现成年大白鼠下肢筋膜内肥大细胞分布呈不均匀型，且穴位处（足三里、阳陵泉、外膝眼、阴陵泉、三阴交及环跳）肥大细胞分布较多；新生大白鼠下肢筋膜内肥大细胞分布呈均匀型，穴位和非穴位无差别；1个月左右大白鼠下肢筋膜内肥大细胞的形态、分布均近似于新生鼠，仅在穴位处可见肥大细胞分布较多。

2）针刺对经穴处肥大细胞的影响

针刺可以增加经穴处肥大细胞数量，手针大鼠"足三里"5分钟后，在皮下组织小血管周围及肌纤维间结缔组织内有肥大细胞颗粒释放，散在于组织间。针刺后各穴区肥大细胞数目也明显增加，经穴旁肥大细胞数目无明显差异，且针刺侧穴区部分肥大细胞形态发生变化，推测这可能与肥大细胞脱颗粒及趋化游走时发生形态变化有关。针刺方式对肥大细胞的脱颗粒率有影响。电针大鼠"足三里"穴后，穴区皮肤结缔组织肥大细胞的脱颗粒率增加，而胃幽门部黏膜肥大细胞数减少；施行捻转泻法不但使肥大细胞脱颗粒率增高，而且肥大细胞总数也增加。其原因可能在于：首先，捻转泻法可使肥大细胞前驱细胞分裂过程加速，使局部因脱颗粒而减少的肥大细胞数量得以及时补充，为下次脱颗粒作好物质准备，捻转泻法效果优于电针。其次，真皮层致密结缔组织和皮下层疏松结缔组织分别完整包绕人体表面和肌肉表面，形成表里相通、立体网状结构的人体结缔组织胶原纤维网络系统。正常情况下，胶原纤维相互缠绕，交错排列。当在穴位处进行提插和捻转手法时，针体同时刺激到肌间膜和真皮致密层的结缔组织平面，引起穴区胶原纤维形变，诱发穴区局部肥大细胞脱颗粒。胶原纤维形态完整的情况下针刺肥大细胞脱颗粒率高于胶原纤维被破坏后针刺肥大细胞脱颗粒率。艾灸对肥大细胞脱颗粒的影响强于电针。针刺促进经穴处肥大细胞脱颗粒 5- 羟色胺、组胺作为一个复合体储存在肥大细胞颗粒中，并且在其释放颗粒的反应中首先被释放。用荧光组织化学法（如乙醛酸诱发组胺产生荧光）观察到电针后肥大细胞荧光减弱或消失，提示肥大细胞释放的物质主要是组胺类物质。上述物质作用于血管及结缔组织中的自主神经末梢及间质细胞，有扩张毛细血管的作用，可使血管内皮基底膜通透性增加，组织液渗出，引起多种效应。5- 羟色胺是一种神经递质，与睡眠、镇痛、体温调节、神经活动都有关系，能改变机体的内分泌功能。肥大细胞还可与 SP 样轴突末梢形成突触样连接。

3）穴位处肥大细胞与针刺效应关系

有学者建立了针刺镇痛动物模型，在穴位区注射抑制肥大细胞脱颗粒的药物色苷酸钠以后，可明显减弱针刺镇痛效应，提示穴位区肥大细胞脱颗粒在针刺镇痛效应的产生过程中起重要作用。另有学者建立了针刺足三里促进胃损伤小鼠胃排空模型，在肯定针刺足三里效应的基础上，发现用阻断剂阻断穴位处肥大细胞脱颗粒的功能活动后，针刺效应显著下降，而穴位处注射肥大细胞激活剂则有似针刺样作用，提示穴位处的肥大细胞是针刺疗效产生的关键因素之一。

4）内脏疾病时相关经脉穴位上肥大细胞的变化

有研究发现急性胃黏膜损伤后伊文思蓝（EB）体表穴区渗出点的皮肤和皮下组织中肥大细胞呈现聚集，其数量和脱颗粒数明显多于正常组和"脾俞""胃俞"旁开对照组，在 EB 渗出点和旁开部位均可见 SP 蛋白的表达水平显著高于正常组，其阳性纤维对称分布于皮下。

（6）经脉穴位与化学离子

有学者对人体和动物的穴位处离子分布进行了研究，发现穴位处离子分布有一定的特异性。

1）经脉穴位处的钙、钾离子浓度高于非经穴处

应用针型钙离子、钾离子传感器在体测量表明，经穴处的钙离子、钾离子浓度均高于非经穴处。应用质子激发 X 射线荧光发射（PIXE）技术测定结缔组织中的钙含量，在测定下巨虚穴位时发现该穴位结缔组织结构中的钙含量比离穴位中心点 20mm 处的非经穴区高数十倍，提示穴位处存在钙元素富集现象。

2）针刺经穴可使本经其他穴位处的钙、钾离子浓度升高

应用离子微电极技术在人体和动物活体上检测发现，针刺穴位处，可使本经其他穴位处钙离子、钾离子浓度升高。人体的钙主要存在于骨骼中，但是骨骼里的钙不可能在针刺的瞬间释放出来。因此认为，针刺可使经脉线内外的离子重新分布。

3）钙离子与针刺效应

当络合针刺穴位处或相应经脉线上某些部位的钙离子后，针刺效应降低，提示穴位处的钙离子是产生针刺效应的关键因素之一。

4）脏腑病变时其相关穴位处细胞外的钙、钾离子浓度的变化

脏腑病变时，其相关穴位处细胞外的钙、钾离子浓度明显下降，下降的幅度与脏腑的病变程度呈明显正相关关系；当病变痊愈后，钙离子、钾离子浓度也恢复正常。此外，降钙素基因相关肽（CGRP）作为一种多功能生物活性肽，不仅主要分布在中枢和外周神经系统，在内分泌腺中也有广泛的分布，还存在于免疫细胞和血浆中。CGRP不仅来源于神经系统，而且也来源于内分泌系统及免疫系统，它是神经－内分泌－免疫网络中共同识别的信号物质之一。作为感觉和扩张血管的神经肽，CGRP参与了中枢和外周的痛觉传导和调制、组织炎症反应以及血管扩张。CGRP阳性表达神经纤维在不同部位皮肤分布的密度不同，其中四肢分布密度高，胸、背部分布相对较少。有研究采用荧光免疫组织化学和荧光组织化学染色技术研究大鼠后肢穴位局部皮肤组织的显微结构及其化学特征，发现在"内庭""足三里""伏兔"穴区局部组织中看到CGRP阳性表达神经纤维分布在真皮和皮下组织，主要集中在血管样结构周围，其数量和长度以"内庭"穴区居多，"足三里"和"伏兔"穴区依次减少，微血管样结构在这三个穴区分布也有依次减少的趋势，提示这可能是肢体远端穴位获得更强针感的原因。

（7）经脉穴位与缝隙连接

缝隙连接（gap junction，GJ）是多种细胞之间普遍存在的连接性通道，广泛存在于除成熟的骨骼肌细胞和血液细胞以外的所有细胞中。由GJ介导的细胞间缝隙连接通讯是目前所确认的唯一能进行细胞间直接物质和信息交流的细胞连接方式。

1）缝隙连接蛋白及缝隙连接与经脉相关

有研究采用硝酸镧示踪法在超微结构水平，对大鼠幼鼠背部经上、经外表皮细胞层缝隙连接做了比较性研究，发现经脉线上和经脉线外对照区表皮细胞层缝隙连接的二维、三维8个参数均差异明显，认为大鼠幼鼠背部膀胱经上缝隙连接相对集中是经脉线下形态学特征。经脉线低电阻点表皮缝隙连接数目、面积明显高于临近非经脉线。另有研究发现肾经足底段、膀胱经背部段缝隙连接蛋白43的表达明显高于邻近对照线。

2）缝隙连接蛋白与穴位相关

大鼠皮肤中存在 Cx26、Cx31、Cx37、Cx43 等缝隙连接蛋白，以 Cx26 和 Cx43 表达最多。有研究发现，非针刺组中穴位处 Cx43 的表达显著高于非经非穴处；另有研究发现穴位处表皮中发现缝隙连接数量明显多于对照皮肤，认为表皮细胞间丰富的缝隙连接将导致该处皮肤导电性增加。

3）缝隙连接蛋白参与针刺效应

有研究发现针刺组中穴位针刺后 Cx43 表达显著增加，与非针刺组中穴位比较有极显著性差异。提示，Cx43 参与了针刺效应产生的过程。

6."面口合谷收"的现代研究机制

（1）合谷穴与面口部相联系的解剖学基础

基本解剖结构　合谷穴的解剖结构为"皮肤、皮下组织、第一骨间背侧肌、拇收肌。浅层布有桡神经浅支，深层分布有尺神经深支的分支等"。朱在波等研究表明，"合谷"穴区与面口部的感觉传入可能在颈部脊髓、网状结构、丘脑及大脑皮质均有交汇。这是"面口合谷收"从解剖学方面的一种解释。

动物解剖实验　有学者利用动物实验对"面口合谷收"的形态学基础进行了研究，发现面口部与合谷穴主要在脊髓层而进行连接。景向红等将荧光素碘化丙啶（propidium iodide，PI）和双苯甲亚胺（bisbenzimide，Bb）分别注入家猫的"合谷"穴区和面部的"四白"穴区，发现在脊神经节 $C_{1~8}$，观察到大量 PI 单标记细胞，在三叉神经半月节也可见大量 Bb 单标记细胞，另外在三叉神经半月节可见少量 PI-Bb 双标记细胞。认为三叉神经半月节有向"合谷"穴和"四白"穴的分支投射，可能是"面口合谷收"的形态学基础。陈淑莉等采用神经生物素示踪与 Fos 蛋白表达法发现，电针大鼠"合谷"穴与口面部的传入信息均可到达孤束核和网状结构，认为"合谷"穴和口面部均与孤束核有着直接或间接的纤维联系，因而推测孤束核可能是"面口合谷收"机制的首要中枢。

（2）基于生物全息理论研究合谷穴与面口部的关系

生物全息是指生物体部分与整体之间的一种特定关系，即部分与整体有特定相似性，部分总是包含整体的全部信息。全息理论认为中医学将人体看作一个有机的整体，人体的各部分在结构上不可分割，在功能上相互协调、互为补充，在病理上则相互影响。一般来说，人体某一局部的病理变化，往往与全身的脏腑、气血、阴阳的盛衰有关。有学者根据第 2 掌骨桡侧面生物全息定位法，找出敏感点作为"合谷穴"提出"变量合谷"概念，发现变量合谷能显著提高临床疗效。这也可以作为"面口合谷收"的一个有力依据。

（3）采用红外热像技术研究合谷穴针刺对面口部温度的影响

自1970年红外技术应用于经络学研究之后，越来越多的学者将红外技术运用于针灸作用机制的研究。康莲英使用红外热像方法，观察针刺合谷穴前后面瘫患者面部温度的变化，发现针刺合谷穴后面部升温效果最好，升温幅度最高的部位依次为口、鼻、患侧嘴角等。这说明合谷穴与口面部位确有特异的对应关系。有学者利用红外热像技术对正常人进行了观察，进一步验证了上述发现。陈冰俊等观测发现周围性面瘫患者面部穴位温度值存在明显差异，左右侧温度对称性较差，可以通过针灸进行调整。

宋晓晶等对合谷穴与其他穴位进行了比较研究，如针刺合谷穴后，面区升温较明显，而针刺光明穴后，升温明显的区域是健、患侧眼区。可以看出针刺合谷穴能引起不同于他穴的特定区域（尤其面部）的变化。因此，"面口合谷收"的选穴原则具有一定的科学性。近年来学者使用该技术可观察急、慢性周围性面瘫患者头面部供血状态的变化，急性期面瘫侧呈充血性改变，慢性期面瘫侧呈缺血性改变，观察合谷穴针刺时头面部的供血变化，也许能解释"面口合谷收"。

（4）合谷穴针刺与而神经诱发电位关系

李从阳等通过测定周围性面瘫患者面神经颊支的诱发电位波幅，发现患侧面神经波幅程度降低，而针刺合谷穴5分钟后，再测面神经诱发电位波幅得到显著提高。实验证明针刺合谷穴能影响受损面神经的即时诱发电位波幅，影响面神经的功能，这在一定程度上解释了合谷穴能治疗面部疾病的原因。

参考文献

［1］ 沈雪勇．经络腧穴学（第二版）［M］．北京：中国中医药出版社．2006：48-54．

［2］ 孙威，刘洋．针刺合谷穴的解剖学基础［J］．黑龙江医学，2011，35（8）：570-572．

［3］ 朱在波，刘立安．"面口合谷收"机制浅议［J］．山西中医，2010，26（2）：61-62．

［4］ 郭义．实验针灸学［M］．北京：中国中医药出版社，2016：93-108．

［5］ 李落意，赵斌，等．"面口合谷收"研究进展［J］．安徽中医学院学报，2011，30（5）：76-77．

［6］ 景向红，蔡虹，等．"面口合谷收"的形态学基础［J］．中国针灸，2003，23（2）：109-110．

［7］ 陈淑莉，晋志高，等．"合谷"穴和口面部联系的解剖学基础［J］．针刺研究，2004，29（3）：217-221．

［8］ 杨化冰，徐丹林．浅析中医诊法中的生物全息论思想［J］．湖北中医杂志，2008，30（2）：25-26．

［9］ 李应时．变量合谷的临床应用研究［J］．按摩与导引，2007，23（7）：9-10．

［10］康莲英．面瘫治疗中针刺合谷的红外热像观察［J］．中外医疗，2010，29（21）：149、192．

［11］高健，叶青．中医望诊多媒体教学两用素材库的开发［J］．江西中医学院学报，2005，17（5）：62-63．

［12］王忆勤．中医诊断学研究思路与方法［M］．上海：上海科学技术出版社，2008，11-53．

［13］杨爱萍，陈启松."脉诊"的教学方法探讨［J］．辽宁中医药大学学报，2008，10（9）：186．

［14］董晓英，牛欣，杨学智，等．基于小型猪特点建立脉诊教学模型［J］．中医杂志，2008，49（11）：1016-1018．

［15］王勇，张良芝．结合《濒湖脉学》进行脉诊教学的方法和体会［J］．光明中医，2009，24（1）：165-166．

第二章

刺法灸法模块

第一节 冷冷痛痛的腰——烧山火

教学目标

    1. 通过案例分析，掌握烧山火针刺手法的操作。

    2. 通过相关知识的综合运用，掌握烧山火针刺手法的作用及适应证，了解烧山火针刺手法的作用机制。

案例摘要

    张女士，女，60岁，近来阴雨绵绵加之劳累，出现右侧腰部疼痛，行走困难，疼痛难忍。在当地医院行药物及多种理疗治疗，效果都不明显，后来医生建议手术治疗。张女士惧怕手术，坚持保守治疗。后来听说，有种神奇的针刺手法可以治疗腰部的疼痛，于是她找到那位医生。经过几次治疗后，张女士明显感觉腰部疼痛缓解，医生据此给出治疗腰痛及恢复期间的注意问题及自我锻炼。在共同配合下，张女士的腰痛逐步好转，随访半年，未复发。

    【关键词】腰痛；寒湿痹阻；烧山火；针刺治疗；适应证。

教学安排

    本案例有3幕场景，供3个学时讨论，每学时50分钟。

学时	场景摘要
第一学时	第一幕摘要（50分钟）：重点讨论烧山火针刺手法的定义。张女士因腰部疼痛到当地医院就诊，经药物和理疗效果不明显；医生建议手术治疗，张女士惧怕手术，坚持保守治疗；后来听邻居说起一种神奇的治疗方法可以治疗腰部疼痛，于是找到那位医生

学时	场景摘要
第二学时	第二幕摘要（50分钟）：重点讨论烧山火针刺手法的操作及适应证。张女士来到医生门诊治疗，医生经过详细询问及查体，做出明确诊断，施以烧山火针刺疗法，经过一次治疗后，张女士感觉明显减轻；几次治疗结束，张女士可独立行走，生活能够自理
第三学时	第三幕摘要（50分钟）：重点讨论烧山火针刺手法的作用。张女士感觉腰部疼痛好转后，又开始操劳家务，可好景不长，她感觉腰部疼痛有加重趋势。于是又找到医生寻求帮助，在医生的叮嘱下，张女士非常配合医生的治疗，腰痛也逐步好转。随访半年，未再复发

💡 设计思路

第一幕：近来，张女士因阴雨绵绵加之劳累，感觉右侧腰部疼痛加重，行动困难，疼痛难忍，甚至整夜疼痛难以入睡；平时被迫卧床休息，生活不能自理，需要家人搀扶才能行走，日常家务更是不能做，还需要家人照顾。经药物及理疗效果不佳，医生建议手术治疗，而张女士惧怕手术，坚持保守治疗。后听邻居说有位医生的手法很神奇，可以让腰部发热。根据发病特点及症状可以大致判断张女士可能是腰痛。根据邻居的描述可判断出此手法为烧山火手法，掌握烧山火针刺手法的定义，熟悉烧山火针刺手法的理论来源。

第二幕：张女士来到医院针灸门诊治疗，医生经过详细询问与查体，诊断张女士为腰痛（寒湿痹阻型），遂施以烧山火手法治疗，张女士当日感觉症状明显减轻。3次后，她可独立行走。通过医生的针灸治疗、查阅相关资料，可以归纳总结出烧山火针刺手法的操作，并对烧山火针刺手法的适应证展开讨论。

第三幕：经过几次治疗后，症状明显缓解，张女士又开始操劳家务，好景不长，感觉腰痛有加重的趋势。又找到医生进行治疗。医生在治疗的同时并嘱咐张女士要劳逸结合，注意腰部保暖，睡硬板床。在医生和张女士的共同配合下，张女士的腰痛逐步好转，随访半年，未复发。根据张女士的诊治经过，熟悉腰痛的调护预防和自我锻炼；通过进一步查阅资料，掌握烧山火针刺手法的作用，熟悉烧山火针刺手法的作用机制，进一步了解烧山火针刺手法的现代研究及发展演变。

⚠️ 要点提示

1.烧山火针刺手法的操作、作用及适应证是本案例讨论的重点之一。第一幕，重点讨论烧山火针刺手法的定义及理论来源。根据场景、查阅的文献和掌握的资料，分析并总结出烧山火针刺手法的定义；此外还应了解烧山火针刺手法的理论来源。

2.第二幕，重点结合案例讨论烧山火针刺手法的适应证，查阅文献及资料，重点分析讨论烧山火针刺手法的操作。

3.第三幕，结合张女士的诊疗经过，重点讨论烧山火针刺手法的作用。根据三个幕剧提供的信息，对张女士做出诊断和治疗，重点结合烧山火针刺手法的作用及适应证，对张女士的腰痛做出指导，拓展一下烧山火手法的发展与演变。最后由一名学生对本小组讨论结果进行梳理。

案例正文

第一幕

张女士，女，60岁，体型偏胖，平时闲不住，喜欢做家务，把家里收拾得井井有条。她干净利索，在村里名声也很好，是个贤妻良母。张女士早些年久居寒冷潮湿之地，腰部时常疼痛，这让她很烦恼。5年前，因一次干活受累，她再次出现右侧腰部疼痛，时常感觉右侧大腿牵扯样疼痛，遇到阴雨天加重。每次出现腰腿痛，张女士用暖水袋进行热敷，能缓解一些。近几天来，阴雨绵绵加之劳累，张女士感觉右侧腰部疼痛加重，行动困难，疼痛难忍，甚至整夜疼痛难以入睡；平时疼得不能下床，被迫卧床休息，生活不能自理，需要家人搀扶才能行走，日常家务更是不能做，还需要家人照顾。为此，张女士决定到当地医院进行检查，行腰部 CT 示腰椎间盘突出。因为疼得厉害，张女士不得不住院进行系统治疗。但是经过药物和多种理疗治疗后，效果都不明显，张女士的腰部依旧疼痛难忍，整宿的睡不着。医生认为张女士的病情不宜再耽误了，建议张女士进行手术治疗，否则疼痛不能缓解。但是张女士惧怕手术，一再坚持保守治疗，医生也没能说服张女士进行手术治疗。后来她主动出院，回家卧床休息静养，平时不能干重活，疼痛轻点就到街上活动活动，腰痛发作时就在家卧床休息。一天，张女士与邻居聊天，一位阿姨说起有位医生的针刺手法特别神奇，使用手法时，针刺部位会有热热的感觉，她的一位亲戚的腰痛就是让这位医生治好的，也没再复发。张女士听后特别兴奋，心想自己的腰痛也能很快就好了。于是决定去拜访一下那位医生。

（一）提供信息

1.张女士，女，60岁。

2. 早年久居寒冷潮湿之地，出现右侧腰部疼痛，用暖水袋暖和一下，就会舒服很多。

3. CT 示腰椎间盘突出，经药物及理疗效果不明显，建议手术治疗。

4. 针刺治疗，腰部有热热的感觉。

（二）学习重点

1. 烧山火的定义。

2. 烧山火的理论来源。

（三）问题导向

1. 烧山火作为针刺复合手法的一种，较单纯针刺补法有哪些优势？

2. 烧山火是通过使皮肤局部温度升高来起到治疗作用，与温针灸的作用机制有哪些不同之处？

3. 烧山火针刺手法对于寒湿类型的疾病是不是都有显著的效果？

第 二 幕

张女士慕名来到那位医生的门诊，等候治疗的人很多，其中不乏腰痛的患者。张女士一看这种情况，对自己的腰痛治愈更有信心了，于是也加入等待治疗的行列。其中有像张女士一样慕名而来的，也有治疗过多次，效果不错，一直坚持治疗的。大家凑到一块聊起了自己的病情以及治疗情况。有的说效果很明显，见效也很快，几次治疗后，疼痛就不明显了；也有的说刚开始见效快，后来感觉没多大变化了，估计是病根比较深，恢复起来比较慢；还有说自己的效果没有大家的明显，医生也建议他这种病情不适合这种针法治疗，但是患者依然坚持，不做出热乎乎的感觉，患者都不同意，没办法医生只能在用这手法的同时辨证取些其他的穴位，见效不是很快，但到底也会有些许效果……你一言，我一语，聊着聊着，就到张女士了。医生仔细询问，张女士描述说平时右边腰部疼痛厉害，遇阴雨寒冷的天气就会加重，用热乎乎的东西捂一下就会舒服很多，行动不便，饮食正常，但是睡觉特别差，有时疼痛难忍，整夜都不能入睡。医生了解病情后进行仔细查体：L4-5，L5-S1 棘突旁压痛，右侧较重，直腿抬高试验阳性，压迫腰部的压痛点，右下肢会出现放射痛，腘窝点、小腿外侧及外踝后方有压痛。据此诊断为腰痛：寒湿痹阻型。于是医生施以针灸治疗。只见医生在张女士的背部选取穴位，常规消毒后，进行针刺。医生轻巧地将针刺入张女士背部的穴位，上下提插了 9 次，然后又插进一点，又上下提插了 9 次，接着又插得深一些，上下提插了 9 次，并问张女士有什么感觉，张女士说局部有胀胀的感觉。医生用这个方法反复操作，并不断询问张女士有什么感觉。大约做了三次后，张女士说局部有热热的感觉，医生停止操作，留针 50 分钟，并嘱咐张女士一天来针刺 1 次。针刺结束后当日，张女士感觉右边腰部疼痛有所减轻。谢过医生后离开了医院。

（一）提供问题

1. 来到针灸门诊，明确诊断。
2. 施以针刺手法。
3. 针刺完毕后，感觉疼痛减轻，3 次后可独立行走，10 次后已无明显疼痛。

（二）学习重点

1. 烧山火针刺手法的操作（具体包括哪些单式手法）。
2. 烧山火针刺手法的适应证。

（三）问题导向

1. 在门诊就诊，同样是腰痛，同样使用烧山火针刺手法，为什么效果不同？
2. 烧山火是多种针刺补法手法复合而成，操作复杂，能不能通过其作用机制在不影响其效果的前提下，对烧山火手法进行演变，以便于临床治疗？
3. 烧山火手法尊崇九阳数，那使用其他补泻次数对于治疗效果有没有影响？

第 三 幕

张女士天天坚持着治疗，经过一个疗程的治疗，张女士腰不疼了，腿不疼了，心情也很好，做起家务来比以前带劲了，家里家外，一日三餐，大大小小的事都包了，一点也不觉得累，反而觉得生活很充实。可好景不长，这样的生活没坚持几天，因过度劳累，张女士感觉腰部又出现了之前的疼痛感觉，张女士一刻也不敢耽误，立刻去了医院，找到原来的医生。医生询问张女士的最近的活动、生活状况，据此了解到了腰部疼痛再次出现的原因，依照之前的方法给张女士进行治疗，并嘱咐张女士平时要注意劳逸结合、适当活动，做家务也要量力而行，不能腰腿不疼，就拼命地做，这是对自己的不负责；平时还要注意腰背部、下肢保暖，最好睡硬板床，平卧时腰部可垫个小枕头；治疗只是一个加快好转的手段，主要还在于平时自己的注意。此后，张女士也逐渐重视起来，不再过度操劳，同时配合医生治疗，注意自我保护和锻炼，平时没事就遛遛弯，打打太极拳，进行一些缓慢的有氧运动。这样又坚持治疗了一个疗程，张女士能睡个安稳觉了，加上平时的自我锻炼，腰部疼痛近期也没有再出现过。张女士对这治疗效果非常满意——行动自如，又可以帮家人减轻一些负担，张女士感到非常高兴。就这样，张女士一直坚持着自我锻炼，牢记医生的嘱咐，随访半年，腰痛也没再复发。

（一）提供信息

1. 因劳累，腰痛有加重的趋势。
2. 再次施以针刺治疗。
3. 注重自我保护和锻炼。

（二）学习重点

1. 烧山火的作用。
2. 烧山火的针刺手法的发展与演变。

（三）问题导向

1. 烧山火针刺手法在治疗疾病过程中，需要注意哪些问题？
2. 烧山火作为一种针刺手法，近年来在临床应用中有哪些优势病种？
3. 从针刺手法的发展现状来看，如何推广复合手法在临床中的应用？
4. 各家对于"烧山火"都有不同的认识，这些不同具体体现在哪些细节上？

📖 知识链接

1. 烧山火的定义

烧山火一法，为针刺补法的综合应用，是指通过手法使阳气入内，可使患者在局部或全身出现有温热感，故称作"烧山火"。

2. 理论来源

从源流上，烧山火手法应该起源于《内经》"针下热"的记载。其后《难经》对《内经》作了进一步的阐发，指出了产生热感的补法机制，即"当补之时，从卫取气，当泻之时，从营置气"（《难经·七十六难》），意思是营气在内，卫气在外，施行补法，就是引取外部卫气层分之气至深层，以达到补益的目的。这是烧山火以及各种热补核心机制，后世各代医家虽对此种手法各有发挥，但在根本上都是在这个机制指导下衍生出不同的操作。因此，理解了这个原理，就能更好地帮助初学者学习和理解两种不同医家的论述和操作。此外，《难经》中还指出了补泻的核心操作"得气，因推而纳之，是谓补；动而伸之，是谓泻"（《难经·七十八难》）。即在得气的基础上，将针纳入深层，则为补法，将针提入浅层，则为泻法。原理即是引气入深层和导气出体表。

3. 作用机制

烧山火作用机制可概括为"引阳入阴"，具体地说，烧山火是将机体浅层（天部）的阳气引导入机体的深层（地部）。《难经·七十八难》："得气，推而内（纳）之，是谓补……"《难经·七十六难》："当补之时，从卫取气……"等说的就是这种意思。相对营卫而言，卫为阳，营为阴，相对气血而言，气为阳，血为阴，生理情况下阴阳二气各司其职，各守其位，只有病理情况，即邪气盛时，"（邪气）盛则泻之"（《灵枢·小针解》)，才需"从营置气"，此时之"气"便只能是亢盛的火气或邪气。经络中运行的经气，即营、卫、宗、元四气是烧山火、透天凉发挥治疗作用和取效的关键。经络学说是针刺补泻的理论基础，经络在正常情况下能运行气血和协调阴阳，针灸等治法就是通过适当的穴位和运用适当的刺激方法，激发经络本身的功能，达到"泻其有余，补其不足，阴阳平复"的作用结果而治疗疾病。

经络最主要的生理功能是运行气血，针刺要达到治病目的，首先应当从调节气血入手，通过调节气血，而间接达到调和阴阳的作用；经气是一身之气运行于经络的部分，包括营、卫、宗、元、四气。烧山火具有许多复杂的治疗效应，正是营、卫、宗、元、四气共同作用的结果。

4. 烧山火针刺手法的操作

视穴位的可刺深度，分作浅、中、深三层操作。针刺先浅后深，每层（部）依次各做紧按慢提（或用捻转补法左转）九数，然后一次将针从深层退至浅层，三进一退，称之为一度。如此反复施术数度，使针下产生温热感，即插针至深层留针。本法也可结合其他补泻手法中的补法同用，如在患者呼气时进针插针，吸气时退针出针，出针后迅速扪闭针孔等。《金针赋》："烧山火，治顽麻冷痹。先浅后深，用九阳而三进三退，慢提紧按，热至，紧闭插针，除寒有准。"《针灸大成》："烧山火能除寒，三进一退热涌涌……凡用针之时，须拈运入五分之中，行九阳之数……渐渐运入一寸之内，三出三入，慢提紧按。若觉针头沉紧，其针插之时，热气复生，冷气自除。未效，依前再施也。"《医学入门》："扳倒针头，令患人吸气五口，使气上行，阳回阴退。"

5. 适应证

《素问·针解篇》："刺虚则实之者，针下热也，气实乃热也。"所以说，烧山火适用于顽麻冷痹等虚寒之证。

6. 注意事项

应用烧山火针刺手法，以选用肌肉比较丰厚处的穴位为宜，头面、胸壁、肢端等肌肉浅薄处的穴位不宜使用。当得气感应强时，手法也不宜太重，重复次数不要太多。经过数度操作而始终未引起温热者，更不可强为其难。

参考文献

[1] 刘轶智，孙晓伟，邹伟. 烧山火手法针刺腰夹脊穴治疗腰椎间盘突出症临床观察 [J]. 针灸临床杂志，2012，28（6）：44-46.

[2] 王富春. 刺法灸法学 [M]. 上海：上海科学技术出版社，2009：56-57.

[3] 何润东，王超，等. "烧山火""透天凉"手法源流、操作浅析 [J]. 上海针灸杂志，2015，34（8）：787-790.

[4] 马永强，徐彦龙. 烧山火透天凉机制探讨 [J]. 辽宁中医药大学学报，2010，12（7）：62-63.

[5] 沈雪勇. 经络腧穴学 [M]. 北京：中国中医药出版社，2002：14-16.

[6] 张稀，魏清琳.《金针赋》"烧山火""透天凉"赋文辨析 [J]. 针灸临床杂志，2012，28（5）：4-6.

[7] 沈钦彦. 针刺手法以"烧山火"为主治疗腰痛150例疗效观察 [J]. 中国中药，2008，46（24）：92.

[8] 周驰，徐世芬. 烧山火针刺手法的临床应用概况 [J]. 中医药导报，2016，22（1）：100-102.

[9] 张稀，魏清琳. 烧山火手法的改良方法、操作要领与运用体会 [J]. 中华中医药杂志，2012，27（6）：1593-1595.

[10] 邹伟，王珑，于学平，等. 浅谈张缙教授烧山火手法操作术式及其精髓 [J]. 针灸临床杂志，2014，30（9）：70-72.

[11] 张忠平，张海月，张缙. 张缙运用烧山火手法临床经验举隅 [J]. 中国民间疗法，2015，23（11）：10-11.

[12] 周海燕，杨洁，冯跃，等. "烧山火"与"透天凉"针法对热证模型家兔肛温及血清内毒素含量的影响 [J]. 针刺研究，2012，37（4）：277-280.

[13] 李贞，朱博畅，孟庆越，等. 单永华主任医师对烧山火透天凉手法传承及运用 [J]. 上海针灸杂志，2013，32（4）：238-239.

[14] 王珑，李冬杰，崔淘淘，等. 复式补泻之"烧山火"手法浅议 [J]. 中医杂志，2016，57（13）：1113-1115.

[15] 谢衡辉. 烧山火针刺为主治疗肩关节周围炎疗效观察 [J]. 上海针灸杂志，2014，33（8）：753-756.

第二节　突然出现的两个红疙瘩——透天凉

教学目标

1. 通过案例分析，掌握透天凉针刺手法的操作。

2. 通过相关知识的综合运用，掌握透天凉针刺手法的作用及适应证，了解透天凉针刺手法的作用机制。

案例摘要

董先生，男，32岁，工人，近几天，因大量饮用白酒及过量食用辛辣刺激食物，出现咽干、咽痛症状，吞咽时加重，自服阿莫西林后未缓解，出现发热，体温37.6℃，遂于门诊就诊，给予青霉素静滴3天，症状未见明显减轻。经朋友介绍，到针灸门诊治疗。医生施以针刺手法治疗1次后，症状明显缓解，于是董先生又吃辛辣食物、喝酒，症状有所反复，再次来到门诊，医生用同样的手法进行治疗，坚持治疗1周后，症状完全消失。随访半年，未复发。

【关键词】乳蛾；脾胃实热；透天凉；针刺治疗；适应证。

教学安排

本案例有3幕场景，供3个学时讨论，每学时50分钟。

学时	场景摘要
第一学时	第一幕摘要（50分钟）：重点讨论透天凉针刺手法的定义。董先生因大量饮用白酒及过量食用辛辣刺激食物出现咽干、咽痛症状，自服阿莫西林及静滴青霉素效果均不佳，经朋友介绍一种比较神奇的疗法，遂到针灸门诊就诊

学时	场景摘要
第二学时	第二幕摘要（50分钟）：重点讨论透天凉针刺手法的操作及适应证。来到门诊治疗，医生经过详细询问及查体，做出明确诊断，施以透天凉针刺疗法，经过一次治疗后，董先生感觉症状明显缓解，随后离院
第三学时	第三幕摘要（50分钟）：重点讨论透天凉针刺手法的作用。董先生感觉咽痛明显好转后，又食用辛辣食物及白酒，再次出现咽痛，来到医院门诊，医生用相同的手法给董先生治疗，并嘱咐他食用辛辣刺激食物要适量，坚持治疗1周后，症状完全消失。随访半年，未复发

设计思路

第一幕：董先生因大量饮用白酒及过量食用辛辣刺激食物，出现嗓子发干、疼痛，吞咽食物时加重，自己服用阿莫西林及给予青霉素静滴3天，症状未见明显减轻。经朋友介绍，有位医生有个独特的绝活，在治疗时，通过反复施术，病人的嗓子会有一种凉凉的感觉，很舒服。他遂到针灸门诊治疗。根据发病特点及症状可以大致判断董先生可能是乳蛾。根据朋友的描述由此可判断出此手法为透天凉针刺手法，掌握透天凉手法的定义，熟悉透天凉针刺手法的理论来源。

第二幕：来到医院针灸门诊治疗，医生经过详细询问与查体，诊断董先生为乳蛾（脾胃实热）。遂施以透天凉手法治疗，治疗后，明显感觉好转。从医生的针灸治疗、查阅相关资料，可以归纳总结出透天凉针刺手法的操作，并对透天凉针刺手法的适应证展开讨论。

第三幕：董先生感觉明显好转后，又开始食用辛辣刺激食物，再次出现咽痛，又找到医生进行治疗。医生用同样的手法治疗后，症状减轻；坚持治疗1周后，症状完全消失。随访半年，未复发。通过进一步查阅资料，掌握透天凉针刺手法的作用，熟悉透天凉针刺手法的作用机制，进一步了解透天凉手法的现代研究及发展演变。

要点提示

1. 透天凉针刺手法的操作、作用及适应证是本案例讨论的重点之一。第一幕，重点讨论透天凉针刺手法的定义及理论来源。根据场景、查阅的文献和掌握的资料，分析总结出透天凉的定义；此外还应了解透天凉针刺手法的理论来源。

2. 第二幕，结合案例讨论透天凉针刺手法的适应证，查阅文献及资料，重点分析讨论透天凉针刺手法的操作。

3. 第三幕，重点结合董先生的诊疗经过，讨论透天凉针刺手法的作用。根据三个幕剧提供的信息，对董先生做出诊断和治疗，重点结合透天凉针刺手法的操作及适应证，拓展一下透天凉针刺手法的发展与演变。最后由一名学生对本小组讨论结果进行梳理。

案例正文

第 一 幕

董先生，男，32 岁，工人。他平时喜欢吃辛辣食物，几乎是无辣不欢，据董先生自己说，没有辣觉得吃饭都不香。除此之外，董先生还喜欢喝白酒。前几天，正值秋高气爽，天气干燥，董先生和几个同事聚在一起"吃兴大发"，不只饮用了大量的白酒，还吃了许多辛辣刺激的食物，当时吃完觉得特别过瘾。但是第二天一大早起床后，董先生就出现嗓子发干、疼痛的情况，而且吞咽食物时疼痛加重，服用阿莫西林之后，症状未见缓解，而后又出现发烧的症状，体温 37.6℃，吃了退烧药，体温也没退。于是他到医院就诊，医生询问好病情，让董先生去抽血化验，检查血常规结果显示：白细胞（12×10^9/L），中性粒细胞（80%）；因为白细胞和中性粒细胞都增高，医生针对炎症进行消炎治疗，经过青霉素皮试（–），给予青霉素静滴 3 天治疗，观察疗效，但是在第三天静滴过程中董先生出现药疹，于是停用青霉素，并给予抗过敏治疗后药疹逐渐消失；但嗓子疼的症状并未见明显减轻。董先生也纳闷了：平时多喝水就能好来，这次怎么这么顽固？董先生觉得针也打了，药也吃了，还是没什么效果，索性回家挨着吧，说不定什么时候就好了。但是结果并不像董先生想的那样，疼痛依旧不见好转，而且董先生吃饭也不香了。董先生逢人就抱怨自己这个情况。后来一个偶然的机会，经朋友介绍，认识一位针灸医生。这位医生有个独特的绝活，通过反复的针刺施术，病人某些特定的部位会出现一种凉凉的感觉，而患病部位的灼热感会减轻，凉飕飕的让病人感觉很舒服。董先生听了觉得特别神奇，决定去试一试。

（一）提供信息

1. 董先生，男，32 岁。
2. 大量饮用白酒及过量食用辛辣，出现咽干、咽痛症状。
3. 自服阿莫西林及青霉素静滴，症状均未减轻。
4. 经朋友介绍一种针刺疗法，咽部会出现凉凉的感觉。

（二）学习重点

1. 透天凉针刺手法的定义。
2. 透天凉的理论来源。

（三）问题导向

1. 透天凉作为针刺复合手法的一种，较单纯针刺泻法有哪些优势？
2. 透天凉是通过使皮肤局部温度降低来起到治疗作用，其作用机制是什么？
3. 透天凉针刺手法对于实热性的病症是不是都有显著的效果？

第 二 幕

　　来到门诊后，董先生将化验结果拿给医生，并将这几天的治疗经过大致和医生说了一下。随后医生又仔细询问出董先生现在仍然感觉咽部疼痛，吞咽食物时疼痛加重，有时寒战发热；近几天，董先生非常烦躁，嘴里也出现了几个大大小小的溃疡面，夜间烦躁不安，睡眠质量也不高，白天常常犯困，口干、口臭严重，小便短赤，大便秘结。查其舌红苔黄，脉数。查体：体温 38.6℃，双侧扁桃体 I 度肿大。根据病情医生诊断董先生为乳蛾，脾胃实热证。考虑到董先生有发烧的症状，医生先给予大椎刺络拔罐，让董先生趴在床上，先对大椎穴进行常规消毒，然后用采血针点刺几下，再用准备好的火罐吸附在被点刺的大椎穴上，留罐 10 分钟。10 分钟后，起罐，将火罐及大椎穴部位清理干净。随后，让董先生仰卧位，医生又选用双侧手三里，用 75% 酒精棉球进行常规消毒，然后选用 2 寸毫针常规针刺。医生轻巧地将针刺入董先生位于胳膊处的穴位，上下提插了 6 次，然后退出一点，又上下提插了 6 次，接着又退出一点，上下提插了 6 次，并问董先生有什么感觉，董先生说局部有胀胀的感觉。医生又用这个方法反复操作，并不断询问董先生有什么感觉，大约做了 3 次后，董先生说局部有凉凉的感觉，并且这个凉凉的感觉向嗓子传导。出现这种感觉，医生停止针刺并留针 30 分钟，起针后让董先生量了一下体温，体温降至 37.2℃，董先生感觉嗓子疼痛明显减轻，浑身没有那么热了，吞咽食物也比之前轻松自如，与此同时，医生又嘱咐董先生平时要大量饮用温水，如果觉得还有不适感，明天再治疗一次；如果觉得恢复得不错，没有什么其他不适感，就多注意饮食和饮水习惯，控制辛辣刺激食物和白酒等易生热的饮食的摄入，多食用滋润的食物。董先生记下医生的嘱咐，随后就离开了医院。

（一）提供信息

1. 来到门诊治疗，医生经询问及查体，明确诊断。
2. 施以"透天凉"针刺手法。
3. 针刺结束后，疼痛明显减轻，随后离院。

（二）学习重点

1. 透天凉针刺手法的操作（具体包括哪些单式手法）。
2. 透天凉针刺手法的适应证。

（三）问题导向

1. 对于实热性疾病，采用放血疗法也可起到治疗目的，透天凉较放血疗法有何独特优势？
2. 透天凉是多种针刺泻法手法复合而成，操作复杂，能不能通过其作用机制在不影响其效果的前提下，对透天凉手法进行演变，以便于临床治疗？
3. 透天凉手法尊崇六阴数，那使用其他补泻次数对于治疗效果有没有影响？

第 三 幕

　　经过一次治疗后，董先生感觉嗓子疼痛消失了，吞咽食物也正常了，胃口也好了。回家后，董先生一直牢记着医生的话，尽量少吃辣少喝白酒。但是几天后，几个好友又聚到一块，酒是免不了，菜也是麻辣为主，好友聚在一起的喜悦，让董先生把医生的话完全抛到了脑后。于是他又吃上辛辣食物，喝上小酒，开开心心吃完饭，回到家，倒头就睡，似乎没有什么异常情况。但是等到第二天一早起来，他的嗓子疼得说话都困难，想喝点水润润嗓子，发现吞咽时疼得更厉害了。董先生很后悔，但是这世界上也没有卖后悔药的，更重要的是有了问题还是得及时解决问题。于是董先生又来到门诊，医生了解了董先生的情况，告诉董先生："你这么不配合，经常这种吃法，对身体也是不好的，嗓子疼是小事，通过治疗就能缓解或痊愈。但是这个习惯还是得改啊。"董先生一边点头一边说："好好好，以后一定会控制住。"叮嘱完董先生后，医生考虑到董先生这次没有发热的症状，仅用与第一次相同的手法给董先生进行针刺治疗，治疗结束后，董先生的咽部还存在轻微疼痛，吞咽比来之前自如多了。医生再三嘱咐董先生，辛辣刺激食物一定要适量食用，不能嗜辣如命。董先生表示这次一定记住了。随后又坚持来治疗了一次，症状完全消失。经过医生的治疗、再三叮嘱和董先生的配合，随访半年，董先生的老毛病没再复发。

（一）提供信息

1. 董先生咽痛好转后，又食用辛辣刺激食物，咽痛复发，遂到医院再次治疗。
2. 施以同样的手法后减轻，坚持治疗 1 周，症状消失。

（二）学习重点

1. 透天凉针刺手法的作用。
2. 透天凉针刺手法的发展与演变。

（三）问题导向

1. 透天凉针刺手法在治疗疾病过程中，需要注意哪些问题？
2. 透天凉作为一种针刺手法，在临床应用中有哪些优势病种？
3. 从针刺手法的发展现状来看，如何推广复合手法在临床中的应用？
4. 各家对于"透天凉"都有不同的认识，这些不同具体体现在哪些细节上？

📖 知识链接

1. 透天凉的定义

透天凉一法与烧山火相对，为针刺泻法的综合应用。通过手法使阴气向外，可使患者出现凉感，故称作"透天凉"。

2. 理论来源

从源流上，透天凉的手法应该起源于《内经》"针下寒"的记载。其后《难经》对《内经》作了进一步的阐发，指出了产生凉感的泻法机制，即"当补之时，从卫取气。当泻之时，从营置气"（《难经·七十六难》）。施行泻法，就是将在深层营分之气弃置到浅层，驱逐出体内。这是透天凉手法以及凉泻手法核心机制，后世各代医家虽对此种手法各有发挥，但在根本上都是在这个机制指导下衍生出不同的操作。因此，理解了这个原理，就能更好地帮助初学者学习和理解两种不同医家的论述和操作。此外，《难经》中还指出了补泻的核心操作"得气，因推而纳之，是谓补；动而伸之，是谓泻"（《难经·七十八难》）。即在得气的基础上，将针纳入深层，则为补法，将针提入浅层，则为泻法。原理即是引气人深层和导气出体表。

3. 作用机制

透天凉机制可概括为"引阳（阳邪）出阴"。具体地说：透天凉主治邪气入里化热或亢盛的气火占据阴部所发生病证，因此其是通过针刺，引邪气或亢盛的气火外出，则阴气自复，产生凉感。《难经·七十六难》："当泻之时，从营置气。"即是此理。相对营卫而言，卫为阳，营为阴，相对气血而言，气为阳，血为阴，生理情况下阴阳二气各司其职，各守其位，只有病理情况，即邪气盛时，"（邪气）盛则泻之"（《灵枢·小针解》），才需"从营置气"，此时之"气"便只能是亢盛的气火或邪气。经络中运行的经气，即营、卫、宗、元四气是烧山火、透天凉发挥治疗作用和取效的关键。

经络学说是针刺补泻的理论基础，经络在正常情况下能运行气血和协调阴阳，针灸等治法就是通过适当的穴位和运用适当的刺激方法，激发经络本身的功能，达到"泻其有余，补其不足，阴阳平复"的作用结果而治疗疾病。

4. 透天凉针刺手法的操作

将针刺可刺深度分作浅、中、深三层操作。针刺入后直插深层，先深后浅，依次在每一层中各紧提慢按（或右转）六数，逐层退出，一进三退，称之为一度。如此反复施术数度，使之能引起凉感。本法也可结合其他补泻手法中的泻法同用，如在患者吸气时进针插针，在呼气时退针出针，出针时摇大其孔，不扪其穴等。《金针赋》："透天凉，治肌热骨蒸。先深后浅，用六阴而三出三入，紧提慢按，徐徐举针，退热之可凭。"《针灸问对》："一次疾插入地，三次慢按至天，故曰疾按慢提。"《针灸大成》："透天凉能除热，三退一进冷冰冰……凡用针时，进一寸内，行六阴之数……若得气，便退而伸之，退至五分之中，三入三出，紧提慢按，觉针头沉紧，徐徐举之，则凉气自生，热病自除。如不效，依前法再施。"

5. 适应证

《素问·针解篇》："满而泻之者，针下寒也，气虚乃寒。"所以说，透天凉适用于肌热骨蒸等热证。

6. 注意事项

应用透天凉法，以选用肌肉比较丰厚处的穴位为宜，头面、胸壁、肢端等肌肉浅薄处的穴位不宜使用。当得气感应强时，手法也不宜太重，重复次数不要太多。经过数度操作而始终未引起凉感者，更不可强为其难。

参考文献

［1］ 崔润强.透天凉手法针刺手三里治疗急性扁桃体炎45例［J］.2015，5：113.

［2］ 王富春.刺法灸法学［M］.上海：上海科学技术出版社，2009：56-57.

［3］ 何润东，王超，等."烧山火""透天凉"手法源流、操作浅析［J］.上海针灸杂志，2015，34（8）：787-790.

［4］ 马永强，徐彦龙.烧山火透天凉机制探讨［J］.辽宁中医药大学学报，2010，12（7）：62-63.

［5］ 沈雪勇.经络腧穴学［M］.北京：中国中医药出版社，2002：14-16.

［6］ 张稀，魏清琳.《金针赋》"烧山火""透天凉"赋文辨析［J］.针灸临床杂志，2012，28（5）：4-6.

［7］ 周海燕，杨洁，冯跃，等."烧山火"与"透天凉"针法对热证模型家兔肛温及血清内毒素含量的影响［J］.针刺研究，2012，37（4）：277-280.

［8］ 李贞，朱博畅，孟庆越，等.单永华主任医师对烧山火透天凉手法传承及运用［J］.上海针灸杂志，2013，32（4）：238-239.

［9］ 邹伟，王珑，于学平，等.浅议张缙教授"透天凉"手法操作术式及其精髓［J］.中国针灸，2016，36（1）：53-55.

［10］ 邓赛男.透天凉手法治疗急性失音临床验案［J］.中医外治杂志，2013，22（4）：47.

［11］ 罗秀英."透天凉"针刺法历史渊源与研究现状分析［J］.中国中医急症，2014，23（4）：621-622.

［12］ 罗秀英，陈金生，卢振和.针灸透天凉手法治疗急性带状疱疹的临床研究［J］.中国中医急症，2015，24（9）：1607-1610.

［13］ 刘厚生，马俊杰.远近取穴透天凉针法干预阑尾炎包块临床研究［J］.中国中医药信息杂志，2014，21（11）：17-19.

［14］ 邵百军，邢启洪."烧山火、透天凉"手法操作技术关键及相关问题分析［J］.长春中医药大学学报，2012，28（4）：646-648.

［15］ 李旗，樊蕴回，田福玲，等."烧山火、透天凉"补泻跷脉法对中风恢复期下肢痉挛的影响［J］.世界科学技术：中医药现代化，2012，14（6）：2140-2144.

第三节　拿什么拯救你，偏头痛——耳穴综合疗法

教学目标

　　1. 通过分析耳穴综合疗法（简称耳综疗法）治疗偏头痛的临床案例，掌握耳穴和耳穴综合疗法。学习耳穴的分布规律、定位，了解耳穴综合疗法现代临床应用，进而掌握耳穴综合疗法的定义、理论依据，熟练掌握耳穴综合疗法的操作步骤、注意事项。

　　2. 通过了解耳穴综合疗法的作用机制，来指导临床疾病的治疗。

案例摘要

　　身材魁梧的大叔今年 53 岁，被要命的头痛折磨了三十余年，生活质量下降，遇劳加重，休息后缓解，或口服一些止疼片如麦角胺、咖啡因、尼莫地平等缓解头痛。他做过相关检查未见器质性病变，被诊为偏头痛。近 3 年，他的头痛发作频率明显增加，且程度逐渐加重，到当地医院检查，颅脑 TCD 示：左椎动脉痉挛，余未见明显异常。因出差至济南发作，他被送到脑病科住院，经针灸科马老师会诊建议耳穴综合疗法治疗，经过 1 次治疗后，他感觉头痛明显减轻。又坚持治疗了 4 次，折磨他多年的偏头痛明显改善，且多年的颈椎病也好多了。

　　【关键词】偏头痛；耳穴；耳穴综合疗法；操作步骤；作用机制。

教学安排

　　本案例有 3 幕场景，供 3 个学时讨论，每学时 50 分钟。

学时	场景摘要
第一学时	第一幕摘要（50分钟）：重点讨论耳穴综合疗法的定义、理论依据。大叔头痛三十余年，近3年加重，左侧头跳痛，伴恶心、呕吐的症状，相关检查未见明显异常，无心脑血管疾病，发作时休息或口服一些止疼片可缓解。马医生建议予以耳穴综合疗法治疗
第二学时	第二幕摘要（50分钟）：重点讨论耳穴综合疗法的操作步骤及注意事项。大叔在老师的建议下行耳综疗法治疗其偏头痛。在治疗过程中出现晕针现象，处理后，头痛明显减轻
第三学时	第三幕摘要（50分钟）重点讨论耳穴的分布规律、定位及耳穴综合疗法的适应证及作用机制。大叔在耳穴综合疗法的基础上加上耳穴点刺放血，每星期坚持一次，连续一个月，大叔的头痛明显好转，多年的颈椎病也好多了

设计思路

第一幕：男主角反复头痛三十余年，近三年加重，出现左侧头跳痛，伴恶心、呕吐的症状，曾口服过治疗偏头痛的药物，做过相关检查排除其他疾病导致的头痛，诊断为无先兆型偏头痛，予以耳穴综合疗法治疗，从而引导学生搜寻耳穴综合疗法的定义、理论依据。

第二幕：男主角在马医生的建议下进行耳穴综合疗法治疗偏头痛的过程出现晕针现象，并做了相应处理，引导学生掌握耳穴综合疗法的操作步骤、注意事项。

第三幕：第二次在治疗基础上加上耳穴点刺，男主角坚持1个月，治疗4次后头痛缓解，颈椎病也好了许多。引导学生探究耳穴的分布规律、定位，耳穴综合疗法的适应证及作用机制。

要点提示

1.第一幕通过偏头痛的案例引出耳穴综合疗法，并查阅相关文献和资料，了解耳穴综合疗法的定义及理论依据。此外还涉及偏头痛的诊断及常规药物治疗。

2.第二幕，结合案例讨论，通过大叔的诊疗经过，掌握耳穴综合疗法的操作步骤及注意事项。

3.第三幕，重点讨论耳穴分布规律、定位；掌握耳穴综合疗法的适应证及作用机制。根据三幕提供的信息对患者做出诊断和治疗，掌握耳穴综合疗法。最后由一名学生对本小组讨论结果进行梳理。

案例正文

第 一 幕

那天下午和往常一样，实习医生小丁提前十分钟来到门诊，开始为忙碌的工作先做好准备，等待带教老师马医生的到来。马医生上班后，接诊了几位老病号，突然诊所来了一位中年男子，只见他形体健壮，身材魁梧，却被一位很有夫妻相的女人搀扶进来，男子耷拉着脑袋，用左手紧按着那半边头，一脸痛苦的表情。见此状，小丁赶紧搬了一张板凳，让他坐下，见他眉头紧锁，张师姐问了一下大体状况，大叔本人被痛折磨的不想说话，心情也不好，所以大部分陈述都是他的夫人："大叔今年 53 岁，已被这要命的头痛折磨了三十年余。第一次头痛差不多是 23 岁刚步入工作岗位，在一家公司做文案，经常点灯熬夜加班，开始出现头痛的现象，自觉是累的，而且休息过后会自行缓解，之后再不行开始服用一些止疼片，口服过麦角胺、咖啡因、尼莫地平。近 3 年，头痛发作频率明显增加，每周都会有 2~3 次，且程度逐渐加重，疼起来必须保持原姿势，感到左半边血管嘣嘣乱跳，还会有恶心、呕吐的现象。到当地医院检查，颅脑 TCD 显示说左椎动脉痉挛，余未见明显异常，每年体检也都正常。身体素质一向挺好，只是头痛起来就束手无策，拿它没有办法了。这次是来济南出差，头痛毛病又犯了，我们不放心，就让他在医院的脑病科住下了，已经打了 5 天的吊针，营养脑神经的、活血化瘀的针剂都用过了，效果不显著，脑病科大夫就给我们写了会诊，让我们来这边瞧瞧。"听完患者主诉后，马老师建议大叔做耳穴综合疗法。并告知了大叔大体流程：先是耳背静脉放血，再自体血穴注，最后耳穴点刺，虽然听起来既刺又有血的，但想起头痛的苦恼，大叔也是欣然接受了。

（一）提供信息

1. 患者为 53 岁中年男性，既往体健，除头痛外无其他心脑血管疾病。

2. 头部左侧有血管跳痛，伴恶心、呕吐症状。

3. 颅脑 TCD 示左椎动脉痉挛，余未见明显异。

4. 建议行耳穴综合疗法。

5. 耳背静脉放血，再自体血穴注，最后耳穴点刺。

（二）学习重点

1. 耳穴综合疗法的定义。

2. 耳穴综合疗法的理论依据。

（三）问题导向

1. 什么是耳穴综合疗法？
2. 偏头痛为什么采取耳穴综合疗法？
3. 耳穴综合疗法有何优势？

第 二 幕

和大叔预约好后，小丁和师姐以及护士们就准备了耳穴综合治疗包，里面装有需要的医疗器械，把大叔请进了消过毒的耳综室，开始治疗。准备完毕后，马医生先开始揉搓大叔的一只耳朵，使血液充盈，消毒后，看准一条耳背血管切一小口放血，小丁的师姐在一侧拿着针管抽放出的血，大叔的血流的很畅快，但颜色有些发暗。放了一只耳朵的血就够了，然后将切口进行了包扎。抽完自体血后，进行穴位注射，马老师将抽出的自体血注射到大叔的双侧风池穴，每侧约 1ml，接着注射到双侧阳陵泉，大叔看到针管里的血，还打趣的说："放这么多血呀，这以后每天得多加几个鸡蛋好好补补。"话音刚落，大叔突然语声低微的说："我怎么感觉眼冒金星，有点晕呀。"小丁他们马上停止治疗把大叔扶到治疗床上，按晕针的处理办法，让大叔头低脚高躺好，喝了点水，休息片刻，然后问他怎么样，什么感觉，大叔不好意思地说："现在好多了，没事，其实我就是有点害怕。"处理完后，大叔挤出一个笑脸，说头没有刚才那么沉了，感觉清凉了些许。

（一）提供信息

1. 马医生揉搓大叔的一只耳朵，使血液充盈，消毒后，耳背血管切一小口放血，小丁的师姐在一侧拿着针管抽放出的血。大叔的血流的很畅快，但颜色有些发暗。

2. 抽完自体血后，又进行穴位注射，双侧风池注射，每侧约 1ml，接着注射到双侧阳陵泉。

3. 按晕针的处理办法，让大叔头低脚高躺好，喝了点水。

（二）学习重点

1. 耳穴综合疗法的操作步骤。
2. 耳穴综合疗法的注意事项。

（三）问题导向

1. 耳穴综合疗法是否安全，操作方法是否最简便？
2. 晕针的临床表现及处理方法？
3. 如何预防晕针？
4. 第一次抽的血为什么发暗，是否和偏头痛有关？

第 三 幕

处理完大叔的晕针，小丁问明原因，原来大叔早上因头疼难受没有吃早餐，才造成的晕针现象。在大叔休息过后，小丁告诉他做耳穴综合疗法前，应该准备一下，过饥过饱、情绪过于激动都不适合做耳穴综合治疗，并嘱咐大叔一周后再来。大叔说："我是外地的，见好我就来，没缓解我就撤了。"第二次大叔来了，精神面貌明显比上次好多了，并反馈治了一次，疼的频率就减少了，很高兴。这次一样的流程，马医生给大叔放了另一只耳朵的血，发现抽的血没上次颜色那么暗了，给大叔自体穴位注射完毕，大叔没觉得有什么不适，于是又给大叔加了耳穴点刺放血。耳穴点刺：耳穴取颞、枕、胰胆、神门、交感、皮质下、内分泌，局部常规消毒后，用一次性采血针轻微点刺，使之轻微点状出血。这一次的治疗完美结束。就这样，大叔坚持一周1次，连续治疗了1个月，每次都有好消息带来，他不再头痛得想撞墙，即使累了一天也不会头痛了，情况明显好转，更让他欣喜的是，多年的老毛病颈椎病居然也好了许多，感觉浑身轻松！

（一）提供信息

1. 马医生给大叔放了另一只耳朵，抽的血发现没上次颜色那么暗了。
2. 在耳朵上的相应部位点刺放血。耳穴点刺：耳穴取颞、枕、胰胆、神门、交感、皮质下、内分泌。
3. 头痛情况明显好转，多年的老毛病颈椎病居然也好了许多。

（二）学习重点

1. 耳穴的分布规律。
2. 耳穴综合疗法的适应证。
3. 耳穴综合疗法的作用机制。

（三）问题导向

1. 耳朵与人体部位对应的原理。

2. 耳穴点刺的目的何在？

3. 做了耳综疗法后，为什么大叔的颈椎病也好了？

知识链接

1. 耳穴的分布规律

耳穴在耳表面的分布状态形似倒置在子宫内的胎儿（头部朝下，臀部朝上）。其分布规律是：与头面相应的穴位分布在耳垂，与上肢相应的穴位分布在耳舟，与躯干相应的穴位分布在对耳轮体部，与下肢相应的穴位分布在对耳轮上、下脚，与腹腔脏器相应的穴位分布在耳甲艇，与胸腔脏器相应的穴位分布在耳甲腔，与盆腔脏器相应的耳穴分布在三角窝，与消化道相应的穴位分布在耳轮脚周围等。

2. 耳穴综合疗法的定义

耳穴综合疗法是以中医理论为基础，结合西医学理论，以耳背放血、自血穴注、耳穴点刺三种疗法为一体的综合治疗方法。

（1）场所：经紫外线消毒符合消毒规定要求的门诊治疗室。

（2）器械药品准备：1ml 一次性皮内针注射器、10ml 一次性注射器、无菌手术包、一次性 11 号尖头手术刀、利多卡因注射液、肝素、注射用水、消毒用品、创可贴等。采用 1ml 一次性皮内注射器抽取利多卡因注射液；用 10ml 一次性注射器抽取 0.5ml 肝素，加注射用水稀释至 5ml，排出 3ml，留 2ml 备用。

（3）操作步骤：①耳背放血：先在耳背处按摩 3~5 分钟使耳背充血明显，给患者戴一次性无菌帽并固定耳边周围头发，坐在治疗桌前，双手叠放在放有消毒巾的软枕上，额头放在手背上，头稍微偏向一侧，医者用左手拇指、示指和中指 3 指固定耳郭，在耳背上 1/3 区以右手示指指腹轻轻触及细小动脉搏动处（亦可选取充盈明显的静脉），用指甲在所选部位切掐一"+"字形纹或作一切迹，然后局部用碘酒、乙醇常规消毒后，医者带无菌手套，左手执无菌纱布，用拇指、示指和中指固定耳郭，右手持装有利多卡因注射液 1ml 皮内注射器在"+"字形纹或切迹处注射一小皮丘，然后右手持尖头手术刀，用刀尖着力点压，出血后迅速用装有肝素抗凝剂的注射器将血液完全吸入，并轻微摇匀防止凝血。一般一侧耳背可放血 1~3ml 不等，如果出血量不足，可在点压原处用手术刀尖轻微划割，刀口长度不超过 0.2cm，最后用创可贴覆盖，一天后揭去。另一侧耳背放血重复上述操作。②自血穴位注射：双侧风池、阳陵泉注射，常规消毒后，按穴位注射操作规程，将注射器内的自体血注入风池穴，每穴 1~1.5ml，阳陵泉穴每穴 2ml 左右。③耳穴点刺：耳穴取颞、枕、胰胆、神门、交感、皮质下、内分泌，局部常规消毒后，用手术刀尖或一次性采血针轻微点刺，使之轻微点状出血。

3. 耳综疗法的理论依据

偏头痛属于中医学"头风""偏头风"等范畴，其病位多发于头之两侧，为少阳经循经所过，多因情志不畅、气郁化火、肝阳上亢，而成气滞血瘀或风寒痰湿阻络，致头部经脉气血运行不畅"不通则痛"。《素问·厥论》云："耳者，宗脉之所聚也。"耳穴综合疗法是以中医理论为基础，结合西医学理论，由耳背放血、耳穴点刺等治疗方法综合而成，故其治疗作用也是几种疗法相互作用后的综合效应。采用耳背放血治疗偏头痛，可通过经络的调整作用而清肝泻胆，通畅气血，调节阴阳平衡；耳穴点刺耳尖、神门、皮质下、交感等穴具有镇静，镇痛，消炎的功能；此外尚能调节大脑皮质的兴奋与抑制，调节内分泌，激发人体内部反馈调节能力，维持人体功能的平衡与稳定，以达到疏通经络、调和气血、缓解其痉挛与缺血的目的。西医学研究证实，放血疗法可改善微循环，缓解血管痉挛，调节血管舒缩功能。此外，刺血时对血管壁的损伤刺激，促使血管胺或其他活性激肽类物质的释放，改变了细胞膜的通透性，使血管内壁痛阈提高，血管紧张度恢复常态，产生良好的止痛效果。

4. 实施耳综疗法的注意事项

（1）严格无菌操作，以防感染。

（2）使用本法 3 日内局部避免洗浴，冬季寒冷季节注意防冻。

（3）对晕针患者，施述前应耐心解释，消除其疑虑，以防晕针。如果晕针，应立即停止治疗并采取相关处理措施。

（4）耳背放血时若凝血时间过长，出血不止时应立即给予云南白药外敷并按压止血。

5. 耳穴综合疗法的作用机制

放血疗法可以通过调节血液中的钙离子浓度来降低血小板的聚集性，从而降低血液黏稠度；放血疗法可改善微循环，缓解血管痉挛，调节血管舒缩功能。此外，刺血时对血管壁的损伤刺激，促使血管胺或其他活性激肽类物质的释放，改变了细胞膜的通透性，使血管壁内痛阈提高，血管紧张度恢复常态，产生良好的止痛效果。

自血穴注是将自体血注入有关穴位以防治疾病的一种疗法，不仅具有穴位注射疗法的趋病性、速效性、延长性等作用特点，其过程具有"三重效应"：即时效应、慢效应和后作用。还会产生自身溶血现象，激发神经－内分泌系统的调节作用。根据穴位注射的趋病性特点，将自血注入风池、阳陵泉后，刺激效应可沿足少阳胆经至头痛部位发挥效应。

6. 偏头痛的诊断标准

根据国际头痛协会2004年制定的无先兆型偏头痛的诊断标准，符合标准①～④项特征的至少5次发作为偏头痛。①头痛发作持续4~72h（未经治疗或治疗无效）。②头痛至少有以下特点中的2项：a.单侧性；b.搏动性；c.严重程度为中度或重度；d.因日常的体力活动加重，或导致无法进行日常运动（如走或爬楼梯）。③头痛期间至少出现下列之一：a.恶心和/呕吐；b.畏光或畏声。④不能归因于其他疾病。

7. 偏头痛的临床表现

以头痛暴作，头痛剧烈，或左或右，反复发作为特征。最新研究表明，偏头痛的发作起源于大脑本身，与脑的兴奋性增加、离子通道异常、扩展性皮质抑制、中枢疼痛处理通路障碍及神经递质系统异常等密切相关。目前西医虽然有许多药物可用于偏头痛发作的治疗，如舒马曲坦类、麦角胺类、多巴胺拮抗剂等，但没有一种药物能够根治，仅仅是对症治疗，这些对症治疗并不是对所有的患者都有效，有的即使止痛效果尚可，但远期疗效欠佳，况且有些药物的应用时机难以掌握，有些药物治疗的不良反应也较明显。

8. 晕针的症状及处理

（1）症状：患者突然出现精神疲倦，头晕目眩，面色苍白，恶心欲吐，多汗，心慌，四肢发冷，血压下降，脉象沉细，或神志不清，仆倒在地，唇甲青紫，二便失禁，脉微细欲绝。

（2）处理：立即停止针刺，将针全部起出。使患者平卧注意保暖，轻者仰卧片刻，给饮温开水或糖水后，即可恢复正常。在上述基础上，可刺水沟、素髎、内关、足三里、灸百会、关元、气海等穴，即可恢复。若仍不省人事，呼吸细微，脉细弱者，可考虑配合其他治疗或采用急救措施。

9. 晕针的预防

初次接受针刺治疗或精神过度紧张、身体虚弱者，应先做好解释工作，消除其对针刺的顾虑，同时选择舒适持久的体位，最好采用卧位。选穴宜少，手法要轻。若饥饿、疲劳、大渴时，应令进食、休息、饮水后再予针刺。医者在针刺治疗过程中，要精神专一，随时注意观察患者的神色，询问其感觉。一旦有不适等晕针先兆，应及早采取处理措施，防患于未然。

参考文献

［1］ 王富春. 刺法灸法学［M］. 上海：上海科学技术出版社，2006：128-141.

［2］ 杨佃会. 耳穴综合疗法对不同时期无先兆偏头痛患者血浆 P 物质的影响［J］. 中国针灸，2009，29（3）：189-191.

［3］ 贾真，孙健，单秋华，等. 耳穴综合疗法对发作期普通偏头痛患者颅内动脉血流速度的影响［J］. 新中医，2007，39（10）：42-44.

［4］ 仙晋，王玲，杨佃会. 耳穴综合疗法对偏头痛血瘀证患者血流变指标及血小板聚集率的影响［J］. 四川中医，2015，33（7）：166-167.

［5］ 单秋华，杨佃会，贾真，等. 耳穴综合疗法治疗发作期普通偏头痛即刻疗效观察［J］. 山东中医药大学学报，2006，30（3）：201-203.

［6］ 单秋华，韩晶，杨佃会. 耳穴疗法治疗发作期与缓解期偏头痛的疗效观察［J］. 上海针灸杂志，2007，26（11）：755-756.

［7］ 单秋华，杨佃会，贾真，等. 耳穴综合疗法治疗发作期普通偏头痛疗效评价［J］. 中国针灸，2006，26（10）：687-690.

［8］ 杨佃会，韩晶，单秋华. 耳穴综合疗法治疗缓解期普通偏头痛疗效观察及对患者血浆 CGRP、ET 的影响［J］. 中国针灸，2007，27（8）：569-571.

［9］ 武士芬. 耳穴综合疗法治疗偏头痛临床研究［J］. 现代中西医结合杂志，2014，23（33）：3691-3692.

［10］ 杨佃会，单秋华. 耳穴综合疗法治疗偏头痛心得［J］. 山东中医杂志，2003，22（10）：610-611.

［11］ 孙秀本，潘礼佩，刘仕佩，等. 耳背静脉放血治疗血管神经性头痛120例［J］. 上海针灸杂志，1988，7（1）：23.

［12］ 孙秀华，马文娟，高明慧. 耳穴综合疗法治疗偏头痛的观察及护理［J］. 护理研究，2009，23（8）：2101-2102.

［13］ 贝政平. 3200 个内科疾病诊断标准［M］. 北京：科学出版社，1998：631.

［14］ 傅平华，廖志霓. 刺血加针刺治疗血管性头痛78例［J］. 中国针灸，1998，18（12）：728.

［15］ 侯湘. 穴位注射止痛三重效应探究［J］. 中国针灸，2001，21（2）：171.

[16] 杨佃会，马祖斌，韩晶，等.耳穴综合疗法治疗无先兆型偏头痛多中心对照观察 [J].中国针灸，2012，32（11）：971-974.

[17] Headache Classification Subcommittee of the Internationgal Headache Society. The International Classification of headache disorders [J]. Cephalalgia, 2004（Suppl1）：24-37.

第四节　督灸，让你远离病痛，一身轻松

教学目标

1.通过案例分析，掌握督灸的定义、操作方法。

2.理解掌握督灸的操作注意事项以及适应证，获得综合应用相关知识的能力。

3.通过查阅文献和分析总结，了解督灸的现代研究进展，熟悉督灸的作用途径和影响因素。

案例摘要

小王是一家设计公司的职员，今年25岁，最近1年来总是被腰背僵痛所困扰，时发时止，遇寒加重。近日僵痛加剧，他去医院被确诊为强直性脊柱炎，经过抗感染治疗，未见好转。又去中医院进行督灸治疗，症状明显好转。由于工作忙，小王未继续门诊治疗，只在自家模仿医生治疗，未放置药粉，仅进行隔姜灸，效果不明显。遂请教医生，在医生指导下，采用门诊督灸法治疗，症状明显缓解。同时，小王多年的咳嗽在督灸治疗下也渐渐痊愈，手脚发凉的毛病也明显好转，免疫力增强了许多。

【关键词】督灸；操作方法；适应证。

教学安排

本案例有 3 幕场景，供 3 个学时讨论，每学时 50 分钟。

学时	场景摘要
第一学时	第一幕摘要（50 分钟）：重点讨论督灸的定义及操作。小王反复腰背僵痛 1 年，遇寒加重。近日疼痛难忍，去医院确诊为强直性脊柱炎，经过抗感染治疗，未见好转。去中医院进行督灸治疗，症状明显好转
第二学时	第二幕摘要（50 分钟）：重点讨论影响督灸的操作注意及禁忌，小王由于工作原因没有坚持在医院治疗，回到家模仿医生治疗，由于忽略了一些治疗环节，治疗 1 周觉得效果不佳。后来，在医生指导下，在医院门诊进行督灸治疗，症状明显缓解。并且他未遵医嘱，导致发疱部位热痛
第三学时	第三幕摘要（50 分钟）：重点讨论督灸的适应证及影响因素，小王经过一段时间的督灸治疗，发现自己多年的咳嗽也明显缓解，并且手脚发凉的毛病也有好转，身体素质增强了很多，免疫力也增强了。小王自行缩短治疗时间，效果不佳

设计思路

第一幕：患者腰部僵痛 1 年，时发时止，遇寒加重，得温则减，久站或劳累后尤甚。根据发病的特点可以大致判断出患者有可能是脾肾阳虚。肾阳虚，阳气卫外不固，易感受外邪，风湿寒邪趁乘虚而入，时发时止，遇寒加重；脾阳不足则畏寒喜暖，得温则减。在治疗上宜采用灸法。因病位在督脉，《素问·骨空论》："督脉生病治督脉，治在骨上。"为使治疗直达病所，运用督灸疗法可能会有良好的疗效、什么是督灸，以及督灸的操作方法等值得深入探讨。

第二幕：看似简单的治疗，小王没有医生的指导，由于一些治疗条件未达到，导致治疗效果不好，后来在医院专业人员的指导下治疗，才达到了满意效果。并且小王未遵医嘱，导致发疱部位发热、疼痛。从故事情节中分析归纳出督灸的操作注意及治疗禁忌，并结合第一幕和查阅的相关资料进行深入讨论。

第三幕：小王经过一段时间的督灸治疗，发现自己多年的咳嗽也明显缓解，并且手脚发凉的毛病也有好转，身体素质增强了很多，免疫力也增强了。但他自行缩短了治疗时间，发现效果不佳。结合一、二幕，讨论督灸的适应证，并根据作用途径、影响因素的分析来指导临床。

⚠ 要点提示

1. 督灸的定义及操作方法是本案例讨论的重点之一。第一幕，重点讨论的是什么是督灸，督灸要怎样操作。可以根据场景、查阅的文献和掌握的资料，发表督灸的操作方法及定义的内容，此外还涉及强直性脊柱炎的诊断和中医辨证等的分析。

2. 第二幕中，同样结合案例讨论督灸操作注意事项及治疗禁忌。根据两个幕剧提供的信息，讨论督灸操作的注意事项，给患者做出治疗指导。

3. 第三幕，重点讨论督灸的适应证，并通过资料了解督灸的作用机制，最后由一名学生对本小组讨论结果进行梳理。

案例正文

第 一 幕

一缕缕青烟袅袅升起，一丝丝淡淡艾烟的香味环绕身旁，眼前一片安宁，内心却有一点忐忑，这是小王初次到督灸诊疗室的印象。24岁的小王在一家设计公司工作，瘦弱多病的他没少进过医院，可是，进这样的中医特色诊疗室还真是第一次。1年前，长期伏案工作的他时常感到脖子僵硬，转头都困难，并且时常落枕，慢慢地又出现腰酸背痛，坐一会儿就觉得累，休息后能缓解一点。遇到寒冷下雨的天气，症状就会更加严重，甚至出现怕冷、容易疲倦、晚上失眠多梦等。起初他以为是工作太累，自己还年轻，调养一下就好了，就去附近的推拿店进行推拿、热敷等治疗，可是症状依然没有好转，并且慢慢地出现了下腰痛，有时候连着屁股也疼。5个月前，小王感到腰部僵痛加重了很多，弯腰、坐的时间久了以及晚上睡觉翻身时疼痛更加严重，早上起床会明显出现背部僵硬疼痛。忍受不了疼痛的他去医院检查，西医诊断为强直性脊柱炎，在医生指导下服用西药进行抗感染治疗。因为长久忙碌充实的工作，作息时间不规律，瘦弱的小王早就有胃病，服用抗炎的西药，小王又出现恶心呕吐、腹泻的症状，因为胃肠反应严重，不得不中断治疗。有一次上班时和公司保洁宋阿姨闲聊，宋阿姨听了小王的经历，建议他看看中医。

小王到中医院后，在导医护士的建议下来到督灸特色诊疗室。督灸王医生根据小王的症状，诊断为中医的骨痹，脾肾阳虚证。王医生向他介绍，督灸就是根据督脉走行，将中药、桑皮纸、生姜泥等配以传统的艾灸疗法进行治疗。督脉总督一身阳气，对全身阳经气血起调节作用，督灸将经络、腧穴、药物、艾灸、发疱的综合作用融为一体，直达病所发挥温肾壮阳、拔毒散结、行气散瘀、通痹止痛的作用。

（一）提供信息

1. 小王，男，25 岁。
2. 腰背僵痛 1 年多，遇寒、久站或劳累加重。
3. 近日腰背僵痛加重，诊断为强直性脊柱炎，西药治疗疗效不佳。
4. 中医院督灸特色诊疗室就诊，医生建议进行督灸治疗。

（二）学习重点

1. 督灸的定义。
2. 督灸所需的材料。
3. 督灸的操作方法。

（三）问题导向

1. 什么是督灸？
2. 督灸需要哪些材料？
3. 督灸是如何操作的？

第 二 幕

　　小王抱着试试看的态度进行了第一次的治疗，因为每次治疗都要将整个脊柱段的艾炷燃尽，所以治疗一次要花 3 个小时左右。通常在医院治疗会使用秘制药粉，其中含有一些发疱药物，所以每次灸后 3 小时左右会在施灸部位发疱。小王经过一次治疗，明显感觉症状有所减轻，于是他两个星期之后在家自备材料治疗了一次，小王在家治疗时未放置药粉，只是根据操作程序进行了一次隔姜灸，这次治疗，灸后未发疱，但那种温热作用也使症状在治疗后有所缓解，但持续时间比较短。经过 1 个疗程的治疗，小王明显感觉每次在医院发疱的督灸疗法比自己在家隔姜灸疗法的效果好，于是他坚持在医院做了 2 个疗程，症状明显好转。

　　第一次治疗前，督灸王医生叮嘱过小王，督灸治疗前后饮食要清淡，要多吃蔬菜、水果和豆制品，不要多食鸡、鸭、鱼、肉类等肥甘厚味及滋养品。刚开始小王还记得这些禁忌，但有一次小王前一天刚做完督灸治疗，就有一场同事聚会，小王想着偶尔放肆一次应该也没事，就喝了些酒，吃了些油腻的肉食。第二天小王觉得后背发疱的地方有些疼，还有些热，吓得他赶忙去了医院。王医生听到他没有遵医嘱，擅自食用了这些禁忌食物，就给他做了一些处理，耐心地给他做了指导，并且提出了功能锻炼的建议，如贴墙站立、颈部、肩部的环绕运动及深呼吸加扩胸运动等。王医生告诉小王，他需要谨遵医嘱，只有医生和患者一起努力，才能战胜病魔。

（一）提供信息

1. 小王在家自行治疗，效果不佳。
2. 小王在医院完善治疗，症状明显好转。
3. 小王未遵医嘱，导致发疱部位热痛。

（二）学习重点

1. 督灸的分类。
2. 督灸治疗的操作注意事项。
3. 督灸治疗的禁忌。

（三）问题导向

1. 督灸可以分为几类？
2. 督灸治疗操作时有哪些注意事项？
3. 督灸治疗后有哪些禁忌？
4. 分析小王模仿医生治疗效果不好的原因？
5. 如果您是医生，请结合督灸操作的注意事项，给患者做出治疗指导并说明理由。

第 三 幕

小王从小体质比较差，经常受凉感冒，并且经常反复出现咳嗽的症状，有时感觉气不够用的，稍微活动一下就出汗，还很怕冷，尤其到了冬天，手脚冰凉，小王经常为此而感到烦恼，没想到，经过一段时间的督灸治疗，他的咳嗽症状明显缓解，并且感觉每次督灸治疗后，浑身发热，特别舒服，手脚也不再那么凉了，自从督灸治疗以来，他也很少感冒，咳嗽的症状也明显缓解了，整个人也有力气了。小王谨遵医嘱，清淡饮食，按时做一些功能锻炼，在医生的指导下，坚持做了 3 个疗程的督灸，不仅强直性脊柱炎得到很好的治疗，腰背僵痛的感觉明显缓解，而且体质也增强了很多。

小王从此爱上了督灸，有时自己在家也会做几次。正常情况下，会在整个脊柱的艾炷头、中、尾三个部位点燃，等它自然燃尽。由于觉得时间太久，有时他会让家人给他多点几个部位，这样时间就短了，可是与此同时，他感觉效果也不如之前好了，所以他还是按照原来的方法治疗。经过了大半年的督灸治疗，公司同事都说他像变了一个人一样，整个人都精神了许多。督灸，让小王远离了疼痛，远离了疾病，一身轻松，小王开始迎接他的春天的到来。

（一）提供信息

1. 小王体质差，易感冒咳嗽，督灸明显改善感冒咳嗽的症状。
2. 小王怕冷，手脚凉的毛病也在督灸的治疗下明显缓解。
3. 小王自行治疗时缩短治疗时间，效果不佳。

（二）学习重点

1. 督灸治疗的适应证。
2. 督灸治疗的影响因素。
3. 督灸治疗的作用机制。

（三）问题导向

1. 督灸适用于哪些疾病？
2. 影响督灸治疗的因素有哪些？
3. 督灸都通过哪些途径治疗疾病？
4. 分析小王自行治疗不佳的原因。

📖 知识链接

1. 督灸的定义

督灸，是指在督脉的脊柱段上"隔药发疱灸"的中医特色外治技术，主治强直性脊柱炎，是在传统中医外治法的基础上研创的新技术。所谓督灸，并不是在督脉上施灸就随意称之。其技术体系是基于传统中医外治法的理论结合传统灸法特点及多年的临床经验，创新的一种专治强直性脊柱炎的特色外治技术。它有其必备的条件：①施灸部位选取督脉的脊柱段。②有固定的药物组方和配伍工艺。③有固定的规范的操作程序。④有施灸前后的宜忌事项。⑤有灸后发疱的标准。⑥主治强直性脊柱炎肾阳虚证。⑦技术操作保证安全、无不良反应。⑧有疗效评价标准。现在临床上使用督灸名称者日趋增多，但其操作技术、药物配方、主治疾病、安全系数并非相同（为规避风险和防止相互混淆，本文所述及的督灸为崇氏督灸，文责自负，以正视听）。

2. 督灸的操作方法

患者裸背俯卧于硬板床上，沿脊柱自上而下常规消毒皮肤，自大椎穴至腰俞穴呈线状撒上督灸粉（特制中药粉），然后覆盖条形桑皮纸，在其上铺垫经过加工的生姜泥呈上窄下宽的梯形状。最后在梯形的生姜泥上面置锥形艾炷，点燃艾炷的头、身、尾三点，任其自燃自灭。1 壮灸完后再换 1 壮，连续灸完 3 壮后移去生姜泥，用湿热毛巾轻轻擦干净。灸后局部皮肤红润，4~6 小时后自然起疱，1 天后将疱液放掉。每个月治疗 1 次，3 次为一个疗程。

3. 督灸操作注意事项

督灸后一般 4~6 小时开始起疱，此时应避免外出，禁吹冷风。室温夏天 28℃~30℃，冬天 20℃~25℃为宜。应注意观察发疱情况，嘱患者穿衣服时将衣襟朝后，暴露背部，睡觉时侧卧或俯卧，以免挤破水疱。1 天后可将较大的水疱放掉疱液。嘱患者取裸背坐位，常规消毒皮肤，用无菌针头沿皮刺破水疱下方，任疱液自行流出，再以无菌干棉球轻轻揩干，嘱患者切勿用手挤压，以免感染，待疱痂脱落后方可洗澡。督灸后常规休息 1 个月，并注意调节情志，保持心情舒畅，坚持身体锻炼。饮食调护：督灸前 1 周，应禁食鱼、虾、蟹等海鲜品及鸡、鹅、狗、羊肉等腥膻、易致敏的食物与酒类，进食清淡食品为主，如水果蔬菜类、瘦猪肉、豆制品、牛奶等营养丰富且易消化食品，避免辛辣油腻之物。督灸后 1 个月内仍需以植物蛋白为主的清淡素食，禁食上述不宜食品。

功能锻炼：督灸后 7 天应指导患者进行功能锻炼。如贴墙站立，要求患者双足跟并拢靠墙，身体和头部尽量后仰贴靠在墙上，坚持数分钟，或者脊柱前屈，双膝伸直，双臂下垂尽量触摸足尖；还可以做颈部、肩部的环绕运动及深呼吸加扩胸运动等。但均应以患者能够耐受为度，且应循序渐进，不可急于求成，以免导致不良后果。

4. 督灸的创始过程

（1）第一阶段（学习阶段）：自 1975 年开始，崇桂琴教授师从著名老中医杜德五、张善忱教授学习（学徒），得到两位老师的灸治真谛。于 1983~1984 年参加全国第一届灸法学习班，承蒙全国著名灸疗大师周楣生教授的熏陶，1987

年在国际针灸学术交流会上荣获罗诗荣名师的指点，为灸疗临床打下坚实的基础。

（2）第二阶段（临床实践阶段）：用铺灸治疗多种疾病，收获颇大。在艰辛的应用中逐渐发现铺灸对强直性脊柱炎（下称 AS）的疗效最佳。但是，也凸现出铺灸法的不足之处，有碍于应用。铺灸的不足之处主要有以下四点：①铺灸固定在暑夏施灸，只能起到预防作用，对 AS 来说不是治疗的恰当时机。AS 病多发于秋、冬、春三季，如果按铺灸的要求等到夏天治疗，常常会延误病情。②铺灸用大蒜作为衬隔物只能在夏天施灸，因为国庆节后大蒜就会变色发芽不能再用；并且施灸时病人疼痛难忍，发泡如核桃、鸡子大，容易交叉感染；灸后泡液过多，病人出现纳呆、乏力、头晕等症，病人不易接受。③铺灸每年治疗 1 次，间隔时间太长，不易控制病情。④铺灸发泡过大，容易留下瘢痕，影响病人美容。

（3）第三阶段（创新阶段）：经过反复的临床筛选、探索及理论学习，发现生姜可以代替大蒜作为衬隔物施灸，填补铺灸的不足，故将大蒜改为生姜应用于临床，虽收效比较理想，但化验指标改善不明显。随后又经多次试验、研究，革新了督灸粉的组方和配方工艺，才有今天理想的疗效，定名为督灸。督灸的优势：①督灸不受治疗时间的限制，随病随治疗。②衬隔物采用生姜泥，发泡适中，状如珍珠（黄豆粒大），泡痂脱落不留瘢痕。治疗时无痛苦，病人乐于接受。③督灸可激活督脉"壮阳固表"的卫外而为固表的免疫调整作用。AS 病的治病求本的机制在于调整肾阳的温煦作用，即西医的免疫调节功能。④命名保持了传统灸法的特色，取穴与铺灸相同，使传统灸法得到传承和发展。

（4）第四阶段（理论成熟阶段）：通过 20 年来通研究证明，督灸能升高脑内 β – 内啡肽的含量，起到中枢性镇痛作用；下调 HLA–B27 基因的异常表达，延缓复发率；降低炎性指标 CRP、ESR 的数值，控制病情发展；调整紊乱的 T 细胞亚群、补体 C3，平衡免疫机制；阻遏骨破坏指标碱性磷酸酶和骨骼肌酶的上升，改善脊柱畸形，增加活动度；从多点位修复脊柱功能缓解疲劳症状。

5. 督灸的功效

督灸的治病作用是多方面的，也是镇痛药物所不及的。它涵括了经络、腧穴、药物、艾灸、发泡等多种因素的综合优势，直对病所，以火攻之，充分发挥了经络、腧穴、艾灸、药物及发疱的综合治疗作用，具有益肾通督、温阳散寒、壮骨透肌、破瘀散结、通痹止痛的功效。

6. 督灸的治病机制

（1）治疗强直性脊柱炎：AS 是西医病名，中医学中无此名，1987 年焦树德教授提出 AS 的中医命名为"大偻"。大者，一指脊柱是人体最大的支柱；二指病情深重之意。偻者，即曲背也。背者，一指颈以下腰以上的位置，二指背部、腰部、骶部的总称；曲者，指当直不直而屈曲，当曲不屈反僵直双层含义。大偻属于"痹病"范畴，1997 年中华人民共和国国标于《中医临床诊疗术语》中将之命名为"脊痹"，释为"因肾虚于先，寒邪深入骨髓，使气血凝滞，脊失温煦所致。以腰脊疼痛、两胯活动受限，严重者脊柱弯曲变形，甚至强直僵硬，或背部酸痛、肌肉僵硬沉重感，阴雨天及劳累为甚的肢体痹病类疾病"。脊痹的发生与脑、肾和督脉有关。病在脊柱属督脉，督脉起于胞中，行于脊里，上通于脑，并与肾相络，与六阳经相会，统帅一身阳气。AS 的病位主要在骶髂关节及脊柱的肌腱与骨膜附着点，累及筋骨。肾主骨，肝主筋，筋骨之病乃肝肾之病。肾主精，肝主血，肾与肝的关系，即乙癸同源，精血互化，互为补充的不可分割的关系，这种相互为用的关系又受大脑的调控。脊痹的发病机制，归属于肾与督脉阳气衰弱不能温煦腰脊，肝肾精血亏虚不能濡养筋骨，风寒湿诸邪乘虚侵袭腰部而成。现代病理机制主要是 β-内啡肽含量降低，HLA-B27 基因异常表达，免疫和内分泌功能紊乱，引起脊柱僵硬、疼痛，不能屈伸和转侧，功能受限。督灸可以直接作用于发病部位，使治疗直达病所。运用中医的配伍技巧，将经络、腧穴、药物、艾灸的综合作用熔为一炉，充分发挥温肾壮阳、行气破瘀、拔毒散结、祛寒利湿、通督止痛的功效，连续研究证明的结论是：督灸能升高 β-内啡肽的含量、降低 HLA-B27 基因的异常表达，减少免疫反应性炎性损伤，调节细胞因子，降低骨破坏指标，控制病情，并在此基础上调整免疫紊乱，改善脊柱畸形，提高患者的生存质量。

（2）预防与保健：督脉与任脉、冲脉三者同起于胞中，督脉行于腰背部，任、冲脉行于腹胸部；督脉为阳脉之海，总督人身诸阳；诸阴经通过经别的联系合于阳经；因此认为督脉可以沟通全身经络。督灸作用于督脉上，通过督灸的综合作用激发协调诸经，发挥经络内连脏腑、外络肢节、沟通内外、运行气血、平衡阴阳、抗御病邪、调整虚实的功效，从而达到预防保健的目的。

7. 督灸的临床研究进展

（1）内科病症：督灸治疗内科病症为近年来的临床新进展，尤其是对呼吸系统的探讨应用尤为突出，亦取得显著疗效。邵素菊等为观察督灸治疗肺气亏虚型咳嗽的临床疗效，将 60 例患者随机分为督灸组和中药组，督灸组采用隔生姜泥督灸治疗，中药组采用补肺汤加减。1 个月后观察督灸组痊愈 11 例，总有效率 90.00%，疗效优于中药组（$P < 0.05$），认为督灸治疗肺气亏虚型咳嗽效显便廉，值得临床推广应用。侯从岭等将 120 例慢性阻塞性肺疾病（COPD）患者随机分为穴位贴敷联合督灸治疗观察组和常规治疗对照组。治疗 4 个月后发现，观察组在咳嗽、咳痰、胸闷、气短等症状的积分与对照组比较明显降低，各项肺功能指标如用力肺活量（FVC）、一秒钟用力呼气容积（FEV1）、一秒钟用力肺活量占预计值的百分比（FEV1%）等与对照组比较，差异亦有统计学意义（$P < 0.05$），穴位贴敷配合督灸治疗 COPD 疗效显著，具有良好的应用前景。宋琳琳对 130 例失眠症患者采用督灸法进行治疗，发现随着疗程增加，周平均睡眠时间逐渐增加，而周平均入睡时间、周平均夜醒次数、晨起疲乏百分率均逐渐降低（均为 $P < 0.05$）。认为督灸疗法汇药物、经络和艾灸的治疗作用于一体，既可温肾补阳，又可温经通络、畅通气血，从而使阴阳相交，神和寐安，对失眠患者的睡眠质量具有良好的改善作用。韩捷等将溃疡性结肠炎（UC）患者随机分为督灸配合中药汤剂观察组和口服美莎拉嗪对照组，以观察其临床疗效及治疗前后血 T 细胞亚群及 CD62P 等指标变化。40 天后发现观察组临床疗效明显优于对照组，其 CD_4^+、CD_8^+ 有显著提升，且 CD62P 数值明显低于对照组（均 $P < 0.05$），认为督灸配合中药汤剂可明显改善 UC 患者免疫失调状态。

（2）外科病症：督灸疗法早期常用于治疗强直性脊柱炎，近年来的临床进展更侧重于与针刺、药物等中西医方法的结合治疗，操作时使用的药物、部位、介质、时间也不尽相同，在机制探讨方面亦更为深入和细化。周子朋为探讨督灸改善强直性脊柱炎（AS）脊柱僵痛的临床疗效，将 60 例 AS 患者随机分为督灸治疗组和西药对照组。经过 3 个月的治疗，两组间脊柱僵硬症状及疼痛积分、4 字试验、指地距、胸廓活动度、实验室指标等观察指标较治疗前均显著降低，治疗组优于对照组（$P < 0.05$），且督灸治疗后 AS 患者抑制性 T 细胞 CD_8^+ 均有不同程度的下降，T 细胞总数 CD_3^+、辅助性 T 细胞 CD_4^+ 均有不同程度的升高，认为督灸有较好调节免疫功能的作用。林海波等将 70 例脾肾阳虚型绝经后骨质疏松症（PMOP）腰背痛患者随机分为两组，对照组采用常规钙剂治疗，治疗组在此基础上配合督灸疗法。结果发现督灸能够有效减轻患者腰背痛（VAS）的程度，并能由此改善患者功能障碍（ODI），为 PMOP 腰背痛患者的治疗提供一个安全、有效、易于接受的方法，提高生存质量。

（3）其他病症：《灵枢·官能》曰："针所不为，灸之所宜。"对于一些慢性及消耗性疾病，督灸亦发挥着独特的作用。为评价督灸对血液透析患者透析相关性疲乏（DRF）的疗效，选取 120 例长期透析的中度以上疲乏患者，随机分成督灸实验组和对照组，用 Piper 疲乏量表、疲乏缓解量表调查患者疲乏状况及缓解方式。结果发现实验组和对照组的中度以上 DRF 发生率分别为 35.00% 和 68.33%，两组对比差别有统计学意义（$P < 0.01$），督灸可以有效地缓解血液透析患者出现的中等程度以上的疲乏，提高患者的生活质量。韩锋等观察 32 例慢性疲劳综合征（CFS）患者接受督灸治疗并配合口服逍遥散的疗效，发现 4 个疗程后总有效率达 87.5%，并认为两者配合具有益气温阳、补肾健脾、壮督通络、疏肝养血的功用，能够明显缓解 CFS 的症状，具有较好的治疗作用。王俊鹏等发现督灸疗法在防治肿瘤放化疗不良反应的应用上有一定优势，认为此法可解放并激活患者的免疫活性细胞，恢复并加强机体的免疫监视功能，对机体紊乱的免疫功能具有良好的调节作用，且其操作简便，安全舒适，无不良反应。高五芝等为探讨督灸疗法联合心理康复治疗功能性勃起功能障碍（ED）的临床观察，将 70 例男性 ED 患者随机分为督脉灸加心理康复治疗组和疏肝益阳胶囊对照组，结果发现治疗组勃起功能国际评分较治疗前均明显增加，总有效率亦优于对照组（$P < 0.05$），且督灸联合心理康复治疗 ED 为身心同治、综合治疗，不仅具有药物的功能又具有恢复心理平衡作用。

近年来，对督灸疗法的研究越来越多，尤其在临床应用方面，其主治范围日益扩大，在临床上的选用频率亦逐渐增高，从上述报道来看，其治疗疾病的种类可涉及内、外各科。目前临床督灸疗法选择的主要施术部位为督脉大椎穴到长强穴之间，药物多选麝香、肉桂、丁香、吴茱萸、川芎、附子等，介质以姜、蒜为主，大多选择发疱灸。此外，对验证疗效及阐明机制的实验研究也逐渐展开，目前可知督灸的基本作用包括调节免疫功能、调节神经—内分泌功能、抗自由基、抗氧化作用等。但我们仍要看到，在督灸疗法的临床研究中，仍存在着一定的问题。目前的临床研究多局限于对整体临床疗效的观察和比较，缺乏辨证的、针对某一特点的研究。不同的督灸药物都有其各自的特点和局限性，灸量及施灸时间亦难以统一规范。疗效观察指标不一，主观评定标准如 VAS、ODI 等缺乏客观指标，降低了结果的可信度。关于督灸疗法作用机制的相关研究较少，仍未完全明确。缺乏大样本试验，治疗后的随访报道较少，远期疗效仍不确切。今后，督灸疗法应严格规范临床设计，制定统一的操作方法，加强多中心、大样本的前瞻性研究，以期根据不同的药物、灸量及其临床疗效的对比，总结出各类病症的最佳治疗方案。此外，要加强相应的实验和机制研究，引入现代的研究手段，进行分子生物学、免疫学及基因水平的探讨，为督灸疗法的国际化、科学化奠定基础。

参考文献

［1］ 焦树德. 大偻（强直性脊柱炎）病因病机及辨证论治探讨［J］. 江苏中医药，2003，24（1）：1-3.

［2］ 张庆力，许朝刚，高冠华. 督灸治疗强直性脊柱炎 40 例［J］. 中医外治杂志，2007，16（4）：47.

［3］ 崇桂琴. 神奇的督灸疗法——谈督灸疗法治疗强直性脊柱炎［J］. 中国民间法，2008（3）：3-4.

［4］ 邵素菊，邵锋锋，李真，等. 督灸治疗肺气亏虚型咳嗽的临床研［J］. 中国中医基础医学杂志，2014，20（5）：663-670.

［5］ 侯从岭，雷小婷，陈文辉. 穴位贴敷联合督灸治疗慢性阻塞性肺疾病临床研究［J］. 中医学报，2014，29（8）：1109-1111.

［6］ 宋琳琳. 督灸法治疗失眠症疗效观察［J］. 陕西中医，2013，33（12）：1655-1656.

［7］ 韩捷，费景兰. 督灸配合中药汤剂对溃疡性结肠炎患者 T 细胞亚群及 CD62P 影响的研究［J］. 中国实验方剂学杂志，2011，17（13）：239-240.

［8］ 衣华强. 督灸治疗强直性脊柱炎现状分析［J］. 山东中医杂志，2014，33（4）：284-285.

［9］ 周子朋. 督灸改善强直性脊柱炎脊柱僵痛临床研究［J］. 中医学报，2013，28（10）：1603-1604.

［10］ 林海波，李爱青，刘春梅，等. 督灸治疗脾肾阳虚型绝经后骨质疏松症患者腰背痛的临床研究［J］. 中医临床研究，2013，5（13）：49-51.

［11］ 韩锋，效亚力. 督灸结合逍遥散治疗慢性疲劳综合征的疗效观察［J］. 内蒙古中医药，2013，32（36）：77.

［12］ 王俊鹏，范家英，陈佳. 督灸疗法及其在肿瘤临床的应用［J］. 中国社区医师，2012，14（32）：172-173.

［13］ 高五芝，马永，王祖龙，等. 督灸疗法联合心理康复治疗阳痿［J］. 中国中医药现代远程教育，2014，12（9）：61-62.

［14］ 杨晓琳. 谈督灸的保健作用［J］. 山西中医，2011，27（1）：60-61.

［15］ 郭蕾，李爱民. 近三年督灸疗法的临床研究进展［J］. 光明中医，2015，30（8）.

［16］ 孙蓓，朱凤，李松峰. 强直性脊椎炎的督灸疗法与护理［J］. 山东医药，2002，24（2）：60.

第五节 肚脐生烟的奥秘——脐疗

教学目标

1.通过案例简介，引出艾灸、脐疗。了解艾灸的概念、材料、历史沿革及灸法的分类、操作方法、作用及适应证。

2.通过脐疗治痛经的案例，继而了解脐疗的历史沿革、作用机制，进而指导临床治疗。

案例摘要

女大学生小美，被痛经所困扰，月经量少而暗，经行小腹冷痛，得温则减，且身体素质差，在医院常规检查排除盆腔器质性所致病变，开始寻求中医治疗。刚开始选择喝中药，苦不堪言放弃了，又在小表姐的推荐下，针刺治疗痛经，又没坚持住，最后选择艾灸疗法。艾灸疗法简单易做，还不痛苦，她坚持灸疗，结果由于操作不当烫伤，去医院处理，后来在医生的建议下选择脐疗。半年后小美告别痛经，身体素质也变强。

【关键词】艾灸；脐疗；操作步骤；痛经。

教学安排

本案例有3幕场景，供3个学时讨论，每学时50分钟。

学时	场景摘要
第一学时	第一幕摘要（50分钟）：重点讨论艾灸的历史沿革、概念、材料。小美痛经想通过中医调理，期间喝了苦不堪言的中药，疼痛的针刺治疗都放弃了，最后选择简单易做的艾灸疗法

学时	场景摘要
第二学时	第二幕摘要（50分钟）：重点讨论艾条灸的分类、每种灸法的操作步骤及适应证。小表姐选择无烟的艾条，利用灸盒给小美做悬着灸。开学后小美自己治疗，还带着舍友小楠一起做，结果自己烫伤了，小楠因觉得无效放弃了
第三学时	第三幕摘要（50分钟）：重点讨论脐疗历史沿革、操作方法、作用机制。小美接受脐疗治疗痛经，看操作简单自己治疗，不仅没起到作用还把自己弄得上火了，最后听取医生建议，在医院接受系统疗法治疗痛经，结果不仅治好了痛经，身体素质也强了

💡 设计思路

第一幕： 小美自述痛经，在医院常规检查排除盆腔器质性所致病变，采取中医治疗。小美在治疗痛经的道路上，放弃了喝中药，针刺治疗，最后选择简单易行的艾灸。通过治疗痛经的方法对比，引出艾灸法。引导查询艾灸的概念、材料及历史沿革。

第二幕： 小美接受小表姐的艾灸疗法后感觉很舒服，开学后受条件限制自己做，结果把自己烫伤，舍友楠楠也是来月经会肚子不舒服，但她做艾灸却没有好转。通过这一故事的设置，引导查阅艾条灸法的分类、操作方法、注意事项及适应证。

第三幕： 小美接受脐疗治疗痛经，觉得操作简单自己治疗，不仅没起到作用还把自己弄得上火了，最后听取医生建议，在医院接受系统疗法治疗痛经，半年后告别痛经。通过小美的"偷艺"引出脐疗，掌握脐疗的历史沿革、操作方法、作用机制。

⚠ 要点提示

1.第一幕，重点引出艾灸，掌握艾灸的概念、材料、分类。通过与中药、针刺的比对，找出艾灸的优势。根据场景，查阅文献掌握的资料来找到答案。此外还涉及痛经的诊断及辨证分型。

2.艾条灸的分类以及每种灸法的操作步骤、注意事项及适应证是讲述的重点之一。第二幕中，通过小美开学后自己治疗的过程，遇到的困难来引出教学目标。

3.第三幕中，结合案例讨论脐疗治痛经。根据三幕提供的信息，掌握艾灸的基本知识，进一步掌握脐疗的历史沿革、操作方法、作用机制。最后由一名学生对本小组讨论结果进行梳理。

案例正文

第 一 幕

十八岁的小美风华正茂，是一名德智体美劳全面发展的模范标兵，在一所名牌大学念一年级，可就是身体素质差了一点，抵抗力弱，手脚冰凉，容易感冒。这些问题没有影响到她的学习，只是生活质量差了点，最让她伤脑筋的是痛经。每次来例假的前两天都会肚子痛，是小腹冷痛，疼起来必须找个地方躺着，一个姿势保持不动，每次发作都想如果有来生，可以选择的话，坚决不要做女生。

小美肚子痛时，妈妈都会为她准备暖宝宝、红糖水，这些生活小妙招用过后会有些缓解。但爸妈还是不放心，带小美去医院做检查。排除了盆腔器质性所致病变，中医大夫建议喝中药调理一下，从小就抵触吃药的小美为摆脱痛经，决定试试那"苦药汤子"。可是小美连 1 个疗程都没有坚持下来，因为喝完后，小美都会恶心呕吐，不愿意吃饭，不得已放弃了，觉得既然检查了没大事那就这样吧，于是痛经的治疗就不了了之了。

大学里的第一个寒假，小美陪妈妈去看姥姥，在车里就突然地觉得肚子有点隐隐的痛，心想不好了。到了姥姥家，一看，果真月经来了，小美就安静地躺到姥姥家炕上，忍受着。这时恰巧邻居家的小表姐来串门，见此状，关心地问小美怎么了。知道了事情的原委后，小表姐微笑地说："你算找着救星了。"小表姐是学针灸的，在医院实习见过很多痛经病人，针刺效果很好。小美听小表姐说得神奇，想试一试，就接受了。小表姐得知小美第一次痛经是因为来月经前和同学在外面玩，没注意饮食，喝饮料、吃雪糕、吃凉面，饮食过于生冷开始的，月经量少且暗，来例假期间会小腹部疼痛，于是就给诊断为寒凝血瘀型痛经，给予针刺治疗。坚持了 1 个星期小美因为怕针，没办法又放弃了。最后小表姐想到用艾灸治疗试试。

（一）提供信息

1. 小美，女，18 岁。
2. 身体素质差，抵抗力弱，手脚冰凉，容易感冒。
3. 小美痛经，妈妈都会为她准备暖宝宝、红糖水。排除盆腔器质性所致病变后，中医大夫建议喝中药调理一下。
4. 喝完中药后，小美都会恶心呕吐，不愿意吃饭，不得已放弃了。接受针刺治疗，坚持了 1 个星期，小美因为怕针，没办法又放弃了。

5. 最后小表姐想到用艾灸治疗试试。

（二）学习重点

1. 艾灸的概念、材料。
2. 艾灸的历史沿革。
3. 艾灸的优势。

（三）问题导向

1. 何为艾灸？
2. 艾灸治疗痛经有什么优势？
3. 艾灸起治疗作用的机制是什么？
4. 寒凝血瘀型痛经的诊断依据是什么？
5. 治疗痛经中西医都有哪些方法？

第二幕

　　小表姐制定了对小美用艾条灸治疗痛经的计划。小美去医疗器械店的市场兜了一圈，被琳琅满目的商品吸引了，艾条有 3 年、5 年、7 年之分，分有烟无烟，还发现了艾灸盒这好东西。最后小表姐选了一个简单的艾灸盒，和一盒无烟的艾条，想对小美实行悬着灸。月经前 1 周开始，小美躺在床上，小表姐借助艾灸盒做起了悬起灸，选取神阙、关元、中极、十七椎、次髎常规穴位，每穴 10 分钟左右，做完后小美觉得很舒服。在小表姐那治疗，一周做了 3 次，一直坚持到开学，中间来过一次月经，虽然还是会有些痛，但明显减轻了很多。小美很是高兴，想着开学坚持治疗。就这样小美带着小表姐的方法，开学后自己治疗，并且推广了这一技术。舍友楠楠来月经也会肚子不舒服，胸部感觉胀胀的，月经那几天还易闹情绪，因此小美就说服了楠楠加入。虽然弄得宿舍充满了艾味，但舍友考虑到治病也没说什么，俩人坚持了 2 个月，但楠楠并没有觉得有太大的作用就放弃治疗，只剩小美自己奋斗了。有一次小美觉得熏的热度不够，结果等到有感觉了已经出水疱了。她慌忙给小表姐打电话说了下情况，小表姐建议她先暂停治疗，抹点烫伤膏，还打趣地说："没有专业人士指导就是不行吧，等好了去学校附近的中医院再做做吧，在医院总归安全些。"水疱消了后，小美不想半途而废，就跑到了中医院针灸科，想继续在医院做灸疗。

（一）提供信息

1. 艾条有 3 年、5 年、7 年之分，分有烟、无烟。

2. 选取神阙、关元、中极、十七椎、次髎等常规穴位，每穴 10 分钟左右。

3. 楠楠并未觉得有太大的作用就放弃治疗，有一次小美觉得熏的热度不够，结果等到有感觉时已经出水疱了。

（二）学习重点

1. 艾条灸法的分类。

2. 艾条灸的操作方法及注意事项。

3. 每种灸法的适应证。

（三）问题导向

1. 楠楠做同样的艾灸疗法为什么没有效果，是因为证型不对还是操作方法不对？

2. 做艾灸的注意事项有哪些？

3. 艾条灸烫伤后如何处理？

第三幕

进了针灸科，小美就像发现了新大陆，看见好多病人肚子上冒着一缕缕青烟，经询问，她了解到了轻松治病的新方法——脐疗。小美把治疗痛经的心酸路程前前后后跟医生交代了个遍。医生根据小美对病情的叙述，望闻问切四诊合参后，依然诊断为寒凝血瘀型痛经。建议小美做个脐疗试试，一周 2 次，每次 2 个小时，小美欣然接受了。既然来了，这次就顺便做一次吧，小美被安排到一个病床上，接着就有一个实习医生把小美的肚脐消毒之后，撒了些药面，小美感觉有些凉凉的。实习医生将置好的面碗放在肚脐上，最后就是将捏好的艾炷放在药末上开始点火，这中间换了有七八次艾炷，换完后，把药面封在肚脐上保持一天。第一次脐疗就这么结束了。做完之后小美好像只有温热感，别的没啥感觉，于是她决定自己治疗。她按照"偷来"的技艺自己准备了原材料，除了药面，每天晚自习后都按照医生的模式照样子做。1 周后小美不好意思地见了医生说道："医生，我见你们在医院做得轻巧，就自己回宿舍每晚做 1 次，想着多做些能见效快点，没想到，不仅没有变舒服，这几天还口干舌燥，口腔溃疡，大便难解。"医生笑着回答道："你这是脐疗做多上火的表现。我们做是有门道的，岂是你学一次就能'偷'去的手艺，这药面是关键，都是我们自制的秘方，根据不同的病种配的成方，这艾炷捏得也有学问，大小、松紧度、换艾炷的时间等等都是注意事项。"小美有些汗颜，原来如此，于是老实地去医院接受医生的系统治疗。半年后小美兴奋地告诉医生，现在每次行经时跟正常人一样一点都不疼，而且是按期而至，不仅如此，自己的抵抗力也强了，治疗期间没有感冒就是最好的证明，因为以前感冒来得比"大姨妈"都准时。就这样小美通过艾灸、脐疗的方法告别了痛经，身体素质也强了。

（一）提供信息

1. 小美想做个脐疗试试，一周 2 次，每次 2 个小时。

2. 小美自己每天做脐疗不仅没有变舒服，这几天还口干舌燥，口腔溃疡，大便难解。

3. 小美通过艾灸、脐疗的方法告别了痛经，身体素质也强了。

（二）学习重点

1. 脐疗的历史沿革

2. 脐疗的操作方法。

3. 脐疗的作用机制。

（三）问题导向

1. 为什么小美自己做脐疗会上火？

2. 小美用脐疗治疗痛经，为什么最后身体素质也增强了？

3. 脐疗治疗痛经的机制是什么？

📖 知识链接

1. 艾灸的概念及材料

艾灸是指利用艾叶等易燃材料或药物，点燃后在穴位或患处进行烧灼或熏熨，借其温热性刺激和药物的药理作用，以达到防病、治病目的的一种外治方法。

2. 艾灸的历史沿革

灸法是借灸火的热力给人体以温热性刺激，通过经络腧穴的作用，以达到治病、防病的一种治疗方法。灸法早在先秦两汉时期就广泛应用于各种疾病的治疗。公元前 168 年的马王堆汉墓帛书之一《足臂十一脉灸经》中已有关于人体十一脉循行、主病及灸法之论述。灸法在随后的朝代都得到不同程度的发展，到明清时期达到了巅峰，如杨继洲的《针灸大成》、高武的《针灸聚英》、张介宾的《针经图翼》、汪机的《针灸问对》、吴亦鼎的《神灸经论》等论著的出现，灸法已经被广泛应用于内、外、妇、儿、五官等各个临床学科中。

艾灸起源于原始社会。早在《素问·异法方宜论》就有记载："北方者，天地所闭藏之域也，其地高陵席，风寒冰冽，其民乐野处而乳食，藏寒生满病，其治宜灸焫。故灸焫者，亦从北方来。"说明艾灸的应用，与寒冷的生活环境有密切关系。随着火的利用，古人在煨火取暖时，某些病症由于受到火的熏烤或烧灼而有所缓解，从而得到了熏烤或烧灼可以治病的启示，于是发明了灸法。

文献中最早提及艾灸的著作为《左传》，其详细记载公元前581年医缓给晋景公诊病时讲的一段话，医缓曰："疾不可为也，病在肓之上，膏之下，攻之不可，达之不及，药不治焉。"这里所讲的"攻"，即指当时的灸法，"达"即为当时的针砭。而"灸"这个字在现存文献中最早提及的是《庄子·盗跖篇》："丘所谓无病自灸也。"从这些记载中可以证明，早在春秋战国时期，艾灸法已经颇为盛行。

1973年，长沙马王堆三号汉墓（墓葬于公元前168年）出土的帛书中，有两种传本的古代经脉著作，一种为《足臂十一脉灸经》，另一种为《阴阳十一脉灸经》，这两种战国时期的帛书，是目前记载灸法最早的文献。《黄帝内经》中有关灸法的记载更多，随着针灸学的发展，出现了许多灸法专着。三国时期尊翕撰集的《曹氏灸方》七卷及《曹氏灸经》一卷是最早的灸法专着，可惜已亡佚。

晋代葛洪著《肘后备急方》中，对霍乱吐利以及急救等注重灸法。唐宋以后，灸法更为盛行，不仅有了专业的灸师，而且有了较为系统的灸法著作。如唐代的《骨蒸病灸方》，宋代的《外科灸法论粹新书》《膏肓腧穴灸法》及《备急灸法》，清代的《神灸经论》等。至于历代针灸著作中，如晋代皇甫谧《针灸甲乙经》、唐代孙思邈《千金要方》、宋代王执中的《针灸资生经》、明代杨继洲的《针灸大成》及清代吴谦的《医宗金鉴》，对灸法阐述尤详，尤其是唐代王焘的《外台秘要》，弃针而言灸，可见当时对灸法的重视程度和流传应用之广。

新中国成立以后，作为针灸重要组成部分的艾灸技术随着针灸医学的发展得到很大重视和发展，对艾灸技术的作用原理、临床治疗效果、适应证、禁忌证及艾灸技术的补泻、艾灸技术的方法等都进行了广泛而深入的研究。

3. 艾条灸的分类及操作步骤

艾条灸又称艾卷灸，是用特制的艾条在穴位上熏烤或温熨的施灸方法。艾条灸有悬起灸和实按灸两种。

（1）悬起灸：将点燃的艾条悬于施灸部位之上的一种灸法。一般艾火距离皮肤 2~3cm，灸 10~15 分钟，以灸至皮肤温热红晕，而又不致烧伤皮肤为度。悬起灸的操作方法又分为温和灸、雀啄灸和回旋灸。

1）温和灸：将艾卷的一端点燃，对准应灸的腧穴部位或患处距离皮肤 2~3cm，进行熏烤，使患者局部有温热感而无灼痛为宜，一般每穴灸 10~15 分钟，至皮肤红晕为度。如遇到昏厥或局部知觉减退的患者及小儿时，医者可将示、中二指置于施灸部位两侧，这样可以通过医者的手指来测知患者局部受热程度，以便随时调节施灸距离，掌握施灸时间，防止烫伤。

2）雀啄灸：施灸时，艾卷点燃的一端与施灸部位的皮肤并不固定在一定的距离，而是像鸟啄食一样，一上一下地移动。

3）回旋灸：施灸时，艾卷点燃的一端与施灸皮肤保持在一定的距离，但位置不固定，而是均匀地向左右方向移动或反复旋转来进行灸治。

（2）实按灸：多采用药物艾条，古代的太乙针、雷火针等多为此法。施灸时，先在施灸腧穴或患处垫上布或纸数层，然后将药物艾卷的一端点燃，趁热按到施术部位上，使热力透达深部。由于用途不同，艾绒里掺入的药物也处方各异。

4. 灸法的适应证

灸法的应用非常广泛，它既可以治疗经络、体表的病证，也可以治疗脏腑的病证；既可以治疗多种慢性病证，又可以治疗一些急证、危重病症；既能治疗多种虚寒证，也可以治疗某些实热证。灸法可应用于临床上绝大多数病证的治疗及辅助治疗，尤其对风寒湿痹、寒痰喘咳、肩凝，以及脏腑虚寒、元阳虚损引起的各种病证应用较多，疗效较好。

5. 脐疗的历史沿革

脐疗是指将药物做成适当剂型（如糊、散、膏、丸等）敷于脐部，或在脐部给予某些物理刺激（如拔罐、艾条等）以达到治疗疾病目的的一种方法。此法源于古代，流传至今，已有两千多年的历史。它是以中医理论为依据，在辨证论治的指导下，通过对脐的刺激，以达到行气活血、疏通经络、调整脏腑功能、治疗疾病的目的。

脐疗在殷商时期已经开始运用，据彭祖用蒸脐法和太乙真人用熏脐法防病、治病的传说及其后世典籍记载，推测至少早在殷商时期，脐疗便已开始应用。在成书于春秋时期的医学专著《五十二病方》中，已有肚脐填药、敷药、涂药及角灸脐法的记载。从战国到晋代，脐疗有了理论上的探索和治疗上的经验。春秋战国时期的《内经》中，就有脐与十二经脉、奇经八脉（主要与任脉、督脉、带脉、冲脉关系密切）、五脏六腑相关学说的论述。如《灵枢·营气》"其支别者，上额，循巅，下项中，循脊入骶，是督脉也；络阴器，上过毛中，脐中，上循腹里"；《灵枢·经筋》"手少阴之筋，………下系于脐"；《灵枢·经脉》"胃足阳明之脉，……下挟脐"等。在晋代，扩大了脐疗的方法，如隔盐灸；同时增加了治病的病种，指出了神阙宜灸禁针。《肘后备急方·治卒霍乱诸急方》中，有灸脐、隔盐灸脐的记载。如"以盐纳脐中，灸百壮，治霍乱卒死"，这还是隔盐灸脐的最早记载。宋金元时期脐疗法应用广泛，体现在方剂之多，医家之众。《太平圣惠方》中收集的方剂中，制法较精，如"治小儿脐湿不干方，白矾一分烧灰，龙骨一分，上件药细研，敷脐中，取瘥为度"；再如"治卒中，不知人，四肢厥逆，附子研末置脐上，再灸之，可活人"。《圣济总录》选录了甚多脐疗内容，如"腹中寒冷，泄泻久不愈，暖脐膏贴脐，则病已"。明清时期诸医家对脐疗的认识研究、应用有了重大的进展和突破。在清代，走方医经验著作《串雅外编·卷二杂法门》载："温剂种子，五灵脂、白芷、青盐各二钱，麝香一分，上为末，以荞麦汤和搓成条，圈于脐上，以药入其中，用艾灸之，但脐内微温即愈，不过二三度。"对脐疗法的操作描述极为详细，患者的感觉以脐内微温即可，操作具有一定的规范性。

6. 脐疗的操作方法

取面粉适量，以1:（3.5~4.0）的比例用水调和，做成圆圈状（直径8cm，高2cm），面圈的中间孔应比患者的脐孔稍大0.5cm（直径约2.0cm），备用。根据新世纪全国高等中医药院校规划教材《刺法灸法学》（中国中医药出版社）进行艾炷的手工制作，先将艾绒搓成大小适合的艾团，夹在左手拇食指腹之间，食指要在上，拇指要在下，再用右手拇、食指将艾团向内向左挤压，即可将圆形艾团压缩成上尖下平之三棱形艾炷。做成的艾炷直径2cm、高2cm，以燃烧10~15分钟为宜。令患者仰卧位，充分暴露脐部，用75%乙醇在脐局部常规消毒后，将毛巾平铺于腹上，将面圈绕脐一周，取上述药末适量（约8~10g），填满脐孔，用艾炷置于药末上，连续施灸6~9壮，约2小时，以脐周局部皮肤红润为度。灸后用医用胶布固封脐中药末，1天后自行揭下，并用温开水清洗脐部。

7. 脐疗的护理

脐疗时协助患者采取舒适卧位，一般是仰卧位，气促、气急者可取半卧位，解带宽衣暴露脐部。治疗过程中，特别是在寒凉季节要注意保暖。操作时局部皮肤应清洁干净，必要时以75%酒精消毒，避免发生感染，并有利于药物吸收。贴敷药物时，要固定牢固，以防药物脱落。毒性较大或刺激性较强的药物，贴敷时间不宜太长。婴幼儿皮肤娇嫩，不宜久用此法。膏药、热熨、艾灸法时，均应注意温度适宜，避免烫伤。用油剂、糊剂、散剂敷脐时，需要覆以塑料膜以保持药效，防止药物流失，或污染衣被。揭去药物时注意观察用药局部有无皮肤过敏、皮疹、水疱等现象，必要时给予相应的处理，并停止脐疗。揭去药物后要清洁皮肤。若因药物刺激而引起水疱，要注意局部消毒、包扎、保护好，勿使其溃破，防止感染，并停止脐疗，按外科处理局部。

8. 脐疗的机制

脐疗是透皮给药的治疗方法之一。脐部是人体胚胎发育过程中腹壁最后闭合处，表皮角质层最薄，屏障功能亦最弱，皮下没有脂肪组织，脐下腹膜有丰富的静脉网和胸、腹静脉相连通，并有动脉分支，血管丰富，药物易通过薄层皮肤弥散而吸收入血，进入循环而发挥药物的全身治疗作用。另外脐部的神经较敏感，通过艾灸、药熨、电磁、激光等，刺激和调节机体的神经、内分泌、免疫系统，改善脏器功能，达到治疗目的。脐是胎儿从母体获取营养的唯一途径。中医理论认为：神阙穴是人体神气通行出入的门户，是任脉的要穴，且与督脉、冲脉相通。通过经络它上联心肺、中经脾胃、下通肝肾。脐与命门相对，与肾有内在的联系。脐是任、督、冲脉的相会处，十二经脉的枢纽，气通五脏六腑，诸经百脉。脐疗时，药物经脐透入经脉，随经脉气血流注运行而输布全身，直达病所，从而起到治病保健作用。

9. 脐疗的操作时机及疗程

每次月经来潮前 7 天开始治疗，脐疗每 3 天一次（每个月经周期约 2~3 次），直至月经来潮。3 个月经周期为一个疗程，1 个疗程后观察疗效。

10. 脐疗的作用途径

（1）穴位的作用：脐名神阙，为经络之总枢，经气之汇海，通过督、任、冲、带四脉统属全身经络，联系五脏六腑。彭祖小续命蒸脐法赞灸脐能"功能百脉和畅，毛窍皆通，上至泥丸，下至涌泉……"。根据"经脉所过，主治所及"的原则，神阙穴能通达全身，故可通过刺激神阙穴达到调节全身的作用，从而治疗全身疾病。妇科病的发生与冲、任、督、带及肝、脾、肾的损伤有关，而冲任二脉损伤是妇产科疾病的主要病机。神阙穴属任脉，从经络循行上与冲、任、督、带关系密切。任、督、冲三脉"一源三歧"，同起于胞中，所以通过刺激神阙穴可以健脾、补肾、调理冲任，从而达到治疗痛经的作用。

（2）艾灸的作用：现代解剖学分析，神阙穴所处脐下无脂肪组织，皮肤筋膜与腹膜直接相连，脐下腹膜有丰富的静脉网，脐下动脉分支也通过脐部，在此处施灸具有穿透力强、弥散快的特点。此外，艾灸施于穴位，其燃烧时所产生的近红外辐射有较高的穿透能力，从而发挥其药物和火热的温通作用，通过经络的传热和神经的传递对盆腔脏器产生热效应，以改善微循环，抑制子宫平滑肌收缩，从而达到止痛之目的。从中医学分析，原发性痛经多因肾气未充、肝气瘀滞、脾失健运、外感寒湿之邪，导致胞宫气血运行不畅，不通则痛。艾灸能温经通络、温中散寒、温肾健脾和消瘀散结，达到气血通畅、通则不痛的目的。

（3）药物的作用：隔药灸脐所用药物配方为多年临床之经验方，其组成主要以吴茱萸、生白芍、乳香、没药、醋延胡索、冰片、生五灵脂等为主。方中吴茱萸辛、苦、热，可散寒燥湿，善解肝经之郁滞。生白芍味苦、酸，性凉，入肝、脾经，具有养血柔肝、缓中止痛之用。乳香、没药常相须为用，治疗一切瘀滞重症。延胡索性温，味辛、苦，是活血化瘀、行气止痛之妙品，尤以止痛之功效而著称于世，李时珍推崇延胡索"能行血中气滞，气中血滞，故专治一身上下诸痛"。五灵脂性温，味苦、甘，归肝经，活血止痛，化瘀止血。以上诸药以通为主，旨在调理气血。而且多有芳香气味，以利于药物吸收和促进气血流通。此外，脐疗用药多生用，须配伍善于通经走络之冰片为引，以增加药物的吸收。

（4）穴位、艾灸与药物的共同作用：脐部为腹壁最后闭合处，表皮角质层最薄，药物容易渗透。通过艾灸的温热效应增强局部血液循环，促进药物的渗透和吸收。此外，脐疗过程中所用的面圈随着艾灸的熏蒸蒸发出水分，渗入药物之中，可增强药物和皮肤的水合作用，从而更有利于吸收。

参考文献

［1］ 王富春．刺法灸法学［M］．上海：上海科学技术出版社，2006：62-78．

［2］ 周恩华，吴淦金，谭琳蓥，等．艾灸疗法的思考及运用［J］．中华中医药学刊，2008，26（8）：1695-1696．

［3］ 邱茂良，张善忱．高等医药院校教材-针灸学［M］．上海：上海科学技术技出版社，1985：162．

［4］ 张永臣，贾红玲，王秀英．脐疗法的渊源与发展［J］．中华中医药学刊，2009，27（9）：1842-1844．

［5］ 张学伟，贾红玲．中医脐疗法发展源流［J］．中国针灸，2014，34（6）：607-610．

［6］ 马玉侠，陈晟，谢晓佳，等．脐疗治疗痛经方剂的历史沿革及特点［J］．山东中医杂志，

2013，32（3）：152-153．

［7］ 严健民．五十二病方注补译［M］．北京：北京古籍出版社，2005：87．

［8］ 刘晓岚，董薛，马玉侠．脐疗对原发性痛经患者综合症状的影响［J］．上海针灸杂志，2013，32（2）：85-88．

［9］ 高树中．中医脐疗大全［M］．济南：济南出版社，2009：11．

［10］ 佘延芬，孙立虹，杨继军，等．隔物灸对寒湿凝滞型原发性痛经患者经期血浆 β-EP 含量的影响［J］．中国针灸，2008，28（10）：719-721．

［11］ 高树中，衣华强，马玉侠，等．从脐调元气论脐疗的机制［J］．山东中医药大学学报，2009，33（4）：272-273．

［12］ 马玉侠，高树中，刘兵，等．脐疗研究现状与发展趋势［J］．中医外治杂志，2008，10（5）：3-4．

［13］ 吕庆超，吴彤，李春林，等．灸脐疗法现状及理论研究进展.［J］．辽宁中医药大学学报，2015，17（5）：154-156．

［14］ 张淑良．脐疗的临床应用与护理进展［J］．山西护理杂志，1995，9（4）：145-146．

［15］ 胡晋红，张立超，朱全刚．我国透皮给药的研究进展［J］．解放军药学学报，2002，18（1）：38-41．

［16］ 魏振装．家庭脐疗［M］．北京：金盾出版社，1993：2．

第六节　蒋老先生的烦恼——热敏灸

教学目标

1.通过查阅文献资料和自主学习，了解热敏灸疗法的内容与作用。学习分析比较热敏灸疗法与普通艾灸疗法的异同点。

2.掌握热敏灸疗法的操作手法，了解热敏效应和循经感传的含义。了解热敏灸疗法的注意事项。

3.通过热敏灸疗法对膝关节炎的治疗，把握灸感与灸量的关系，了解热敏灸疗法的优势所在，思考如何在临床上更灵活的运用热敏灸疗法及其影响因素、适用范围等。

案例摘要

68 岁的蒋老先生多年来左侧膝盖经常疼痛，以往犯病的时候都是靠休息和自己热敷缓解症状，没去过医院看病。不过最近梅雨季节到来，他的膝盖疼得厉害，自己的办法缓解无效，于是蒋先生来医院治疗。李医生检查之后诊断为膝关节炎，并决定给蒋先生做针刺和热敏灸治疗。李医生进行针刺和热敏灸治疗后，老先生觉得自己的膝盖很舒服。治疗了 3 天后，蒋先生因为某些原因暂停了治疗。过了几天，蒋先生的膝关节炎因淋雨受寒再度发作，他自己在家买了艾条进行艾灸，但效果不佳，于是再次来到医院。这次，李医生耐心与蒋先生沟通，并继续为老先生做热敏灸治疗。10 天后，蒋先生的左膝疼痛基本消失了，也没有肿胀和发热。医生嘱咐了一番注意事项后，老先生便回家了。

【关键词】热敏灸疗法；热敏穴位；循经感传；灸感。

教学安排

本案例有 3 幕场景，供 3 个学时讨论，每学时 50 分钟。

学时	场景摘要
第一学时	第一幕摘要（50 分钟）：重点讨论热敏灸疗法的具体内容与作用，引导学生查找文献和资料，讨论热敏灸疗法的来源与发展，比较热敏灸疗法与普通疗法的不同。患者蒋先生因左侧膝盖疼痛前来医院就诊，医生在检查后诊断为膝关节炎，并推荐了针刺和热敏灸疗法
第二学时	第二幕摘要（50 分钟）：重点学习热敏灸疗法的操作方法，学习讨论循经感传和热敏点的相关概念，比较热敏点与普通腧穴的异同。了解热敏灸的注意事项。李医生选取了外膝眼、鹤顶两穴作为热敏灸的主要穴位，手持艾条在两穴上方 4cm 处温和灸，并在治疗过程中注意询问患者的感受。治疗后，蒋先生感觉到膝盖内部发热，还有热流朝小腿下面传导。治疗了 3 天后，蒋先生表示疗效肯定。但是因为某些原因未继续治疗
第三学时	第三幕摘要（50 分钟）：通过学习热敏灸治疗膝关节炎讨论灸感与灸量问题，了解热敏灸疗法的特点与优势，引导学生思考影响热敏灸疗法效果的相关因素等。蒋先生回家后曾尝试自行做热敏灸治疗以缓解再犯的膝关节炎疼痛，但效果不佳。其后蒋先生又来到医院寻求医生的帮助，这次李医生选取了其他穴位治疗，灸感持续较长时间。治疗一段时间后蒋先生反馈效果很好

设计思路

第一幕：患者蒋先生，68 岁，退休工人。他 2013 年时被诊断为左膝关节炎，但西医治疗效果不佳，其后犯病，一般自行在家热敷。2015 年初冬季节，蒋先生的左膝关节疼痛，发热肿胀，不便行走，于是前来医院诊治。本病中医辨为膝痹（湿痹），病因多与感受风寒湿热之邪和人体正气不足有关，蒋老先生年老体弱，复感风寒湿邪，痹阻关节肌肉筋络，气血瘀阻不通，故而发病。热敏灸对湿痹有很好的疗效。学生需要了解的是热敏灸疗法的起源与发展。

　　第二幕： 医生给蒋先生做热敏灸治疗时，手持艾条先查找患者的热敏点，找到两处热敏点时再进行艾灸。治疗过程中，患者出现了循经感传的现象。治疗后患者感觉患处疼痛明显减轻。本幕中需重点学习的是热敏灸疗法的临床操作，热敏点和循经感传及灸感的概念，以及归纳概括热敏点与普通腧穴的异同等。

　　第三幕： 蒋先生回家后再次因淋雨犯病，这次他选择自己模仿医生的治疗，自行买了艾条熏烤患部，但是疼痛未见减轻于是去医院。这次治疗过程中，李医生另取了热敏点进行艾灸治疗，依旧手持艾条在两穴上方约 4cm 处悬灸 30 分钟，每日 1 次，共治疗 10 天为一疗程。本幕中涉及的重点是讨论影响热敏灸疗效的相关因素，如何能使其疗效最大化，其中涉及灸感灸量及腧穴的敏化状态这一概念，如何保持灸感的持久及较长持续时间是学生们应该探讨的难题。

⚠ 要点提示

　　1. 本案例主要探讨的是热敏灸疗法的具体内容、特点和其优势所在。热敏灸疗法与普通艾灸疗法的对比也是本案例讨论的重点之一。第一幕，结合本案例，鼓励学生通过查找文献和资料，讨论热敏灸疗法的来源与发展。学习掌握热敏灸疗法的治疗作用及适应证，了解热敏灸的作用机制，讨论热敏灸与普通艾灸的异同。此外还涉及痹证（膝痹）的治疗方案等知识的学习。

　　2. 第二幕中，结合案例引出循经感传和热敏点的概念和相关理论，比较热敏点与普通腧穴的不同。根据幕剧提供的信息，对患者做出诊断和治疗，并写出适当的治疗方案，包括详细的操作过程。

　　3. 第三幕中，重点学习讨论灸感及灸量的问题，引导学生思考影响热敏灸疗法效果的影响因素。突出热敏灸疗法的治疗优势，也可以思考推广家庭自行热敏灸的可行性。

案例正文

第 一 幕

患者蒋先生，68岁，是一名退休工人。蒋先生年轻时身体很好，他干过泥匠、下过田，还上山砍柴、下湖打鱼，长年累月的辛苦劳作，使蒋老先生到老了落下一身毛病，尤其是他的膝盖，总是隐隐作痛。蒋先生心想膝盖疼也不是什么大病，忍忍就过去了，加之有时候忙于其他事务，就未曾到医院治疗。直到2013年12月，蒋先生又犯膝盖疼，当时左膝盖又红又肿，走路十分不方便。于是他才前往市人民医院骨科治疗，当时医生诊断为左侧膝关节病。医生的治疗方案是抽除积液及注射玻璃酸钠，治疗半个月后，膝盖的红肿完全消失。考虑看病要花费不少钱，蒋先生不舍得，近几年膝盖疼又反复发作好几次，蒋先生一般都自行在家休息和热敷，没去过医院治疗。

2015年冬天较往年来得早，气温更低，11月初暖气还未开放，蒋先生的老毛病又犯了。听一个朋友说中医针灸治疗这个病很有效果，于是他来到当地中医院针灸科看病。值班李医生详细询问了蒋先生的现病史，发现蒋先生的左膝关节轻度肿胀，局部发热。李医生又仔细询问了李先生平时的生活环境、既往身体情况和家族中其他亲属的病情，在进行舌诊和脉诊等一系列中医诊查后，李医生认为蒋老先生的疾病中医诊断为膝痹，西医诊断为左侧膝关节炎。李医生胸有成竹，安慰蒋先生说："老先生，你放宽心，针灸可以治你这个病。我给你扎针，再做做热敏灸，一般治疗效果比较满意。"蒋先生半信半疑，听从医生的安排躺在了病床上。

（一）提供信息

1. 蒋先生，男，68岁，退休工人，左腿膝盖不好。

2. 2013年蒋先生犯过膝盖疼，走路不方便。当时他曾前往市人民医院治疗。

3. 2015年蒋先生再次犯病，经人介绍选择针灸治疗，李医生选择了针刺和热敏灸疗法。

（二）学习重点

1. 热敏灸疗法的定义。

2. 热敏灸疗法的作用与治病机制。

3. 热敏灸疗法的适应证。

（三）问题导向

1. 什么是热敏灸疗法？
2. 热敏灸疗法的作用与治病机制。
3. 热敏灸疗法能治什么病？
4. 热敏灸疗法与普通的灸法有什么不同？

第 二 幕

李医生先给蒋先生选取了膝眼、外膝眼、足三里、梁丘等穴位实施毫针刺法，目的是通络活血止痛，然后拿出一根直径约 2.5cm 粗的艾条点燃，在蒋先生疼痛的膝盖上方和小腿外侧进行来回地旋转，并不时询问蒋先生的感受。当蒋先生说自己的膝盖上有两处特别温热的感觉时，李医生一看，就是外膝眼、鹤顶两穴，于是调整并固定患者的体位，做好准备工作后，手持艾条在上述两穴上方约 4cm 处施以双点温和灸，在艾灸过程中不断询问患者的感觉，不断调整艾条的位置，大约半小时后，李医生停止了艾灸，并再次询问蒋先生的感受，老先生说艾灸刚开始一会儿，他就感觉到膝盖里面热热的，很舒服，还有一股热量朝小腿下面至足背上传导，左侧膝盖没那么疼了。治疗结束后，老先生下床活动后，欣喜地说走路时左侧膝盖疼痛有所减轻，轻快了很多。李医生看到这个情况，欣慰地点点头，告诉蒋先生今天的治疗结束，建议先治疗 1 周观察效果，并嘱咐他饮食清淡，避免过多活动，每日定点来门诊接受治疗。

此后 1 周，蒋先生每日按时来李医生的门诊治疗，李医生依照之前的方案进行针刺和热敏灸治疗，治疗第 4 天时，李医生则选择了外膝眼和梁丘两穴做热敏灸治疗，针刺方案不变。治疗 1 周结束后，蒋先生觉得自己的膝盖疼痛不明显了，表示不再继续治疗，李医生考虑患者病情基本控制了，于是对蒋先生嘱咐一番注意事项后，便让老先生回家休息了。

（一）提供信息

1. 医生给患者采取了针刺和热敏灸疗法的治疗方案。
2. 在热敏灸治疗的过程中，在艾灸某两个部位时，患者出现了特别强烈的温热感，并且感受到了热量的传导。于是李医生将这两个穴位作为热敏点进行治疗。
3. 第 4 天治疗时，李医生先按前方案进行针刺，后选择外膝眼、梁丘两穴做热敏灸治疗。
4. 治疗 1 周后，患者觉得症状得到了明显缓解，不再继续治疗。

（二）学习重点

1. 掌握热敏灸疗法的操作手法。
2. 掌握循经感传的具体含义。
3. 了解热敏效应和热敏点的具体含义。

（三）问题导向

1. 热敏灸疗法的操作手法是怎样的？
2. 循经感传的具体含义是什么？
3. 患者感觉到一股热量朝小腿方向游走有什么意义？
4. 本案中医生为什么要查找患者有特殊感觉的穴位？怎样查找这些特殊穴位？
5. 热敏灸的穴位与针刺的穴位有没有什么不同？

第 三 幕

回家后蒋先生一直在休息，有天不小心受了寒，膝关节炎再度发作，他回忆李医生用艾条艾灸的方法挺简单，就自己买了艾条在家进行学习艾灸。但是由于蒋先生不懂如何准确地找到穴位，掌握不好艾灸的方法，只是简单地拿着点燃的艾条在膝盖上方和侧面熏烤半个小时，膝盖表皮有热，但是膝盖内部感受不到温热感和扩散，膝盖疼痛也没有缓解。自己治疗没有效果，蒋先生再次来到针灸科门诊，找到李医生求治。李医生耐心地给蒋先生解释了一番热敏灸的治疗效果，并对蒋先生解说针刺和热敏灸必须由专业的医生来实施操作。蒋先生表示一定听从医生的安排。李医生这次依然先选取了膝盖局部穴位和远端穴位、阿是穴进行针刺，留针 30 分钟，随后查找选取了外膝眼、膝眼两穴，双手持两根医院自制的药艾条在两穴上方约 4cm 处悬灸 2 次，共灸 1 个小时，治疗过程中通过询问患者的感受不断调整艾条的位置。治疗结束后蒋先生舒服地叹了口气说："还是大夫厉害，灸完后整个膝盖都很舒服，左膝盖及小腿内部都很热，还有热流朝大腿及小腿方向传导，持续时间从治疗开始一直到结束。"

这次蒋先生坚持治疗了 10 天，他的左膝疼痛大为缓解，肿胀和发热完全消失，行走自如。李医生看到治疗效果很理想，决定结束治疗，让老先生回家休养，并嘱咐他避免过度活动，减少上下楼梯，饮食清淡，避风寒。2 个月后，李医生回访，老先生反馈说膝关节炎没再犯过，腿脚也灵便，自己也开心多了。

（一）提供信息

1. 患者回家后受寒，左膝关节炎再犯。
2. 患者自行买艾条进行艾灸，但因缺乏指导，方法不当疗效不好。
3. 患者再度去往医院，经由医生治疗后膝盖疼痛消失。
4. 疗程结束 2 个月后回访，患者表示未再犯。

（二）学习重点

1. 热敏灸疗法中腧穴的敏化状态。
2. 热敏灸疗法的灸感。
3. 热敏灸疗法的灸量。
4. 热敏灸疗法的优势。

（三）问题导向

1. 为什么这次选穴与第一次治疗时所选取的穴位不同？表明了什么？
2. 不同的艾条对热敏灸的治疗效果会不会有影响？还有哪些因素会影响热敏灸的治疗效果？
3. 热敏灸治疗中灸感是怎么出现的？时间长短具有偶然性还是必然性？如何保持灸感更持久？
4. 本幕中医生用了 4 根艾条共灸 1 个小时，为什么要这么做？
5. 除了热敏灸疗法，还有没有其他特殊的灸法？
6. 热敏灸疗法的优势？

📖 知识链接

1. 灸法

灸法是指利用艾叶等易燃材料或药物，点燃后在穴位上或患处进行烧灼或熏熨，借其温热性刺激和药物的药理作用，以达到防病治病目的的一种外治方法。灸法是针灸疗法的重要组成部分。灸法擅长于虚寒病证和预防保健；灸法有特殊功效，可补针、药的不足；灸法宜被患者接受和用于自我治疗。

灸法所用材料：古今均以艾叶加工制作的艾绒为主，但也常常针对不同病证采用其他材料施灸。一般依据施灸材料可分为艾灸法和非艾灸法两大类。临床应用最为广泛，根据操作方式的不同，可分为艾炷灸、艾条灸、温针灸、温灸器灸和较为特殊的艾灸法，临床上以艾炷灸和艾条灸最为常见。艾条灸又可分为悬起灸和实按灸。悬起灸依据操作方法又分为温和灸、雀啄灸和回旋灸。

灸法的作用：温经通络，驱寒散邪；补虚培本，回阳固脱；行气活血，散结消肿；预防保健，益寿延年。灸法的适用范围十分广泛，它既可治疗经络、体表的病证，也可以治疗脏腑的病证；既可以治疗多种慢性病征，也可以治疗一些急证、危重病证；既能治疗多种虚寒证，也可以治疗某些实热证。

艾灸的操作：艾灸施灸（除特殊操作外）一般约距离皮肤 2~3cm，以不引起灼痛为度；时间为 10~15 分钟。一般而言，艾条距离皮肤的距离越大，刺激量越小，距离越小，则刺激量越大；施灸的时间越长，刺激量就越大。一般初灸时，每日 1 次，3 次后改为 2~3 天 1 次。急性病可每日灸 2~3 次。

灸法注意事项：

（1）施灸的体位：患者体位要舒适，并便于医师操作。一般空腹、过饱、过度饥劳时不宜施灸。直接灸宜采取卧位，注意防止晕灸的发生。

（2）施灸的顺序：一般先灸上部，后灸下部；先灸背、腰部，后灸腹部；先灸头部，后灸四肢。

（3）禁灸和慎灸的部位：颜面部、心区、体表大血管部和关节肌腱部不可用瘢痕灸。妇女妊娠期，腰骶部和小腹部禁用瘢痕灸，其他灸法也不宜灸量过重。对昏迷、肢体麻木不仁和感觉迟钝的患者，勿灸过量，以避免烧伤。

（4）灸疮、灸疱的处理：灸疮的处理详见"化脓灸"。灸后起疱后，小者可自行吸收，大者可用消毒针穿破，放出液体，敷以消毒纱布，用胶布固定即可。

（5）环境和防火：施灸过程中，室内宜保持良好的通风。严防艾火烧坏衣服、床单等。施灸完毕，必须将艾火彻底熄灭，以防火灾。

2. 热敏灸疗法

热敏灸疗法的创立是源于临床灸疗热敏现象的发现。在疾病状态下，人体体表存在对艾热产生敏感效应的穴位，被称为热敏穴位。热敏穴位可通过艾热来激发。

（1）腧穴热敏现象的发现

陈日新教授等在临床灸疗过程中发现了一组奇异的透热、扩热、传热现象，与常见的局部热、皮肤表面热完全不同。当这种现象出现时，疗效显著提高，这一发现为灸疗研究找到了突破口。这被称之为腧穴热敏现象，又称热敏灸感，能产生这种热敏现象的穴位被称为热敏腧穴。

（2）灸感，指施灸时患者的自我感觉。但由于穴位的不同，穴位与非穴位的不同，穴位功能状态（静息态与敏化态）的不同，艾灸的热感类型也不同。健康人体由于穴位处于静息态，艾灸通常产生皮肤局部的热感。但是人体在疾病状态下，当穴位处于热敏化态时，穴位对艾灸刺激异常敏感，呈现特异性的"小刺激大反应"。表现为以下 6 种特殊感觉：①透热，灸热从艾灸部位向深层组织渗透，甚至可直达胸腹内脏器。②扩热，灸热从施灸部位向四周扩散。③传热，灸热从施灸部位沿一定的线路向远离施灸部位传导，甚至可传到病所。④局部不（微）热远部热，施灸部位不热或只感微热感，而远离施灸部位的某些部位却感觉甚热。⑤表面不（微）热深部热，施灸部位表皮不（微）热，而表皮下深层组织甚或胸腹内脏器感觉甚热。⑥其他非热觉，施灸部位或远离施灸部位，出现酸、胀、压、重、痛、麻、冷等非热感觉。

（3）热敏灸感的出现规律

1）腧穴热敏现象

腧穴热敏现象在古代文献虽偶有记载，但其出现对提高灸疗疗效的关键作用长期未被重视。陈日新等自 1988 年开始系统研究了患者在被悬灸过程中产生的"透热、扩热、传热"等"热至病所"的灸疗热敏现象，初步认识了其产生的临床规律。研究发现，在疾病状态下，穴位热敏现象的出现率为 70%，明显高于健康人的 10%。寒证、湿证、瘀证、虚证中出现热敏现象居多，急性病和慢性病也可出现。疾病痊愈后穴位热敏出现率降为 10% 左右。表明人体在疾病状态下，体表穴位发生热敏具有普遍性，与疾病高度相关。其出现部位呈现出动态的特征，随病情变化而变化。动态的热敏穴位与部位固定的经穴重合率仅为 48.76%，表明热敏穴位的出现部位仅可以目前的经穴定位标准作为参照坐标系来粗定位，而不能准确定位。

2）热敏灸感产生的临床规律

热敏灸感的产生具有普遍性普查神经系统、运动系统、消化系统、呼吸系统、生殖系统等 20 种疾病患者进行艾灸穴位观察，上述 6 类热敏灸感均能出现，出现率约 70%。寒证、湿证、瘀证、虚证者居多，急性病和慢性病均可出现。

热敏灸感的产生具有高效性热敏灸感是经气激发与传导时产生的多种特殊感觉，是经气激发与传导的标志。上述神奇感觉所传导之处，病症随之而缓解。如艾灸风门穴，热胀感向肩部传导，多年肩痛立即缓解；艾灸阳陵泉穴，热胀感向腰部传导，多年腰部困重紧痛感立即缓解；艾灸三阴交穴，热流传至下腹部，几次治疗后盆腔积液明显改善；艾灸天枢穴，热流直透腹腔，几次治疗后，多年紊乱的肠功能明显改善。

热敏穴位呈现以经穴为中心的概率分布，以周围性面瘫、腰椎间盘突出症、膝关节骨性关节炎、肌筋膜疼痛综合征、支气管哮喘、痛经、排卵障碍性不孕等7种疾病患者为研究对象，将469个热敏穴位与经穴作对比研究，结果表明，穴位热敏部位随病情变化而变化；动态的热敏穴位与部位固定的经穴重合率仅为48.76%，与压痛点的重合率为34.75%。表明热敏穴位的出现部位仅可以经穴或压痛点为参照坐标系来粗定位，而准确定位必须以热敏灸感为标准。

（4）热敏灸感指导灸疗选穴

穴位是针灸获效的基础，取穴准确与否直接影响针灸的临床疗效。陈日新教授通过对热敏灸感的系统研究，对穴位内涵有了一个突破性认识，提出了"穴位不仅仅有部位之别，更有状态之别（敏化态与静息态之别）"的新观点，并发现热敏态穴位是灸疗的特异性穴位，能够显著提高灸疗疗效位的定位是以传统辨证选穴为基础的经穴部位作为热敏穴位探查的高发区域，然后在上述穴位热敏高发区域进行悬灸探查，当悬灸至某一部位出现上述透热、扩热、传热等6种热敏灸感中的1种或1种以上时，此部位就是热敏穴位的准确位置。探查热敏穴位过程中，可能出现几个穴位同时发生热敏的情况，尽管表明这些穴位都是热敏穴位，但有首选与候选、主选与次选之分，这需要根据具体的热敏灸感类型、热感强度进一步分析、辨别。如按灸感循行路径来分，以出现热敏灸感经过或直达病变部位的热敏穴位为主选热敏穴位；如按灸感性质来分，以出现非热感觉的热敏穴位为主选热敏穴位，而非热灸感中又以痛感优于酸胀感；如按灸感强度来分，以出现较强的热敏灸感的热敏穴位为首选热敏穴位。因此热敏灸感可以指导灸疗的选穴与准确定位。

（5）热敏灸操作要点

1）灸感

灸感即患者施灸时候的自我感觉。《灵枢·九针十二原》将针刺疗法的精髓概括为"刺之要，气至而有效"。热敏灸始终强调在施灸的过程中，产生透热、扩热、传热、局部不热远部热、表面不热深部热，或者出现酸麻胀痛感为最佳。热敏灸产生的灸感并不只是热感觉，热敏灸出现的经气传导现象是传统艾灸疗法没有出现的。可以说热敏灸的精髓在于循经感传。传统的悬灸疗法，重视的是艾灸的物理作用，局部或者点、面的热感，对于经络感传的现象没有得到重视，虽然艾灸通过穴位悬灸原理可以使得热量传递到病灶处，使得疾病得以缓解，但是对于哪些穴位产生了经气传导灸感没有总结和归纳，没有充分发挥出悬灸在临床疗效上的潜力。单单只凭借热感确定悬灸部位在临床治疗上是不准确的。热敏灸疗法，规范了热敏灸的灸感，以灸感确定艾灸治疗部位，只要灸感传到之处，疾病便会有所缓解。如悬灸风门穴，热胀感向肩颈部传导，肩痛得到了缓解。悬灸三阴交，热胀感由腿部上传腹部，解决了很多的妇科疾病。这一现象就是热敏灸的灸感。也可以称为热敏化现象。穴位在艾热的刺激下激发灸性感传，临床疗效大幅度提高。

2）灸位

灸位即施灸的部位，就是热敏灸在热敏穴上施灸，热敏穴位对于艾热的反应非常敏感，非常容易激发经气感传，产生"小刺激大反应"。在疾病的状态下，穴位的热敏化出现率可以达到70%。而健康人是10%。表明了穴位的热敏化与疾病高度相关。我们可以说腧穴的热敏化是一种疾病的病理反应。相比较传统的悬灸疗法，没有认识到穴位具有敏化态和静息态，因此激发经气感传的概率很低。而热敏化的敏有两个层面的含义：一个是指施灸部位的"敏"，是指艾灸表面所表现出来的敏化态，另一个是指相应的靶器官的"敏"，表现出一种双向调节。如悬灸阳陵泉，热胀感从腿部向上传到腰部，缓解腰部的疼痛；悬灸天枢穴，肠功能紊乱得到了明显的改善。都体现出灸位在提高热敏灸临床疗效中起到的重要作用。但是热敏化腧穴与固定经穴的定位不完全符合。陈日新教授研究发现，动态的热敏穴位与固定的经穴穴位重合率仅为48.76%。与压痛点的重合率为34.75%。表明了首先通过固定经穴穴位和压痛点对热敏穴位进行初步定位，关键要以热敏灸感为标准对热敏穴位进行精确定位。由于热敏穴位其独特的定位方式，在患者的治疗过程中，医者不能根据传统的固定经穴穴位和压痛点对患者进行施灸治疗，应该根据患者的热敏灸感实施精确定位。由于热敏穴位与经穴的重合率很低，所以我们应该扩大热敏灸的治疗范围，同时规范热敏灸治疗疾病时热敏穴位的定位，扩大热敏穴位的数量。正确地应用热敏穴位，是提高热敏灸疗效的关键因素。而传统艾灸疗法，主要是针对穴位进行悬灸治疗，但是没有识别穴位具有敏化态和静息态的区别，因此不要求辨别的选择热敏穴位施灸，从而使得激发经气感传的效率降低。

3）灸量

灸量由艾灸的强度、面积、时间三个因素组成的。前两个因素不变的前提下，灸量主要由艾灸的时间来决定。人体在疾病的状态下，穴位的热敏化可以达到70%，而健康状态下热敏化为10%，从数值可以得出结论，艾灸的时间应该根据患者的热敏灸感的减弱甚至消失为依据。相比传统的悬灸疗法，有两种确定灸量的标准，一种是规定不变的标准，艾灸的时间规范为10~15分钟，一种是艾灸时间多以局部出现红晕为主，两种时间规范都没有达到个体化的最充足灸量。由于人体的疾病状态不同和个体差异，所以每个患者所需要的艾灸剂量均不相同，长期临床观察表明，热敏态穴位在灸施过程中逐渐发生着退敏的过程，穴位的由敏化态转化为静息态，提示穴位的灸量已经充足，不同的热敏化腧穴热敏灸感消失的时间均不相同，因此艾灸的时间应该与灸性感传所需时间为度。对于患者的治疗过程中，艾灸的过程中应该时刻询问患者灸感强烈与否，当患者热敏灸感减弱或者消失，可以停止艾灸，相比传统的悬灸疗法，热敏灸时间把握适当，临床遵循这一灸量标准不但可以防止患者皮肤损伤，同时也提高了临床疗效，故而正确掌握艾灸的时间是提高热敏灸疗效的关键因素。

4）灸效

"灸之要，气至而有效"，即艾灸能够像针刺一样激发经气，发动感传。因此凡是出现穴位热敏化的病症就是灸效的最佳适应证。产生灸效的适应证很多，具有一定的临床意义。非热敏穴位艾灸也能产生一定的疗效，但热敏穴位的艾灸能大幅度提高疗效。对于初诊的灸疗患者，这条规律对于指导正确把握灸疗适应证、预测灸疗疗效有重要的临床价值。

参考文献

［1］ 王富春.刺法灸法学［M］.上海：上海科学技术出版社，2009：62-78.

［2］ 陈日新，陈明人，康明非，等.重视热敏灸灸感是提高灸疗疗效的关键［J］.针刺研究，2010，35（4）：311-314.

［3］ 谢洪武，陈日新，徐放明，等.热敏灸治疗膝骨性关节炎疗效对照研究［J］，中国针灸，2012，32（3）：229-232.

［4］ 谢丁一.陈日新教授论灸感［J］.中国针灸，2016，36（8）：789-792.

［5］ 陈金萍，陈日新，焦琳.陈日新教授悬灸得气经验集萃［J］.上海针灸杂志.2014，33（9）：788-789.

［6］ 夏七新，谢丁一.陈日新教授"悬灸得气"学术思想及其临床应用［J］.中国中医药现代远程教育，2015，13（20）：23-25.

［7］ 安鑫.陈日新腧穴敏化学术思想及临床经验［J］.江西中医药，2011，1（42）：77-78.

［8］ 张波.陈日新"开通经络"艾灸疗法［J］.江西中医药，2006，1（37）：7-8.

［9］ 谢丁一，陈日新.热敏灸的昨天、今天与明天［J］.江西中医药大学学报，2016，28（1）：105-117.

［10］ 卢圣锋.读陈日新《腧穴热敏化——艾灸新疗法》有感［J］.针灸临床杂志，2009，25（4）：40-41.

［11］ 易静，张波.陈日新教授"辨敏施穴"治疗躯体痛症经验总结［J］.江西中医学院院报，2010，22（6）：37-39.

［12］ 夏七新，谢丁一，张超然.陈日新"消敏定量"悬灸学术思想及其临床应用［J］.江西中医药大学学报，2015，27（6）：43-45.

［13］ 陈日新，康明非，陈明人.岐伯归来——论"腧穴敏化状态说"［J］.中国针灸，2011，31（2）：134-138.

[14] 陈日新，谢丁一. 再论"腧穴敏化状态说"[J]. 安徽中医药大学学报，2016，35（3）：50-53.

[15] 陈日新，康明非. 灸之要，气至而有效[J]. 中国针灸，2008，28（1）：44-46.

[16] 朱道成，陈日新，焦琳，等. 论热敏灸探感定位是阿是之法的传承与发展[J]. 中国针灸，2014，34（8）：769-771.

[17] 闫泓池，马铁明. 论热敏灸临床疗效优势[J]. 辽宁中医药大学学报，2016，18（1）：147-148.

[18] 魏金荣，张惠萍，曹松美，等. 热敏灸联合骨刺消合剂对膝痹病的护理干预及疗效评价[J]. 实用临床医药杂志，2015，19（24）：202-203.

[19] 甘朋朋，梁忠. 试论艾灸的要素与作用[J]. 湖北中医杂志，2015，37（12）：67-69.

第七节　恰到好处——灸法篇

教学目标

　　1. 通过案例分析，掌握灸法的量学要素以及灸法刺激量的影响因素，了解灸法刺激量的现代研究。

　　2. 通过相关知识的综合应用，掌握灸法刺激量对临床治疗的意义，以指导临床疾病的治疗。

案例摘要

　　刘女士，女，56岁，体型偏胖，平时喜欢游山玩水。近来因天气转凉，右侧膝盖出现疼痛现象，起初用暖水宝温热膝盖，但是效果不是很明显。后来听人说艾灸可以治疗膝盖疼痛，刘女士买来艾条自行艾灸，通过增加艾灸时间也不见疼痛缓解。后来刘女士来到针灸门诊进行咨询，并在医生的建议下，进行热敏灸治疗膝盖疼痛，治疗几次后，感觉疼痛缓解了。刘女士就自行按照医生的操作自己在家治疗，由于操作不当，把自己烫伤了，刘女士恍然大悟，艾灸不是那么简单的。于是决定在医院进行治疗，直至疼痛消失。

【关键词】热敏灸；膝痹；寒湿痹阻；灸量；影响因素。

教学安排

本案例有 3 幕场景，供 3 个学时讨论，每学时 50 分钟。

学时	场景摘要
第一学时	第一幕摘要（50 分钟）：重点讨论灸法的量学要素。刘女士因天气转凉和经常爬山，出现右侧膝盖疼痛，暖水宝温热效果不明显。于是自己进行艾灸治疗，但是在艾灸过程中，逐渐增加艾灸时间，疼痛也没有缓解得那么明显
第二学时	第二幕摘要（50 分钟）：重点讨论灸法刺激量的影响因素。刘女士因为自己艾灸效果不明显，到医院进行询问。后来在医生的解释下，同意进行热敏灸治疗，这样治疗 10 次后，感觉效果很好
第三学时	第三幕摘要（50 分钟）：重点讨论灸法刺激量对临床治疗的重要意义。刘女士感觉医生的治疗方法和治疗效果很好，决定回家自己灸，可是由于操作不当，把自己烫伤了。刘女士意识到艾灸没有想象中那么简单，决定坚持在医院治疗，直至膝盖疼痛消失

设计思路

第一幕：刘女士因天气转凉和经常爬山，出现右侧膝盖疼痛，用暖水宝热敷效果不明显。于是自己进行艾灸治疗，但是在艾灸过程中，逐渐增加艾灸时间，疼痛也没有缓解得那么明显。根据发病特点及症状可以大致判断刘女士是膝痹，寒湿痹阻型。根据刘女士的治疗，掌握灸法的量学要素。

第二幕：刘女士因为自己艾灸效果不明显，到医院进行询问。后来在医生的解释下，同意进行热敏灸治疗，这样治疗 10 次后，感觉效果很好。根据医生的针灸治疗、查阅相关资料，可以归纳总结出灸法刺激量的影响因素。

第三幕：刘女士感觉医生的治疗方法和治疗效果很好，决定回家自己灸，可是由于操作不当，把自己烫伤了。刘女士意识到艾灸没有想象中那么简单，决定坚持在医院治疗，直至膝盖疼痛消失。通过进一步查阅资料，掌握灸法刺激量对临床治疗的重要意义，进一步了解灸法刺激量的现代研究及如何掌握针灸刺激量。

⚠ 要点提示

1. 灸法的量学要素和灸法刺激量的影响因素是本案例讨论的重点之一。第一幕，重点讨论灸法的量学要素。根据场景、查阅的文献和掌握的资料，了解膝痹的辨证分型，以便于指导临床治疗。

2. 第二幕，结合案例讨论灸法刺激量的影响因素，查阅文献及资料，重点分析针灸治疗疾病时，灸法刺激量的影响因素。

3. 第三幕，重点结合刘女士的治疗经过，讨论灸法刺激量在临床治疗时的重要意义及现代研究。根据三个幕剧提供的信息，重点结合灸法的量学要素和灸法刺激量的影响因素，对刘女士做出艾灸的治疗指导，拓展一下灸法刺激量的定量。最后由一名学生对本小组讨论结果进行梳理。

案例正文

第 一 幕

刘女士，女，56 岁，身材偏胖，平时又喜欢游山玩水，经常在闲暇时间和同事去爬山，放松一下，可以释放一下工作的压力，心情也会舒畅起来。可是最近不知怎么回事，刘女士明显感觉自己的右侧膝盖出现了疼痛的症状，尤其是在行走的路程、时间过长时，疼痛就会加重。起初，刘女士以为是爬山爬得累了，休息一下就会好。于是，刘女士没有再去爬山。可是这样过了一周，膝盖的疼痛并没有好转；随着天气的转凉，疼痛有加重的趋势。刘女士想：是不是最近天气变冷，自己没做好保暖，让膝盖受凉了，所以才疼的。为了自己的爬山爱好，也为了不受膝盖疼痛的困扰，刘女士找来家里的暖水宝，加热后放在疼痛的膝盖上，最初几次，感觉有好转，但是时间一长，效果就不明显了。刘女士和同事聊起自己的困扰。同事说："我有个亲戚也是膝盖疼痛，用艾灸了几次，就好了，要不你也买点艾条试一试？"刘女士听了觉得这是个好办法。就到药店买了一盒艾条，回家后就在网上查了查怎么进行艾灸。查好后，刘女士就点燃艾条在膝盖的附近进行艾灸，每次灸 20 分钟。灸了几次后，刘女士觉得效果不是很明显，心想可能是自己灸得时间太短，疗效达不到。于是，在以后的艾灸中，刘女士都灸到 40~50 分钟，这样坚持了几次后，膝盖的疼痛也没有缓解，还出现了皮肤破损。于是刘女士决定去医院针灸门诊问个明白。

（一）提供信息

1. 刘女士，女，60 岁。

2. 平时喜欢爬山。

3. 最近出现膝盖疼痛，且天气变冷时加重。

4. 自行进行艾灸，起初艾灸时间短，觉得效果不好；后来自己加长艾灸时间，出现皮肤的破损。

5. 刘女士决定去医院问个明白。

（二）学习重点

灸法的量学要素。

（三）问题导向

1. 案例中，艾灸发挥了哪些作用？

2. 根据刘女士的经历，你认为影响灸法作用的因素有哪些？

3. 作为医生，你认为如何在日常生活中指导患者的自我艾灸？

第 二 幕

刘女士来到医院的针灸科门诊，医生经过详细询问得知：刘女士是因为经常爬山，又加上膝盖受凉，导致右侧膝盖疼痛。遇到寒冷或劳累时疼痛加重，伸曲尚可，活动时，膝盖有"咯咯"的声响，局部没有红肿热痛，纳眠可，二便调。既往没有心血管、高血压等疾病。诊断为膝痹，寒湿痹阻型。医生经过明确诊断后，告诉刘女士这种膝关节疼痛可以用热敏灸法进行治疗。刘女士听后说："只要能缓解膝关节疼痛，尽管治疗就行。"于是，医生开始对刘女士进行治疗。局部选取患膝的膝眼、阳陵泉、犊鼻、梁丘、血海等穴位，在上述穴位为中心 3cm 为半径的范围内，距离皮肤 3~5cm 左右施回旋灸和温和灸，并不断地问刘女士有没有感受到艾热发生转移或者传导，或者产生酸、胀、压、重、痛、麻、冷等感觉，经过医生的操作，刘女士说那个地方有什么感觉，医生就标注下下来，此点即为热敏点，医生选择 3~4 个最敏感穴位予以灸疗。医生先拿着点燃的艾条来回旋转的施灸，然后像小鸡啄米似的继续施灸，激发经气，最后再温和灸温通经络。大约灸了 40 分钟，结束治疗。治疗完一次后，刘女士觉得右侧膝盖热乎乎的特别舒服，比自己艾灸时舒服多了。刘女士问医生说自己的膝盖什么时候能好啊，医生说这得看病情的发展，你这样先做着，一天来 1 次，先做 10 次看一看效果。刘女士同意医生的治疗方案，然后就回家了。

（一）提供信息

1. 刘女士来到针灸科门诊，被确诊为膝痹，寒湿痹阻型。
2. 医生确诊后，为刘女士进行热敏灸。
3. 探查出热敏穴，进行艾灸，保证充足的灸量。
4. 第一次治疗结束后，刘女士感觉膝盖热乎乎的，特别舒服。

（二）学习重点

1. 灸法刺激量的影响因素。
2. 灸法刺激量的现代研究。

（三）问题导向

1. 根据灸法的量学要素，你认为灸法刺激量有哪些影响因素？
2. 灸法刺激量在临床中是通过哪些形式表现出来的？
3. 疾病都有自己的发病规律，临床上如何掌握不同疾病在针灸治疗中的刺激量？

第 三 幕

经过一次治疗后，刘女士觉得效果好，每天坚持去进行热敏灸治疗。这样进行了 10 次治疗，右侧膝盖疼痛基本消失，只有活动过量时，疼痛会有所加重。而且刘女士觉得每次都是灸那么几个地方，自己好得也差不多了，于是决定自己每天回家也像医生那么灸。细心的刘女士默默地记住医生艾灸的部位，回家后就开始艾灸。但是刘女士只知道灸哪里，而没有掌握热敏灸的操作和注意事项，在自己进行艾灸的时候，落下的艾灸灰没有及时的弹落，落在了皮肤上，把皮肤烫红了一块。刘女士这时才意识到，艾灸不是那么简单的拿着艾条灸一灸，于是来到医院请教医生。医生解释道："艾灸也不是随便灸的，在艾灸时也要注重艾灸的时间、灸量，艾灸时艾条距离皮肤的距离等等。时间过长、过短，距离过远、过近，灸量不足和过量都会影响治疗的效果。对热敏点完成一次治疗剂量的施灸时间因人而异，一般从 15 分钟 ~60 分钟不等，治疗过程中，要保证充足的灸量，即探查出热敏穴后，予以灸疗至感传消失、皮肤灼热为止，一定要保证灸量充足。"刘女士听了恍然大悟，终于找到自己艾灸时的问题。听完医生的解释，刘女士决定安心在医院进行治疗，前前后后治疗了二十几次，刘女士的膝盖完全好了。对于治疗效果，刘女士特别满意，因为自己的爱好又可以正常进行了。

（一）提供信息

1. 细心的刘女士记着医生的艾灸部位，回家自己艾灸，结果烫伤了。
2. 艾灸的时间、灸量、距离都会影响艾灸的效果。
3. 刘女士了解后继续在医院治疗，治疗了二十多次，膝盖完全不疼了。

（二）学习重点

1. 灸法刺激量对临床治疗的重要意义。
2. 灸法刺激量的定量。

（三）问题导向

1. 热敏灸对于膝骨性关节炎有何独特的治疗效果？
2. 刺法和灸法各有量学要素，在临床中能否进一步规范针灸刺激量？
3. 如果你是医生，你认为从哪些方面规范针灸刺激量比较现实？
4. 在运用热敏灸治疗疾病时，有哪些注意事项？

📖 知识链接

1. 灸法的量学要素

灸量，即施灸的剂量，是指施灸时灸火在皮肤上燃烧所产生的刺激强度，而刺激强度等于施灸的时间与施灸的程度的总和。灸量与疗效密切相关，达到一定的灸量就会产生一定的灸效。灸效，是不同的灸法和不同的灸量协同产生的灸治效果。

2. 灸量的影响因素

（1）灸火的大小：灸火的大小是决定单位时间内产生灸量的决定因素。

（2）施灸时间的长短：灸法与用药一样也有量的积累，施灸时间越长，施灸时释放的能谱和化学活性物质被机体吸收得越多，即产生的灸量越大。

（3）灸距的大小：灸距是指艾条灸、温灸器灸时灸火至皮肤之间的距离。灸距决定了施灸局部温度的高低和灸材燃烧释放的化学活性物质的吸收。

（4）施灸频度：施灸频度不仅与灸量的积累有关，而且也直接关系到灸法的疗效。

3. 灸量的掌握

灸量的掌握要按照年龄的大小、病情的轻重、体质、施灸部位等综合因素来确定。小儿、青少年灸量宜少，中老年灸量宜大；病轻者宜小，病重者宜大；患者体质强壮者，每次灸量可大，但累计灸量宜小；患者身体虚弱甚者，每次灸量宜小，但累计灸量宜大；头面、四肢、胸背等皮薄肌少处，灸炷均不宜大而多；腰腹、臀四肢皮厚肌多处，不妨大炷多壮。若治初感风寒等邪气轻浅之证，或上实下虚之疾，欲解表通阳，祛散外邪，或引导气血下行时，不过三、五、七壮已足，炷亦不宜过大；但对沉寒痼冷、元气将脱等证，需扶助阳气、温散寒凝时，则需大炷多壮，尤其对危重证甚至不计壮数，灸至阳回脉复为止。

4. 灸法刺激量的现代研究

（1）灸疗需有适宜的刺激量才能获效

①灸炷施治部位，皮肤应出现潮红的圆圈，大小约有三五分宽（药条灸则应有一寸以上），才为有效。②病人应感到热气透达皮内肌肉，并有温暖舒适的感觉。

（2）灸疗刺激量化标准

①强刺激标准：艾炷如绿豆大，捻为硬丸，灸数 12~15 壮。②中刺激标准：艾炷如鼠粪大，捻成中等硬丸，灸数 7~10 壮。③弱刺激标准：艾炷如麦粒大，宜松软而不宜紧结。

（3）灸疗刺激量应因人因病而宜

小儿与身体虚弱者，提出 10 岁前后之小儿，应灸炷如雀粪，以 5~10 壮为度；身体虚弱之成人，可灸炷如米，以 5~10 壮为度；施灸取穴当以 5~7 穴为宜，灸炷过多，反令病者发生疲劳。

参考文献

［1］ 高树中，杨骏．针灸治疗学［M］．北京：中国中医药出版社，2012.148-149.

［2］ 王富春．刺法灸法学［M］．上海：上海科学技术出版社，2009：74-76.

［3］ 夏友兵，程洁等．浅析承淡安先生对针灸量学的探讨［J］．针刺研究，2013，38（1）：73-77.

［4］ 刘丽娟，田雪秋，鞠振宇，等．热敏灸治疗膝骨性关节炎 65 例［J］．中国外治杂志，2013，22（1）：48-49.

［5］ 谢丁一，迟振海，张波，等．热敏灸治疗膝关节骨性关节炎不同灸量的疗效观察［J］．临床研究，2011，1（42）：66-68.

［6］ 陈明人，熊俊，陈日新，等．热敏灸治疗膝关节骨性关节炎不同灸量疗效比较的循证方案设

计［J］. 针灸推拿，2012，2（43）：52-55.

［7］ 刘兰英，雷玉婷，王和生. 浅谈对艾灸灸量的认识［J］. 中国针灸，2015，35（11）：1140-1142.

［8］ 王桂英，王耀帅，王玲玲. 艾灸疗法中灸感、灸温、灸量与灸效的关系［J］. 中医杂志，2015，56（17）：1519-1521.

［9］ 口锁堂，吴焕金，刘慧荣，等. 灸量的认识及意义［J］. 中华中医药学刊，2008，26（5）：935-937.

［10］ 刘洋，许静，蔡荣林，等. 灸法量学要素的研究进展［J］. 2016，8（4）：144-146.

［11］ 谢华，易受乡，易展，等. 灸法量效关系的研究进展与思考［J］. 中华中医药学刊，2010，28（5）：1003-1005.

［12］ 耿樱. 近5年来灸量的研究进展［J］. 中外医疗，2012，15（12）：186-187.

［13］ 常小荣，严洁，易受乡，等. 关于灸法标准化研究的思考［J］. 世界科学技术——中医药现代化，2010，12（2）：172-176.

［14］ 王欣君，王玲玲，张建斌，等. 麦粒灸的灸量调控［J］. 上海针灸杂志，2013，32（6）：426-429.

第八节　过犹不及——针刺篇

教学目标

1. 通过案例分析，掌握针刺手法的量学要素以及针刺刺激量的影响因素，了解针灸刺激量的现代研究。

2. 通过相关知识的综合应用，掌握针刺刺激量对临床治疗的意义，以指导临床疾病的治疗。

案例摘要

方女士，今年60岁，退休在家。前段时间坐车去女儿家，因吹风致左侧面部肌肉有些麻木，但愉快的心情让方女士忽略了这些小问题。一天后，方女士口眼歪斜，口角流涎，进食时易塞食，刷牙漱口漏水，鼓腮漏气。遂到当地医院进行针灸治疗，

7 天后，病情没有缓解，反而有加重的趋势。经过医生的解释和方案的不断变化，前后经过 20 多次的治疗，方女士左眼完全闭合，不露睛，额纹及鼻唇沟对称，露齿、鼓腮等动作能正常完成。她对此效果表示非常满意。

【关键词】 面瘫；风邪侵袭；针灸治疗；针灸量效。

教学安排

本案例有 3 幕场景，供 3 个学时讨论，每学时 50 分钟。

学时	场景摘要
第一学时	第一幕摘要（50 分钟）：重点讨论针刺手法的量学要素。方女士因吹风，出现口眼歪斜，口角流涎，进食时易塞食，刷牙漱口漏水，鼓腮漏气。听说针灸对此病效果不错，于是到当地医院就诊。医生经过详细查体，予以针刺治疗，以局部取穴和手足阳明经穴为主，针刺浅，手法轻，取穴少。针刺 7 天后，症状没有明显缓解
第二学时	第二幕摘要（50 分钟）：重点讨论针刺刺激量的影响因素。医生针刺完毕后，由实习学生负责电针连接，方女士想尽快好转，让实习学生多加几组电针，实习学生出于好心，就按方女士的要求做了，可是几次下来，症状并没有明显好转，医生经过了解，得知刺激过度，使症状加重
第三学时	第三幕摘要（50 分钟）：重点讨论针刺刺激量对临床治疗的重要意义。在主要穴位加温针灸、神灯，以及电针刺激。5 次之后，方女士基本可以正常进食和饮水。后期停止电针刺激，施以温针灸。10 次之后，方女士左眼完全闭合，不露睛，额纹及鼻唇沟对称，露齿、鼓腮等动作能正常完成

设计思路

第一幕： 近来，方女士因吹风，感觉左侧面部肌肉有些麻木，1 天后，方女士出现口眼歪斜，口角流涎，进食时易塞食，刷牙漱口漏水，鼓腮漏气。于是到当地医院就诊。医生经过详细查体，予以针刺治疗，以局部取穴和手足阳明经穴为主，针刺浅，手法轻，取穴少。针刺 7 天后，症状没有明显缓解。方女士心里也着急，问医生是不是可以加大刺激，多扎几针。经过医生的耐心讲解，方女士也了解了面瘫的发病规律，积极配合医生治疗。根据发病特点及症状可以大致判断方女士是面瘫。根据医生的讲解由此可判断出面瘫的发展规律，须掌握针刺手法的量学要素。

第二幕： 医生在原来针刺的基础上，选取其他有关穴位，并加以电针刺激。这样针刺 3 次之后，口角较前有力，塞食现象减轻；继续原方针刺治疗。医生针刺完毕后，由实习学生负责电针连接，方女士想尽快好转，让实习学生多加几组电针，实习学生出于好心，就按方女士的要求做了，可是几次下来，症状并没有明显好转。医生经过了解，得知刺激过度，使症状加重。根据医生的针灸治疗、查阅相关资料，可以归纳总结出针刺刺激量的影响因素，并对面瘫各分期的治疗展开讨论。

第三幕： 这样经过 2 周针刺后，医生在主要穴位加温针灸、神灯，以及电针刺激。5 次之后，方女士基本可以正常进食和饮水。后期医生停止电针刺激，施以温针灸。10 次之后，方女士左眼完全闭合，不露睛，额纹及鼻唇沟对称，露齿、鼓腮等动作能正常完成。随访半年，未复发。从方女士的诊治经过，熟悉面瘫的发病规律及各分期的针刺治疗；通过进一步查阅资料，掌握针刺刺激量对临床治疗的重要意义，进一步了解针刺刺激量的现代研究及如何掌握针刺刺激量。

⚠ 要点提示

1. 针刺手法的量学要素和针刺刺激量的影响因素是本案例讨论的重点之一。第一幕，重点讨论针刺手法的量学要素。根据场景、查阅的文献和掌握的资料，了解面瘫的发展规律，以便于指导临床治疗。

2. 第二幕，结合案例讨论针刺刺激量的影响因素，查阅文献及资料，进而分析讨论面瘫各分期的针灸治疗，重点分析针灸治疗疾病时，针刺刺激量的影响因素。

3. 第三幕，重点结合方女士的诊疗经过，讨论针刺刺激量在临床治疗时的重要意义及现代研究。根据三个幕剧提供的信息，重点结合针刺手法的量学要素及面瘫的发展规律，对方女士的面瘫做出指导，拓展一下针刺刺激量的定量。最后由一名学生对本小组讨论结果进行梳理。

案例正文

第一幕

方女士，女，60 岁，退休在家，平时没事就和几个好姐妹去公园打打太极拳，跳跳广场舞。这天早上吃完饭，方女士想到好久没去女儿家了，打算去女儿家看看外孙女，于是买好汽车车票，乘上汽车，踏上了去女儿家的路。方女士坐在靠窗的地方，因天气炎热，车窗都敞开着，方女士坐在车窗旁边，一路吹着小风，很是惬意，时间不久，方女士就靠在座位上睡着了，到了站点才醒来。但是等到了女儿家，方女士感觉左侧面部肌肉有些麻木，以为是在车上睡觉时压的，也没太注意。愉快的心情也让方女士忽略了这些小问题。1天后，方女士出现口眼歪斜，口角也时不时流口水不止，吃饭时容易将饭菜存留在腮部，刷牙漱口时还会漏水。女儿经过多方打听，听说针灸对此病效果不错，于是就带方女士来到当地医院针灸科就诊。医生经过详细询问，得知方女士是因为坐车时风吹而出现的这种情况。病因确定了，又经过认真查体：发现方女士左侧额纹变浅，左眼闭合欠紧、露睛，左侧鼻唇沟变浅，鼓腮时漏气，据此诊断为面瘫：风邪侵袭，气血不足。予以针刺治疗，以局部取穴和手足阳明经穴为主，针刺浅，手法轻，取穴少。针刺7天后，症状没有明显缓解。方女士心里也着急，问医生是不是应该加大刺激，多扎几针，也用上其他患者那样的一跳一跳的电针。"您平时就扎那几针，而且感觉也不是很强烈，这些是不是效果不好的原因啊。"听了方女士的话，医生进行了耐心地讲解，方女士也对面瘫的发病规律、发展变化有了一定的了解，积极主动地配合医生治疗。

（一）提供信息

1. 方女士，女，60岁，退休在家。
2. 坐在车窗旁边，一路吹着小风，感觉左侧面部肌肉有些麻木。
3. 后出现口眼歪斜，口角流涎，进食时易塞食，刷牙漱口漏水，鼓腮漏气。
4. 到医院就诊，诊断为面瘫，予以针灸治疗。

（二）学习重点

针刺手法的量学要素。

（三）问题导向

1. 方女士刚出现面瘫时，医生为什么采用轻刺激量，在临床治疗时有何意义？
2. 在临床治疗中，哪些疾病需要加大刺激量，哪些需要减小刺激量？
3. 在众多量学要素中，你认为临床经常采用哪些要素来控制刺激量？

第 二 幕

连续治疗了几天之后，方女士也过了急性期，于是医生在原来针刺的基础上，选取其他有关穴位，并加以2组电针加大刺激，同时给予神灯照射。方女士想，既然用上电针了，刺激强度也大了，于是在医生针刺完走后，方女士就让实习的学生在面部多加几组电针。实习学生听了方女士的话，考虑到刚刚来实习，一定得搞好医患关系，也是出于好心，就给方女士多加了2组，方女士的整个面部感觉像是抽搐一样，不停地跳动，但是为了病情尽快好转，也就忍着。这样针刺3次之后，症状并没有明显好转，方女士也很纳闷：都加大刺激了，怎么就没有任何好转呢。于是，方女士在医生来给她针灸的时候，把这个情况告诉了主治医生。医生经过了解，向方女士说明，任何刺激都有一定的度量，度量超出或不足，对治疗效果都会有影响。方女士听了才恍然大悟，觉得自己这次真是弄巧成拙了。经过这次小插曲，方女士积极配合医生治疗，不再擅自让实习学生多加电针刺激了，实习学生经过这次经历，也明白了知识要掌握牢固，不能患者让怎么样就怎么样，要严格按照诊疗规范和老师的医嘱进行操作，这样才是对患者的病情负责。这样经过 3 次治疗后，方女士的口角较前有力，流口水的现象减轻了，吃饭塞食的症状也减轻了；但是左眼还是闭不紧，左侧额纹和鼻唇沟也没有明显变化，继续原方针刺治疗。

（一）提供信息

1.方女士想尽快好转，让实习学生加大电针刺激。

2.加大刺激后，症状没有明显好转。

3.医生了解后，嘱咐方女士要遵从医生治疗方案。

4.几天后，症状减轻。

（二）学习重点

1.针刺刺激量的影响因素。

2.针刺刺激量的现代研究。

（三）问题导向

1.根据方女士的发病规律及针刺手法的量学要素，你认为针刺刺激量有哪些影响因素。

2.针刺刺激量在临床中是通过哪些形式表现出来的？

3.疾病都有自己的发病规律，临床上如何掌握不同疾病在针灸治疗中的刺激量？

第三幕

这样又经过 2 周针刺后，方女士口角有力，流口水的现象不是很明显了，吃饭塞食的症状也减轻了，刷牙漱口还会偶尔出现漏水现象；左眼可以闭紧，但不是完全闭合，左侧额纹出现了，鼻唇沟较之前也深了。医生再次改变治疗方案，在主要穴位加温针灸、神灯照射，以及电针刺激，几种方法共同作用，以达到治疗的刺激量。治疗 5 次之后，方女士基本可以正常进食和饮水，流口水症状消失。后期停止电针刺激，仅施以温针灸。就这样经过 10 次治疗之后，方女士左眼可以完全闭合，没有露出眼睛，额纹及鼻唇沟对称，露齿、鼓腮等动作能正常完成，刷牙漱口也不漏水了。虽然治疗时间长了点，但是发病前的症状都看不出来了，方女士对此效果表示非常满意。有了这次经验，方女士坐车时也特别注意，不再靠着通风的窗子睡觉，病情也没有出现反复。

（一）提供信息

1. 经过温针灸、神灯及电针的共同刺激，方女士基本正常进食和饮水。
2. 后期停止电针刺激，施以温针灸。
3. 经过 10 次治疗后，方女士痊愈。

（二）学习重点

1. 针刺刺激量对临床治疗的重要意义。
2. 针刺刺激量的定量。

（三）问题导向

1. 对于方女士的面瘫，如何控制疾病发展各个阶段的刺激量，有何意义？
2. 刺法和灸法各有量学要素，在临床中能否进一步规范针灸刺激量？
3. 如果你是医生，你认为从哪些方面规范针灸刺激量比较现实？

📖 知识链接

1. 针刺手法的量学要素

针刺手法的量学要素包括刺激强度和刺激时间。针灸刺激的强度是通过手法作用力的强弱而实现的。在毫针刺法中，有效的刺激强度是以得气为标志的，也就是说能使针下产生得气的最小刺激强度是激发经气功能的阈刺激量。在施行针刺手法时，作用力持续的时间直接关系着疗效，仅仅以"得气"作为一次有效的治疗量是不够的，必须注意得气持续的时间。

2. 面瘫的发病形式

面瘫任何年龄均可发病，20~40 岁最多，男性略多于女性。常为单侧，极少双侧。起病急，常于晨起刷牙、洗脸时发现流涎和口角歪斜。病初可伴有麻痹侧耳后、耳内、乳突区或下颌角的疼痛，也可无自觉症状。症状于数小时至数天达到高峰。

3.面瘫的发展规律

起病 1~2 周后开始恢复，1~2 个月症状明显好转或痊愈。少数面神经麻痹恢复不全者可产生瘫痪肌挛缩、面肌痉挛或联带运动，如瘫痪肌挛缩可引起患侧眼裂缩小，唇沟加深，口角反牵向患侧。联带运动使患者瞬目时患侧上唇轻微颤动；露齿时患侧眼睛不自主闭合或试图闭眼时患侧额肌收缩；咀嚼时患侧眼睛流泪（鳄泪征）或颞部皮肤潮红、发热、出汗等。

4.针刺刺激量的影响因素

（1）针刺频率：快频率的针刺刺激可加大刺激量，但是在临床上应根据病症的差异选择不同的针刺频率。

（2）针刺时间：针刺的时间因素包括针刺的开始介入时间、施术时间、留针时间、治疗频次、每个疗程的时间及总治疗时间。

5.面瘫各分期的针灸治疗

（1）治疗原则：以祛风通络，疏调经筋为主。取局部穴位和手足阳明经穴为主。

主穴：以阳白、四白、颧髎、颊车、地仓、翳风、牵正、太阳、合谷为主。面部腧穴均行平补平泻法，翳风宜灸；恢复期主穴多加灸法；在急性期，面部穴位手法不宜过重，肢体远端的腧穴行泻法且手法宜重；在恢复期，合谷行平补平泻法，足三里行补法。

（2）面瘫针灸治疗量控制规律

①面瘫早期：穴定量恒，治疗取穴宜少、疗法宜简、针灸治疗量宜小且基本恒定。②面瘫中期：穴增量增，治疗取穴渐增、疗法渐增、针灸治疗量渐增并在一定时间段内达到峰值，且维持峰值时间恰当。③面瘫后期：穴增量减，治疗取穴继增、疗法渐减、针灸治疗量渐减并在一定时间段内达到"谷点"。④面瘫后遗症期：穴变量微，治疗取穴以症显局部为主，疗法宜单一，针灸治疗量宜微小。

6.针刺刺激量的现代研究

（1）疏简针刺取穴数量：合理的取穴，是针刺取效的基础。

（2）规范毫针规格材质：毫针长短粗细与针刺刺激量直接相关。

（3）明确把握针刺强度：我国传统针灸理论一向强调应根据病人体质、病情性质及轻重程度等因素，确定针刺强度，通过针刺深浅、留针时间长短等方式加以体现。

（4）关注针刺间隔时间：针刺治疗的间隔时间，也是影响针刺疗效的因素之一。

参考文献

［1］ 高树中，杨骏．针灸治疗学［M］．北京：中国中医药出版社，2012：51-52．

［2］ 王富春．刺法灸法学［M］．上海：上海科学技术出版社，2009：28-29．

［3］ 倪伟．内科学［M］．北京：中国中医药出版社，2012：417-419．

［4］ 侯书伟，张昌云，王长春，等．论面瘫针灸治疗量的控制［J］．中国针灸，2012，32（7）：607-610．

［5］ 许瑞旭，窦思东．针刺刺激量影响因素国内研究进展［J］．亚太传统医药，2014，10（18）：38-40．

［6］ 夏友兵，程洁，穆艳云，等．浅析承淡安先生对针灸量学的探讨［J］．针刺研究，2013，38（1）：73-77．

［7］ 黄东勉．浅谈影响针刺刺激量的因素［J］．中国热带医学，2007，7（12）：2357-2358．

［8］ 屠健如．定量描述针刺刺激量及其效应的规则［J］．中国针灸，2012，32（4）：363-366．

［9］ 韩林，王舒，樊小农．古典文献中针刺量效关系的雏形［J］．辽宁中医药大学学报，2010，12（5）：16-18．

［10］ 常小荣，严洁，易受乡，等．关于灸法标准化研究的思考［J］．世界科学技术——中医药现代化，2010，12（2）：172-176．

［11］ 谢华，易受乡，易展，等．灸法量效关系的研究与思考［J］．中华中医药学刊，2010，28（5）：1003-1005．

［12］ 陈静子，刘阳阳，郭义．针刺基本手法量效作用关系研究进展［J］．针灸临床杂志，2013，19（8）：71-75．

［13］ 孟智宏．论针刺量效关系［J］．世界中医药，2014，9（12）：1581-1585．

［14］ 施静，张沛霖．张沛霖注重针刺手法与量效的临证思路［J］．云南中医中药杂志，2015，36（5）：5-9．

［15］ 田光，孟智宏．针刺合谷穴治疗中枢性面瘫量效关系研究［J］．上海针灸杂志，2015，34（2）：95-98．

第九节 不容忽视的危险——针灸禁忌

教学目标

1. 掌握毫针刺法临床常见的异常情况及形成原因，提高对学习掌握毫针刺法手法操作的重视程度。

2. 提高实践操作能力，通过不断实践提高毫针刺法操作水平，掌握进针的深度、角度与补泻手法等。

3. 培养综合运用知识的能力，通过提高针刺的熟练度，掌握毫针刺法临床操作发生异常情况的处理方法。

案例摘要

患者孙先生，男，52岁。2周前孙先生因提重物致左肩关节炎复发，自诉左肩疼痛难忍，不能向上和向后抬起，于是来到医院针灸科门诊找刘大夫看病。刘大夫在对孙先生进行体格检查及相关检查后诊断为：左肩关节炎；中医诊断为：漏肩风。刘大夫选取了肩三针、阿是穴、肩井等穴治疗。经过3天针刺疗法治疗，患者感觉左肩疼痛明显好转，向上和向后伸展轻松了，第四天针刺治疗后，患者突然出现胸痛、胸闷、呼吸困难等症状，考虑为针刺后出现的损伤性闭合性气胸。刘大夫做了相应紧急处理并送往外科治疗。经治疗后患者病情得到控制，但是患者家属表示不能理解并要求院方赔钱，经过沟通后，患者家属表示接受，医院也表示赔偿。随后患者痊愈出院。

【关键词】毫针刺法；异常情况；气胸。

教学安排

本案例有3幕场景，供3个学时讨论，每学时50分钟。

学时	场景摘要
第一学时	第一幕摘要（50分钟）：学习讨论针刺操作过程中可能出现的异常情况及针刺前的注意事项。患者孙先生2周前因为提重物损伤左侧肩部，左肩疼痛难忍前来医院治疗。刘大夫检查后初步诊断是左肩关节周围炎。中医辨证治疗应理气活血，通络止痛。刘大夫选取了肩三针、阿是穴、肩井等穴进行针刺治疗，3次针刺治疗后，患者感觉左肩疼痛明显减轻
第二学时	第二幕摘要（50分钟）：以本案中肩井穴为例，重点了解肩部穴位的定位、解剖、主治和具体操作手法及注意事项。第四次治疗时，刘大夫在针刺肩井后，由于针感强烈，孙先生不自觉地挥动手臂，刘大夫以防意外立即拔针，并让他卧床休息，不一会儿孙先生胸闷胸痛，呼吸困难，呈进行性加重，伴头晕，面部出冷汗。刘大夫查看孙先生后，怀疑气胸，嘱他行胸部X片检查，结果提示气胸，刘大夫立即将他转送至外科急诊治疗。讨论出现针刺异常情况的临床表现
第三学时	第三幕摘要（50分钟）：重点讨论针刺出现气胸的处理方法和预防措施，鼓励学生探讨如何避免出现类似的并发症和危险，面对医患矛盾时如何适当的处理，学习与患者的沟通。学习讨论患者的后续调护。外科医生把患者收治入院，予以胸腔穿刺术及卧床、吸氧、抗生素预防感染等治疗后患者病情稳定

设计思路

第一幕： 患者孙先生，52岁。2周前因提重物致左肩关节炎复发，左肩疼痛，不能向后向上抬动，夜间疼痛加重。本病西医辨为肩关节炎，中医诊为"漏肩风"，又称"五十肩"，中年人最易患此病。患者素有左肩关节炎病史10余年，本病常与体虚、劳倦等因素有关，病位在肩部筋肉，病机为肩部经络不通，气血不足，筋肉失于温煦濡养。针灸治疗宜理气活血、通络止痛为主，选取手三阳经经穴。针刺肩三针、阿是穴、肩井等穴时须注意进行进针方式、进针角度，选择适当的行针手法，避免出现不良意外。还需要学生延伸思路学习掌握常见的针刺异常情况的发生及导致原因等。

第二幕： 在第四次治疗时，由于受到外界干扰，刘大夫的治疗效果并不好，在针刺时，患者出现了胸痛、头晕、出冷汗及呼吸困难的症状。患者立即被送往外科急诊治疗。本幕中需重点学习与讨论如肩井穴针刺可能造成的并发症和危险，分析原因，提高学生对针刺意外和危险后果的严重性的重视程度。掌握腧穴治疗的针刺角度、深度及注意事项。

第三幕： 经鉴定患者被诊断为损伤性闭合气胸，收治入院，并予以治疗。本幕中学生重点掌握的是针刺意外的处理与预防。

⚠ 要点提示

本案例中主要以针刺肩井穴造成患者损伤性闭合气胸的案例，探讨针刺治疗过程中常见的异常情况发生原因、临床表现及处理、预防措施。

1.第一幕重点讨论的是针刺中可能出现的异常情况，提高学生对针灸异常情况的重视程度。此外还涉及肩周炎的诊断和中医辨证论治等知识的学习。

2.第二幕中，结合病案，本幕中教师应要求学生掌握针刺相关穴位时应注意的进针角度、进针深度及注意事项等，穴位的定位与解剖值得学生的重视。讨论针刺致气胸的临床表现，要求学生多加练习熟练操作以帮助指导学生的临床实践。

3.第三幕中，主要掌握针刺气胸的处理和预防措施，了解其他针刺异常情况的应对方式。

案例正文

第一幕

今天上班时刘大夫接待了一位新病号。患者孙先生自诉左肩疼痛10余年，平时不太发作，偶尔因扛重物或者受寒左肩就会疼痛，左胳膊有时还感觉麻木，有时疼得厉害就会去医院看看，打两天针就回家休息，没有坚持治疗。这次发作是因为2周前提重物时抻着左肩膀，当时左肩膀就隐隐作痛，慢慢加重，到了晚上彻底发作，痛得厉害，休息两天也不行，于是孙先生自己买了红花油让老伴给涂抹患处，几天过去了，疼痛并没有减轻反而加重了，而且肩部已经开始红肿了。孙先生考虑肩膀的疼痛实在是耽误日常生活，才在老伴的劝说下来医院求治。刘大夫大致了解了情况后给孙先生做专业检查。他抬起孙先生的胳膊大致查看伤处，患者左肩肿胀，按之疼痛，按压了几下就找到了几个压痛点，患者的左胳膊也不能向上和向后抬起。结合影像学检查结果可诊断是左肩关节周围炎。中医治疗宜理气活血，通络止痛。治疗时，刘大夫让孙先生取俯坐位，脱去上衣，选取了肩三针、阿是穴、肩井等穴，穴区皮肤消毒后，进行针刺治疗，每穴进针0.8~1.5cm，其中，阿是穴一在肩贞附近直刺1.2cm，一在肩峰旁向下直刺0.8cm并做提插手法。上述操作手法实施后，患者表示感觉到突然的酸痛和麻麻的感觉。第一次治疗结束后孙先生活动了下肩膀，感觉轻松了，也没那么疼了。依照此治疗方案，刘大夫又为孙先生做了3次针刺治疗后，孙先生感觉左肩疼痛减轻大半，左肩膀向上和向后抬起的动作也有所改善。

（一）提供信息

1. 孙先生有左肩疼痛病史 10 余年。

2. 2 周前孙先生因为提重物致使左肩疼痛，休息也未见好转，孙先生自己在家涂抹红花油，疼痛加重。

3. 刘大夫进行了相关检查后诊断为左肩关节周围炎，为孙先生选取了肩三针、阿是穴、肩井等穴针刺治疗。

4. 第一次治疗后患者感觉疼痛略有减轻，刘医生治疗 3 次后，患者的疼痛明显减轻。

（二）教学目标

1. 掌握针刺治疗中的常见异常情况。

2. 了解针刺前的注意事项。

（三）问题导向

1. 假如针刺肩井时方向不对易造成什么后果？

2. 为什么患者取俯坐位，患者的姿势对治疗有什么影响？

3. 进针的深度对治疗有什么影响？还有哪些因素会造成针刺意外？

4. 针刺穴位操作不当易致患者发生哪些危险？举两个例子。

第 二 幕

在第四天上午 9：00 左右，刘医生依照前方案继续为孙先生针刺治疗，刘医生先选取了其他穴位进行针刺，随后针刺肩井。由于患者较为惧怕疼痛肌肉紧张，进针后刘医生即感觉滞针了，刘医生随即弹刮旋转针体以尽快缓解患者的不适，但孙先生说肩部酸胀得很厉害，而且他的左胳膊不自主地向后挥动，刘医生心中大叫不好，立即拔针，并让孙先生平躺在病床上休息测呼吸脉搏暂时无异常。5 分钟后孙先生突然捂住左胸口喊痛，随着时间流逝称胸痛越来越重，面部出冷汗，且出现了呼吸困难的症状。刘医生立即进行相关体格检查，患者胸廓对称无畸形，右侧呼吸运动及语颤正常，左侧呼吸运动及语颤减弱，左肺叩诊呈过清音。刘医生判断患者极有可能是因为左肺损伤而导致的损伤性气胸，刘医生立即联系急诊外科，并将患者送往放射科拍摄胸部 X 片检查。随后患者被送往外科病房诊疗。

（一）提供信息

1. 刘医生依照此前方案给患者进行第四次治疗，针刺肩井时患者肌肉紧张出现了滞针的情况。

2. 由于针感强烈，患者不自觉的挥动肩部，为防止意外产生，刘医生立即拔针，并继续观察患者。

3. 5分钟后，患者出现了胸闷胸痛的症状，随后胸痛呈进行性加重，且呼吸困难。

4. 刘医生立即将患者送至放射科检查，随后患者被送入外科病房急诊治疗。

（二）学习重点

1. 掌握针刺前的准备工作。
2. 熟悉针刺治疗过程中易出现气胸等异常情况的原因。
3. 掌握肩部相关穴位的针刺手法、针刺深度和针刺角度及注意事项。

（三）问题导向

1. 针刺治疗前医生应做好哪些准备工作？
2. 哪些穴位针刺不当易造成严重后果？
3. 哪些因素易导致针刺过程中发生异常情况？
4. 肩部相关穴位的行针手法、针刺深度和针刺角度及注意事项？

第三幕

患者被送往外科病房后，外科值班医生立即询问患者相关病情，患者否认原发心肺系统疾病病史，结合体格检查及影像学检查结果（左肺萎陷30%~40%，纵隔移向右侧，提示左侧气胸），患者确诊为损伤性闭合性气胸，收治入院。因患者病情较重，肺外科医生建议家属立即行手术，家属表示同意并签字。随后外科医生立即给患者行胸腔闭式引流术。患者取坐位，穿刺部位取锁骨中线外侧第2肋间，常规消毒后，用2%利多卡因5~10ml局麻，用一次性单腔中心静脉导管包，包内穿刺针连接专用注射器，负压进针，抽到空气后将导丝J端从注射器尾端穿入，使导丝在胸腔内约5cm，固定导丝后退出穿刺针，将扩皮针顺导丝套入扩张皮肤及皮下组织，深度约0.8mm，扩张2~3次，退出扩皮针，将中心静脉导管顺导丝置入，确定导管在胸腔内长度约5~8cm，关闭导管夹，用6cm×7cm透明贴膜固定导管。将导管折成"S"形固定在透明贴膜内。用输液器将导管帽与水封瓶连接，打开导管夹，可见水封瓶内有气体溢出，有水柱管液体波动即可。置管 2 日后，复查胸透肺复张＞70％，即夹管，观察 2 日后，查胸片示肺萎陷＜30％，即拔管，随后嘱患者卧床休息，24 小时观察病情变化。并予以头孢类药物头孢克肟抗感染治疗。同时可配合针灸治疗，针刺尺泽、曲池、偏历、阳溪、阴陵泉、足三里等穴，留针 30 分钟，每日 1 次。值班医生还嘱咐患者注意休息，清淡饮食，定时下床活动。治疗 1 周后，患者复查胸透肺复张 90％，两肺呼吸运动及语颤正常，两肺叩诊呈清音。患者无胸闷、胸痛等症状，没有干咳等异常。患者因家中事务繁忙，家属也无法天天往来医院看护患者，故主动要求出院。医生考虑患者病情基本痊愈，准予出院，嘱患者回家后注意休息，避免过度活动。孙先生回家后休养了 1 个月后，身体没有任何异常状况。但是孙先生的肩周炎在住院期间没有治疗，仍有不适，于是他再次来到针灸科找刘医生，刘医生继续予以针刺治疗，1 个疗程后孙先生的肩周炎基本好转了，疼痛消失，抬起和向后拉伸的活动如常。刘医生嘱咐他平日避免劳累，注意休息，合理饮食，增加户外锻炼。孙先生高兴地回家了。

（一）提供信息

1. 外科医生对患者进行了诊察，结合影像结果诊断孙先生为损伤性闭合性气胸，收治入院。

2. 医生即行胸腔闭式引流术，给予患者抗生素预防感染，并配合针灸治疗。

3. 治疗 1 周后，患者病情好转，无胸闷、胸痛等异常症状。随后孙先生主动出院。

4. 由于孙先生的肩周炎一直没好，于是孙先生继续找刘医生进行针灸治疗。1 个疗程后基本痊愈。

（二）学习重点

1. 熟悉其他常见针刺异常情况的处理方法。
2. 掌握在针刺操作时如何预防异常情况的发生。

（三）问题导向

1. 损伤性闭合气胸有哪些症状？发病后应如何处理？
2. 其他常见针刺异常情况有哪些？应如何处理？
3. 如何预防针刺不当导致气胸？

📖 知识链接

1.针刺出现的异常情况

针刺治疗虽然比较安全，但如操作不慎，疏忽大意，或犯针刺禁忌，或针刺手法不当，或对人体解剖部位缺乏全面的了解，在临床上有时也会出现一些不应有的异常情况。常见有如下几种。

（1）晕针

原因：患者体质虚弱，精神紧张，或疲劳、饥饿、大汗、大泻、大出血之后或体位不当，或医者在针刺时手法过重，而致针刺时或留针过程中发生此症。

症状：患者突然出现精神疲倦、头晕目眩，面色苍白，恶心欲吐，多汗，心慌，四肢发冷，血压下降，脉沉细，或神志昏迷，仆倒在地，唇甲青紫，二便失禁，脉微细欲绝。

处理：立即停止针刺，将针全部起出。使患者平卧，注意保暖，轻者仰卧片刻，给饮温开水或糖水后，即可恢复正常。重者在上述处理基础上，可刺人中、素髎、内关、足三里、灸百会、关元、气海等穴，即可恢复。若仍不省人事，呼吸细微，脉细弱者，可考虑配合其他治疗或采用急救措施。

预防：对于晕针应注重于预防。如初次接受针刺治疗或精神过度紧张、身体虚弱者，应先做好解释，消除对针刺的顾虑，同时选择舒适持久的体位，最好采用卧位。选穴宜少，手法要轻。若饥饿、疲劳、大渴时，应令进食、休息、饮水后再予针刺。医者在针刺治疗过程中，要精神专一，随时注意观察病人的神色，询问病人的感觉。一旦有不适等晕针先兆，可及早采取处理措施，防患于未然。

（2）滞针

原因：患者精神紧张，当针刺入腧穴后，病人局部肌肉强烈收缩；或行针手法不当，向单一方向捻针太过，以致肌肉组织缠绕针体而成滞针。若留针时间过长，有时也可出现滞针。

现象：针在体内，捻转不动，提插、出针均感困难，若勉强捻转、提插时，则病人痛不可忍。

处理：若病人精神紧张，局部肌肉过度收缩时，可稍延长留针时间，或于滞针腧穴附近，进行循按或叩弹针柄，或在附近再刺一针，以宣散气血，而缓解肌肉的紧张。若行针不当，或单向捻针而致者，可向相反方向将针捻回，并用刮柄、弹柄法，使缠绕的肌纤维回释，即可消除滞针。

预防：对精神紧张者，应先做好解释工作，消除患者不必要的顾虑。

注意行针的操作手法和避免单向捻转，若用搓法时，应注意与提插法的配合，则可避免肌纤维缠绕针身而防止滞针的发生。

（3）弯针

原因：医生进针手法不熟练，用力过猛、过速，以致针尖碰到坚硬组织器官或病人在针刺或留针时移动体位，或因针柄受到某种外力压迫、碰击等，均可造成。

现象：针柄改变了进针或刺入留针时的方向和角度，提插、捻转及出针均感困难，而患者感到疼痛。

处理：出现弯针后，即不得再行提插、捻转等手法。如针柄轻微弯曲，应慢慢将针起出。若弯曲角度过大时，应顺着弯曲方向将针起出。若由病人移动体位所致，应使患者慢慢恢复原来体位，局部肌肉放松后，再将针缓缓起出，切忌强行拔针以免将针体断入体内。

预防：医者进针手法要熟练，指力要均匀，并要避免进针过速、过猛。

选择适当体位，在留针过程中，嘱患者不要随意更动体位，注意保护针刺部位，针柄不得受外物硬碰和压迫。

（4）断针

原因：针具质量欠佳，针身或针根有损伤剥蚀。进针前失于检查。针刺时将针身全部刺入腧穴。行针时强力提插、捻转，肌肉猛烈收缩。留针时患者随意变更体位，或弯针、滞针未能进行及时的正确处理等，均可造成断针。

现象：行针时或出针后发现针身折断，其断端部分针身尚露于皮肤外，或断端全部没入皮肤之下。

处理：医者态度必须从容镇静，嘱患者切勿更动原有体位，以防断针向肌肉深部陷入。若残端部分针身显露于体外时，可用手指或镊子将针起出。若断端与皮肤相平或稍凹陷于体内者，可用左手拇、食二指垂直向下挤压针孔两旁，使断针暴露体外，右手持镊子将针取出。若断针完全深入皮下或肌肉深层时，应在X线下定位，手术取出。

预防：为了防止折针，应认真仔细地检查针具，对认为不符合质量要求的针具，应剔出不用。避免过猛、过强的行针。在行针或留针时，应嘱患者不要随意更换体位。针刺时更不宜将针身全部刺入腧穴，应留部分针身在体外，以便于针根断折时取针。在进针、行针过程中，如发现弯针时，应立即出针，切不可强行刺入、行针。对于滞针等亦应及时正确的处理，不可强行硬拔。

（5）血肿

原因：针尖弯曲带钩，使皮肉受损，或刺伤血管所致。

现象：出针后，针刺部位肿胀疼痛，继而皮肤呈现紫色。

处理：若微量的皮下出血而局部小块青紫时，一般不必处理，可以自行消退。

若局部肿胀疼痛较剧，青紫面积大而且影响到活动功能时，可先做冷敷止血后，再做热敷或在局部轻轻揉按，以促使局部瘀血消散吸收。

预防：仔细检查针具，熟悉人体解剖部位，避开血管针刺，出针时立即用消毒干棉球揉按压迫针孔。

2. 针刺注意事项

（1）患者在过于饥饿、疲劳，精神过度紧张时，不宜立即进行针刺。对身体瘦弱、气虚血亏的患者，进行针刺时手法不宜过强，并应尽量选用卧位。

（2）妇女怀孕3个月者，不宜针刺小腹部的腧穴。若怀孕3个月以上者，腹部、腰骶部腧穴也不宜针刺。至于三阴交、合谷、昆仑、至阴等一些通经活血的腧穴，在怀孕期亦应予禁刺。如妇女行经时，若非为了调经，亦慎用针刺。

（3）小儿囟门未合时，头项部的腧穴不宜针刺。

（4）常有自发性出血或损伤后出血不止的患者，不宜针刺。

（5）皮肤有感染、溃疡、瘢痕或肿瘤的部位，不宜针刺。

（6）对胸、胁、腰、背脏腑所居之处的腧穴，不宜直刺、深刺。肝、脾肿大，肺气肿患者更应注意。

（7）针刺眼区和项部的风府、哑门等穴以及脊椎部的腧穴，要注意掌握一定的角度，不宜大幅度提插、捻转和长时间的留针。以免伤及重要组织器官，产生严重的不良后果。

（8）对尿潴留等患者在针刺小腹部的腧穴时，也应掌握适当的针刺方向、角度、深度等，以免误伤膀胱等器官出现意外的事故。

3. 针刺的角度与深度

在针刺操作过程中，掌握正确的针刺角度、方向和深度，是增强针感、提高疗效、防止意外的关键。腧穴定位的正确，不应限于体表的位置，还必须与正确的进针角度、方向、深度等有机地结合起来，才能发挥其应有的效应。临床上同一腧穴，由于针刺的角度、方向、深度的不同，所产生针感的强弱、感传的方向和治疗效果常有明显的差异。针刺的角度、方向、深度，要根据施术腧穴的具体位置、病人的体质、病情的需要和针刺的手法等实际情况灵活掌握。

（1）针刺的角度：是指进针时针身与皮肤表面所形成的夹角。它是根据腧穴所在的位置和医者针刺时所要达到的目的结合起来而确定的。一般分为3种角度。

直刺：是针身与皮肤表面呈90°垂直刺入。此法适用于大部分腧穴。

斜刺：是针身与皮肤表面呈 45° 倾斜刺入。此法适用于人体大部分腧穴。如肩井穴。

平刺：即横刺、沿皮刺。是针身与皮肤表面呈 15° 左右或沿皮以更小的角度刺入。此法适用于皮薄肉少部位的腧穴，如头部的腧穴等。

（2）针刺的深度：是指针身刺入人体体内的深浅度，每个腧穴的针刺深度，与患者个体的体质、年龄、病情、部位等因素有关。

年龄：老年人与小儿均不宜深刺；中青年身强体壮者，可适当深刺。

体质：形瘦体弱者，宜相应浅刺；形盛体强者，宜深刺。

病情：阳证、新病宜浅刺；阴证、久病宜深刺。

部位：头面、胸背及皮薄肉少处的腧穴宜浅刺；四肢、臀、腹及肌肉丰厚处的腧穴宜深刺。

此外，针刺的角度与深度关系极为密切，一般来说，深刺多用直刺，浅刺多用斜刺、平刺。对天突、风府、哑门等穴及眼区、胸背和重要脏器部位的腧穴，尤其应注意掌握好针刺角度和深度。

4. 针灸的适应证

据中国中医研究院焦国瑞研究员在 20 世纪 80 年代初的统计，针灸至少已治疗过 307 种病症，且对其中 100 多种疗效较好；王国良在《针刺疗法集要》一书中介绍，至 1994 年前在世界范围内用针灸治疗的病种已达上千种，具有良好疗效者有 400 多种。20 世纪 70 年代世界卫生组织宣传、推广针灸临床主治的病症有：

（1）上呼吸道疾病：急性鼻窦炎、急性鼻炎、感冒、急性扁桃腺炎。

（2）呼吸系统疾病：急性气管炎、支气管哮喘（对儿童和单纯性患者效果最佳）。

（3）眼科疾病：急性结膜炎、中心性视网膜炎、近视（儿童）、单纯性白内障。

（4）口腔科疾病：牙痛、拔牙后疼痛、牙龈炎、急慢性咽炎。

（5）胃肠系统疾病食道：贲门痉挛、噎膈、胃下垂、急慢性胃炎、胃酸过多、慢性十二指肠溃疡（疼痛缓解）、单纯急性十二指肠溃疡、急慢性结肠炎、急性菌痢、便秘、腹泻、肠麻痹。

（6）神经肌肉系统：骨骼疾病、头痛、偏头痛、三叉神经痛、面神经麻痹（早期 3~6 个月之内者）、中风后的轻度瘫痪。

（7）周围性神经疾患：小儿脊髓灰质炎后遗症（早期，如 6 个月以内）、梅尼埃病、神经性膀胱功能失调、遗尿；肋间神经痛、颈臂综合征；肩凝症；网球肘、坐骨神经痛、腰痛；骨关节炎。

5.针灸的禁忌证

禁忌证是与适应证相对而言的。

《黄帝内经》中云：黄帝问于岐伯曰：余闻刺有五禁，何谓五禁？岐伯曰：禁其不可刺也。黄帝曰：余闻刺有五夺。岐伯曰：无泻其不可夺者也。黄帝曰：余闻刺有五过。岐伯曰：补泻无过其度。黄帝曰：余闻刺有五逆。岐伯曰：病与脉相逆，命曰五逆。黄帝曰：余闻刺有九宜。岐伯曰：明知九针之论，是谓九宜。

黄帝曰：何谓五夺？岐伯曰：形肉已夺，是一夺也；大夺血之后，是二夺也；大汗出之后，是三夺也；大泄之后，是四夺也；新产及大血之后，是五夺也。此皆不可泻。

黄帝曰：何谓五逆？岐伯曰：热病脉静，汗已出，脉盛躁，是一逆也；病泄，脉洪大，是二逆也；着痹不移，䐃肉破，身热，脉偏绝，是三逆也；淫而夺形、身热，色夭然白，乃后下血衄，血衄笃重，是谓四逆也；寒热夺形，脉坚搏，是谓五逆也。

此外，大饥、大饱、大牢、大汗、大失血、重度虚弱者等，都是针灸的禁忌证。

6.针灸实训课中损伤因素

（1）物理因素：学生最常见的物理性损伤是针刺伤、烫伤、其他机械伤。

（2）化学因素：常见有过敏反应，如针灸过程中出现过敏，针刺、艾灸、耳穴贴压胶布等可能引起过敏反应。

7.如何预防针刺出现意外气胸

（1）施针前一定要熟悉解剖，同时给病人选择好合适的体位。

（2）施针前必须思想高度集中，掌握好针刺的方向、角度和深度，禁止直穿和深穿。

（3）施针过程中应消除病人的紧张心理，取得病人的配合，嘱其勿剧烈咳嗽，以避免创伤性气胸的发生。

8.肩部常用腧穴的定位、解剖、主治及操作注意事项

（1）肩髃穴：手阳明大肠经腧穴。

出自《灵枢·经别》，属手阳明大肠经。

定位：在肩峰端下缘，当肩峰与肱骨大结节之间，三角肌上部中央凹陷处；臂外展或平举时，肩部即可呈现出两个凹陷，当肩峰前下方凹陷处。

解剖：有旋肱后动、静脉；布有锁骨上神经、腋神经。

主治：①肩臂挛痛、上肢不遂等肩、上肢病症。②瘾疹。

操作：直刺或向下斜刺 0.8~1.5 寸。肩周炎宜向肩关节直刺，上肢不遂宜向三角肌方向斜刺。

（2）肩髎穴：手少阳三焦经腧穴。

出自《针灸甲乙经》，属手少阳三焦经。

定位：肩峰后下方，上臂外展时，当肩髃穴后寸许凹陷中。

解剖：在肩峰后下方，三角肌中；有旋肱后动脉；布有腋神经的肌支。

主治：肩臂挛痛不遂。

操作：直刺 1~1.5 寸。

（3）肩贞穴：手太阳小肠经腧穴。

出自《素问·气穴论》，属手太阳小肠经。

定位：臂内收时，腋后纹头上 1 寸。

解剖：在肩关节后下方，肩胛骨外侧缘，三角肌后缘，下层是大圆肌；有旋肩胛动、静脉；布有腋神经分支，最深部上方为桡神经。

主治：①肩臂疼痛，上肢不遂。②瘰疬。

操作：直刺 1~1.5 寸。不宜向胸侧深刺。

以上三个腧穴又称"肩三针"，是治疗肩周炎的常用腧穴。

（4）肩井穴：足少阳胆经腧穴。

定位：肩上，在大椎穴与肩峰连线中点，肩部最高处。

取穴方法：取穴时一般采用正坐、俯伏或者俯卧的姿势，此穴位于人体的肩上，前直乳中，当大椎与肩峰端连线的中点，即乳头正上方与肩线交接处。

解剖：有斜方肌，深层为肩胛提肌与冈上肌；有颈横动、静脉分支；布有腋神经分支，深层上方为桡神经。

主治：①颈项强痛，肩背疼痛，上肢不遂。②难产、乳痈、乳汁不下、乳癖等妇产科及乳房疾患。③瘰疬。

操作：直刺 0.5~0.8 寸，深部正当肺尖，慎不可深刺；孕妇禁针。

参考文献

[1] 江一平，陈鹏，曹坤. 中心静脉导管胸腔闭式引流联合针灸治疗自发性气胸 [J]. 湖北中医杂志，2014，36（8）：48-49.

[2] 石学敏. 针灸学 [M]. 北京：中国中医药出版社，2007：154-161.

［3］ 张永树.正确认识针灸适应证［J］.中国针灸，2001，21（12）：747-749.

［4］ 杨旭光，高希言.医学院校学生在针灸学实训中损伤的危险因素分析及预防对策［J］.中国技术教育装备，2013，27：130-131.

［5］ 秦明先，敖文红.针灸不当致气胸［J］.临床误诊误治，2003，16（1）：76-77.

第三章

针灸治疗模块

第一节 一气不起——中风

教学目标

1. 通过案例分析，掌握中风的概念、病因病机、诊断与鉴别诊断以及辨证分型。

2. 通过对中风发病规律的基本认识，掌握中风的常规针灸治疗。

3. 通过相关知识的综合应用，熟悉中风的其他治疗方法及中风的恢复周期，了解中风的预防调护及中风的现代研究进展。

案例摘要

王老先生，今年70岁，因与家人发生不快，导致左侧肢体活动不能，口眼歪斜，语言不利，遂送往医院急诊，经溶栓治疗后，度过急性期，但是左腿没劲，说话不清楚。大夫建议到针灸门诊进行康复治疗。来到门诊后，刘医生通过详细询问与检查后，施以针灸治疗，效果不错。由于路途遥远，奔波不便，王老先生就到当地诊所继续进行针灸治疗，但感觉效果不好，加之脾气暴躁，耽误了治疗。家人只好又找到刘医生，在刘医生和王老先生的共同配合下，针灸治疗取得显著的疗效，王老先生的生活质量有了很大的提高。随访，健康状况良好。

【关键词】中风；诱发因素；针灸治疗；风阳上扰。

教学安排

本案例有3幕场景，供3个学时讨论，每学时50分钟。

学时	场景摘要
第一学时	第一幕摘要（50分钟）：重点讨论中风的概念、病因病机、诊断及鉴别诊断。王老先生与家人大吵了一架，气得面红耳赤，摔倒在地，失去意识。几分钟后，王老先生自己醒了过来，身体也没有什么不适，家人也没当回事。两天后的一个早上，王老先生醒来后，突然觉得左侧身体不能动弹，感觉两边的眼睛不对称，嘴也不舒服，说话也呜呜啦啦不清楚。家人遂将其送往医院急诊救治，诊断为"脑梗死"，住院治疗
第二学时	第二幕摘要（50分钟）：重点讨论中风的辨证分型、针灸治法、处方及方义。经溶栓治疗后，患者度过急性期，但是左腿没劲，说话不清楚。大夫建议到针灸门诊进行康复治疗。来到针灸门诊，刘医生通过详细询问与检查后，施以针灸治疗，效果不错。因路途原因，患者坚持回家进行针灸治疗
第三学时	第三幕摘要（50分钟）：重点讨论中风的恢复周期及其他治疗方法。在当地继续进行针灸治疗，王老先生却感觉在当地治疗效果不佳，情绪出现波动，耽误了治疗，家人拗不过王老先生，于是又回该院治疗，在医生的劝说和家人及患者的积极配合下，取得了满意的治疗效果

设计思路

第一幕：王老先生与家人大吵了一架，气得面红耳赤，摔倒在地，失去意识。几分钟后，王老先生自己醒了过来，身体也没有什么不适，家人也没当回事。两天后的一个早上，王老先生醒来后，突然觉得左侧身体不能动弹，感觉两边的眼睛不对称，嘴也不舒服，说话也呜呜啦啦不清楚。根据发病特点及症状可以大致判断王老先生可能是中风。由此须掌握中风的概念，探讨中风的病因病机，掌握中风的诊断及鉴别诊断。

第二幕：经溶栓治疗后，患者度过急性期，但还是左腿没劲，说话还是不清楚。大夫建议到针灸门诊进行康复治疗。来到针灸门诊，刘医生通过详细询问与检查后，施以针灸治疗，效果不错。因路途原因，患者坚持回家进行针灸治疗。从故事情节中，可以分析出中风的证型，根据医生的针灸治疗、查阅的相关资料，可以归纳总结出中风的针灸治法及处方，并对中风针灸选穴展开讨论（即方义）。

第三幕：在当地继续进行针灸治疗，王老先生却感觉在当地治疗效果不佳，情绪出现波动，耽误了治疗，家人拗不过王老先生，于是又回该院治疗，在医生的劝说和家人及患者的积极配合下，取得了满意的治疗效果。通过王老先生的诊治经过，了解中风的分期、预防调护；通过进一步查阅资料，可以分析总结出中风的其他治疗方法，据此可以展开分析讨论，了解中风的现代研究进展。

⚠ 要点提示

1. 中风的针灸治法及处方是本案例讨论的重点之一。第一幕，重点讨论中风的概念、病因病机、诊断及鉴别诊断。根据场景、查阅的文献和掌握的资料，分析并总结出中风的病因病机；此外还要掌握中风的诊断及鉴别诊断。

2. 第二幕，同样结合案例讨论中风的辨证分型，查阅文献及资料，进而分析讨论中风的针灸治法及处方，重点分析中风的针灸组穴原则和方义。

3. 第三幕，重点结合王老先生的诊疗经过，讨论中风的分期，预防调护以及中风的其他治疗。根据三个幕剧提供的信息，对王老先生做出诊断和治疗，重点结合中风的针灸治疗，对王老先生的中风做出预防调护、饮食指导。最后由一名学生对本小组讨论结果进行梳理。

案例正文

第 一 幕

王老先生，男，70岁，体型偏胖，无酒肉不欢，吸烟也是家常便饭，饭菜喜欢吃咸的，觉得咸咸的才有滋有味，因此血压一直居高不下，也不稳定。家人为了他的身体健康着想，都把饭菜做的清淡可口，但是王老先生对此非常不满，说："饭菜没点滋味怎么能好吃，吃饭就是吃个滋味。"王老先生平时就容易着急上火，家人在饭菜问题上也不再和他争论什么了，都依照他的喜好来做饭。但是王老先生的脾气很火爆，一句不顺就发生争吵。这天晚上，全家人坐在一起吃饭，王老先生因为一点小事，与家人发生不快，当时气得不轻，两只手直颤，碗都端不住了，碗里的饭汤也洒了出来，不过王老先生当时没太在意，以为就是生气气得。日子就这么吵吵闹闹地进行着……三天后，王老先生与家人又大吵了一架，当时气得面红耳赤，一下子摔倒在地，失去意识。几分钟后，王老先生自己醒了过来，身体也没有什么不适，家人也没当回事。两天后的一个早上，王老先生醒来后，突然觉得左侧身体不能动弹，感觉两边的眼睛不对称，嘴也不舒服，说话呜呜啦啦不清楚。于是家人赶紧拨打120，跟从救护车将王老先生送往医院急诊进行救治。接诊的大夫一看情况，立刻让家人陪同王老先生去放射科做个颅脑CT，结果显示：右侧基底节明显梗死灶。于是大夫建议王老先生住院，进行系统治疗。

（一）提供信息

1. 王老先生，男，70 岁。

2. 与家人又大吵了一架，当时气得面红耳赤，一下子摔倒在地，失去意识。

3. 几分钟后，王老先生自己醒了过来，身体也没有什么不适，家人也没当回事。

4. 两天后的一个早上，王老先生醒来后，突然觉得左侧身体不能动弹，感觉两边的眼睛不对称，嘴也不舒服，说话也呜呜啦啦不清楚。

5. 送往医院急诊，颅脑 CT 结果显示"右侧基底节明显梗死灶"。

（二）学习重点

1. 中风的概念。

2. 中风的病因病机。

3. 中风的诊断与鉴别诊断。

（三）问题导向

1. 从王老先生的生活情况来看，你对中风的发病因素还有那些认识？

2. 从发病情况看，你认为中风最容易与哪些疾病混淆，而耽误治疗？

3. 根据王老先生的表现，你认为中风的发病机制是怎样的？

第 二 幕

在住院期间，给予抗血栓药物（胞磷胆碱、脉络宁等）治疗了十几天，王老先生的症状有了些许改善，但还是嘴歪着，左手不能拿住物品，左腿没劲，走路时，需要人搀扶，左脚也一直拖拖拉拉。家人看到这种情况也非常着急，反复找大夫商量治疗方案，大夫说："王老先生现在已经过了急性期，但是因为年龄大，症状恢复起来也比较慢，你们可以出院去做做针灸康复。"家人听了大夫的话，就带王老先生来到了针灸门诊。刘医生详细询问了王老先生的情况，并进行了详细的查体。只见刘医生在病历上写道：神志清，精神可，语言謇涩，仅能发出"嗯""啊"等单音节语气词，左侧肢体活动不利，纳可；眠差，二便调，舌质红、苔黄腻，脉弦滑；左侧额纹变浅，伸舌左偏，左侧上下肢肌张力增高，左侧上下肢肌力 3 级，左侧 Babinski 征阳性，左侧 Hoffmann 征阳性。诊断为中风。刘医生和家人进行了交流，说这个病针灸的恢复效果还是很好的，家人问刘医生大约需要治疗多少次。刘医生说："王老先生年纪大了，恢复起来也慢，治疗是 10 次一个疗程，先治疗 3 个疗程看看。"家人及王老先生同意治疗方案。于是刘大夫就施以针灸治疗，取的穴位是：水沟、内关、极泉、尺泽、委中、三阴交、廉泉、通里、哑门、肩髃、曲池、手三里、合谷、环跳、足三里、阳陵泉、阴陵泉、太冲、风市。刘医生针刺水沟时，就像小鸡啄米似的，并问王老先生，眼睛有没有湿润的感觉；针刺极泉、尺泽、委中时，只见王老先生的左侧肢体在抽动。治疗结束后，刘大夫说："这个病的治疗要配合平时的功能训练，比如主动抬胳膊、抬腿，没事念念报纸，主动和其他人进行交流，这样恢复起来会效果会很好。"家人也记下了刘医生的嘱咐。经过几次治疗后，王老先生感觉症状有所好转，左手能托起较轻的物品，但仍然不稳，走路也比以前有劲了；说话虽然不成句，但是吐字比以前清楚多了，睡觉也比之前好了。因为路途遥远，来回不便，于是家人与刘医生商量一下想回家继续治疗，刘医生表示理解，同意王老先生回家治疗。

（一）提供信息

1. 患者症状有了些许改善，但还是嘴歪着，左手不能拿住物品，左腿没劲，走路时，需要人搀扶，左脚也一直拖拖拉拉。

2. 到医院针灸门诊治疗，医生仔细询问查体后施以针灸治疗，效果不错。

3. 症状好转后，因路途原因，家人坚持回到当地诊所进行针灸治疗。

（二）学习重点

1. 中风辨证分型。

2. 中风的治疗原则。

3. 中风的针灸选穴及方义。

（三）问题导向

1. 根据王老先生的溶栓治疗，你对溶栓的时间窗和溶栓的并发症有哪些了解？

2. 针灸治疗中风病为何以阴经穴为主，有何意义？

3. 从王老先生的发病症状，叙述中枢性瘫痪与周围性瘫痪有何区别？

4. 针灸治疗中风除了醒脑开窍法，还可以选用其他什么针刺方法？

第 三 幕

王老先生在当地门诊继续接受针灸治疗，家人感觉针刺的地方都差不多，但是王老先生却觉得效果不好。王老先生本来就是急脾气，不想在当地治疗，这样一来二去经常因为治疗的事情与家人争吵，治疗也被耽误了。家人拗不过王老先生，于是就顺着他的心意，决定再去找以前治疗的刘医生。刘医生看到王老先生的情况后，笑着劝王老先生不要这么心急，要放宽心。同时嘱咐王老先生要重视功能锻炼，这个锻炼平时要坚持，不能三天打鱼两天晒网的。听了刘大夫的话，王老先生的心情也渐渐平静下来了，积极配合医生的治疗，并自己坚持主动锻炼。于是刘医生又依照前法给王老先生进行针灸，这次在常规针刺后又加上了两组电针，左侧上下肢各一组，电针接通后，只见王老先生左侧的肌肉微微颤动，然后烤上神灯，每次20分钟。治疗结束后，王老先生没事就出声读报纸，有时也主动与家人交流，这样坚持治疗了3个疗程后，王老先生左手可以拿住平时常用的物品，吃饭拿筷都能自己解决，走路左腿不拖拖拉拉了；说话也能连成句了，吐字更清晰了，舌头不歪了。又坚持治疗了3个疗程，王老先生的症状完全消失了。王老先生及家人都非常高兴。随访，至今健康状况良好。

（一）提供信息

1. 在当地门诊继续接受针灸治疗，家人感觉针刺的地方都差不多，但是王老先生却觉得效果不好。

2. 家人拗不过王老先生，于是就顺着他的心意，再去找以前治疗的刘医生。

3. 刘医生依照前法给王老先生进行针灸，这次在常规针刺后又加上了两组电针，左侧上下肢各一组。

4. 又坚持治疗了3个疗程，王老先生的症状完全消失了。

（二）学习重点

1. 中风的恢复周期。
2. 中风的其他治疗。
3. 中风的预防调护。

（三）问题导向

1. 如果你是医生，你对王老先生的日常饮食调护有哪些建议？
2. 根据中风病的恢复周期，你如何指导王老先生功能锻炼？
3. 通过王老先生的针灸治疗，你认为醒脑开窍针法在治疗中风时较传统针灸有哪些优势？
4. 中风患者在患病过程中的心理活动对疾病的治疗、恢复有哪些影响？

📖 知识链接

1.中风的概念

中风是以突然昏倒、不省人事，伴口角歪斜、语言不利、半身不遂，或不经昏仆仅以口喝、半身不遂为主要表现的病症。

2.病因病机

中风的发生常与饮食不节、情志内伤、思虑过度、年老体衰等因素有关。本病病位在脑，与心、肾、肝、脾关系密切。本病病机复杂，但归纳起来，急性期以风、火、痰、瘀等标实证候为主；恢复期及后遗症期则表现为虚实夹杂或本虚之证，气虚、阴虚证候逐渐明显。基本病机是气机逆乱，上犯于脑，清窍闭塞。

3.中风的诊断

（1）具有突然昏仆，不省人事，半身不遂，偏身麻木，口眼歪斜，语言謇涩等特定的临床表现。轻症仅见眩晕，偏身麻木，口眼歪斜，半身不遂等。

（2）多急性起病，好发于 40 岁以上年龄。

（3）发病之前多有头晕、头痛、肢体一侧麻木等先兆症状。

（4）常有眩晕、头痛、心悸等病史，发病多有情志失调、饮食不当或劳累等诱因。

4.鉴别诊断

（1）中风与口僻：口僻俗称吊线风，主要症状是口眼歪斜，但常伴耳后疼痛，口角流涎，言语不清，而无半身不遂或神志障碍等表现，多因正气不足、风邪入脉络、气血痹阻所致，不同年龄均可罹患。

（2）中风与厥证：厥证也有突然昏仆、不省人事之表现，一般而言，厥证神昏时间短暂，发作时常伴有四肢厥冷，移时多可自行苏醒，醒后无半身不遂、口眼歪斜、言语不利等表现。

（3）中风与痫证：痫证发作时起病急骤，突然昏仆倒地，与中风相似。但痫证为阵发性神志异常的疾病，猝发仆地时常口中作声，如猪羊啼叫，四肢频抽而口吐白沫；中风则仆地无声，一般无四肢抽搐及口吐涎沫的表现。痫证之神昏多为时间短暂，移时可自行苏醒，醒后一如常人，但可再发；中风患者昏仆倒地，其神昏症状严重，持续时间长，难以自行苏醒，需及时治疗方可逐渐清醒。中风多伴有半身不遂、口眼歪斜等症，亦与痫证不同。

5. 辨证分型

（1）中经络

主症：半身不遂，舌强语謇，口角㖞斜而无意识障碍。

风痰阻络：兼见肢体麻木，或手足拘急，头晕目眩。舌白腻，脉弦滑。

风阳上扰：兼见面红目赤，眩晕头痛，心烦易怒，口苦咽干，尿黄，便秘。舌红或绛，苔黄或燥，脉弦有力。

痰热腑实：兼见口黏痰多，腹胀便秘。舌红，苔黄腻或灰黑，脉弦滑大。

气虚络瘀：兼见肢体软弱，偏身麻木，手足肿胀，面色淡白，气短乏力，心悸自汗。舌暗，苔白腻，脉细涩。

阴虚风动：兼见肢体麻木，心烦失眠，眩晕耳鸣，手足拘挛或蠕动。舌红，苔少，脉细数。

（2）中脏腑

主症：神志恍惚、迷蒙，嗜睡或昏睡，甚至昏迷，半身不遂。

闭证：兼见神昏面赤，呼吸急促，喉中痰鸣，牙关紧闭，口噤不开，肢体强痉，两手握固，二便不通。苔黄腻，脉洪大而数。

脱证：兼见面色苍白，瞳孔散大，气息微弱，手撒口开，汗出肢冷，二便失禁。舌痿，脉细弱或脉微欲绝。

6. 针灸治疗

（1）中经络

治法：醒脑开窍，疏通经络。取督脉、手厥阴、手少阴经穴为主。

主穴：水沟、内关、极泉、尺泽、委中、三阴交。

配穴：风痰阻络配丰隆、合谷；风阳上扰配太冲、太溪；痰热腑实配内庭、丰隆；气虚络瘀配气海、血海；阴虚风动配太溪、风池。上肢不遂配肩髃、曲池、手三里、合谷；手指不伸配腕骨；下肢不遂配环跳、足三里、阳陵泉、阴陵泉、太冲、风市；病侧肢体拘挛者，肘部配曲池，腕部配大陵；足内翻配丘墟透照海；口角㖞斜配颊车、地仓、合谷、太冲；语言謇涩配廉泉、通里、哑门；头晕配风池、天柱；复视配风池、睛明；便秘配天枢、支沟；尿失禁、尿潴留配中极、关元。

方义：中风病位在脑，督脉入络脑，水沟为督脉要穴，可醒脑开窍、调神导气；心主血脉藏神，内关为心包经络穴，可调理心气、疏通气血；极泉、尺泽、委中，可疏通肢体经络；三阴交为足三阴经交会穴，可滋补肝肾。

操作：水沟用雀啄法，以眼球湿润为度；内关用捻转泻法；极泉在原穴位置下

1 寸心经上取穴，避开腋毛，直刺进针，用提插泻法，以上肢有麻胀感和抽动为度；尺泽、委中直刺，提插泻法，使肢体抽动；三阴交用提插补法。可用电针。

（2）中脏腑

治法：醒脑开窍，启闭固脱。取督脉穴为主。

主穴：水沟、百会、内关。

配穴：闭证配十二井、太冲；脱证配关元、神阙。

方义：脑为元神之府，督脉入络脑，水沟为督脉穴，可醒脑开窍，调神导气；百会位于头顶，属督脉，内络于脑，醒神开窍作用明显；心主血脉，内关为心包经络穴，可调理心气，促进气血运行。

操作：水沟、内关操作方法同前。百会闭证用毫针刺，泻法；脱证用灸法。十二井点刺放血。关元、神阙用大艾炷重灸法。

7. 中风的恢复周期

根据病程长短，分为三期。急性期为发病后二周以内，中脏腑可至一个月；恢复期指发病后二周后或一个月至半年；后遗症期指发病半年以上。

8. 其他治疗

（1）头针：取对侧顶颞前斜线、顶颞后斜线、顶旁1线及顶旁2线。头针常规针刺。

（2）穴位注射：取肩髃、曲池、手三里、足三里、丰隆。每次选用2~4穴，选用丹参注射液或川芎嗪注射液、维生素 B_1 注射液、维生素 B_{12} 注射液，每穴注射1~2ml。适用于中经络证。

（3）电针：取穴参考中经络处方。在患侧上、下肢体各选一组穴位，针刺得气后留针，接通电针仪，以患者肌肉微颤为度，每次20分钟。

9. 病因病机的理论渊源

（1）外因论：《内经》认为本体先虚为中风发病之根，强调风邪自外中内的发病过程，开启了外风致中的先河。《灵枢·刺节真邪》记载："虚邪偏客于身半，其入深，内居荣卫。荣卫稍衰，则真气去，邪气独留，发为偏枯。"张仲景继承《内经》之思想，倡中风正虚邪中之说，将《内经》中风理论纳入到辨证论治体系中，理法方药融于一体，并提出其病位有经络脏腑等深浅不同。此后至隋唐，中风的病机制论一直延续外风之说。

（2）内因论：唐宋之后，内因在中风发病过程中的作用被诸医家所认同，中风的病机理论研究重心也随之转移到内因上来，形成了不同的学说。刘完素倡"火热致中"学说，言中风当属火性使然。李东垣认为中风责之于气虚。朱丹溪从痰论中风发病，《丹溪心法》云："东南之人多是湿土生痰，痰生热，热生风也。"明清至近代，中风理论逐渐发展成熟。张景岳倡导"非风"论。缪希雍提出"内虚暗风"的中风病机学说。尤在泾认为中风的根本病机在于肝。叶天士倡"肝阳化风"学说。王清任专以"气虚"立论，创"气虚血瘀"之说。《医林改错》载："君言半身不遂，亏损元气是其本源。"近贤三张（张伯龙、张锡纯、张山雷）认识到中风的发生主要是阴阳失调，气血逆乱，直冲犯脑所致。

10. 中风有哪些常见诱因

①情绪激动。②过度疲劳。③气候突变。④体位改变。⑤用药不当。⑥饮食不节。⑦低血压。⑧饮酒吸烟。⑨习惯性便秘。

11. 中枢性瘫痪与周围性瘫痪的鉴别

	中枢性瘫痪	周围性瘫痪
瘫痪分布	范围广，单瘫、偏瘫、截瘫	范围较局限，以肌群为主
肌张力	增强	降低
肌萎缩	不明显	明显
膝腱反射	亢进	减弱或消失
病理反射	有	无
肌束颤动	无	可有

参考文献

［1］高树中，杨骏．针灸治疗学［M］．北京：中国中医药出版社，2012：42-44．

［2］包可．中风病机病机制论研讨［J］．中国中医药现代远程教育，2015，13（20）：1-3．

［3］吴一．"中风"的九大诱因［J］．保健顾问，2007，12：52．

［4］周仲英．中医内科学［M］．北京：中国中医药出版社，2012：304-315．

［5］戴万亨．诊断学基础［M］．北京：中国中医药出版社，2011：196．

［6］孟祥刚，古文龙，马芬，等．从腧穴的定位、进针、行针谈"醒脑开窍"针刺法［J］．中国针灸，2015，35（3）：249-251．

［7］焦玥，吴中朝，周宇，等．从传统针灸与现代针灸角度分析醒脑开窍针刺法［J］．中医杂志，2014，55（9）：743-744．

[8] 刘庆宪，宋永建．急性缺血性卒中动静脉溶栓治疗时间窗研究［J］．临床药物治疗杂志，2011，9（6）：32-35．

[9] 金娇娇，石学敏．醒脑开窍针刺法治疗中风后失语 1 例［J］．湖南中医杂志，2016，32（9）：104-105．

[10] 钟治平，林文宇，吴珊珊，等．针刺太溪穴丘墟穴的脑功能磁共振成像研究［J］．山西医药杂志，2011，40（3）：233-235．

[11] 赵琦．醒脑开窍针刺法治疗中风后失语临床疗效观察［J］．四川中医，2011（10）：120-121．

[12] 李晓飞，刘玲玲，张彩霞．舌三针配合梅花针治疗缺血性脑卒中后运动性失语疗效观察［J］．上海针灸杂志，2015（3）：201-202．

[13] 文奎，朱和才，袁浩，等．醒脑开窍针法不同应用时机对急性脑梗死患者认知功能障碍的影响［J］．现代中西医结合杂志，2016，25（26）：2875-2878．

[14] 李晓琳，常静玲．论中风失语后辨证中的"痰"与"窍"［J］．中华中医药杂志，2016，31（9）：3450-3454．

[15] 周欢安．针灸治疗中风病的疗效观察［J］．中西医结合心血管病杂志，2015，3（16）：81-82．

[16] 齐鸣，李胜涛，任佳辉，等．中风先兆中医药研究进展［J］．湖南中医杂志，2015，31（12）：178-181．

[17] 邓玉金．针刺夹脊穴联合运动疗法为主治疗中风后偏瘫痉挛状态的效果观察［J］．针灸临床杂志，2015，31（12）：13-16．

[18] 崔光豪，李长慧，何春珂．经络辨证在针灸治疗中风中的应用效果观察［J］．中国医药指南，2015，13（33）：190-191．

第二节　午夜惊魂——不寐

🎯 教学目标

1. 掌握不寐的定义、病因病机、中医证型、临床表现、针灸治法、处方、方义等基本知识。

2. 在理解并掌握基本知识的基础上，查阅文献，更多地了解目前治疗不寐的方法，以提高综合运用知识的能力。

案例摘要

高阿姨，女，50岁，既往体健，睡眠良好，平素不善交谈，因为亲人离世，伤心过度，加上劳累、半夜受惊吓，近日开始出现心慌失眠。查心电图和心脏彩超显示：未发现明显异常。高阿姨心情抑郁，服中药治疗未能坚持，经人介绍来接受针灸治疗。张大夫详细了解病情后，认为高阿姨主要问题在睡眠方面。张大夫给高阿姨进行针灸治疗，选取了照海、申脉、太冲、神门、三阴交、四神聪、安眠、心俞、胆俞、肝俞等穴，毫针刺法，留针30分钟。起针后配合耳穴压丸法，选取了心、肾、肝、脾、胆、神门、皮质下、交感等穴。除了针灸治疗外，张大夫注意与高阿姨进行心理沟通，帮助高阿姨释放心理压力，并让高阿姨加强身体锻炼，共治疗2个月，高阿姨睡眠恢复正常。

【关键词】不寐；心胆气虚；毫针刺法；耳穴压丸法。

教学安排

本案例有3幕场景，供3个学时讨论，每学时50分钟。

学时	场景摘要
第一学时	第一幕摘要（50分钟）：重点讨论高阿姨不寐的发病原因和辨证分型。身体素健的高阿姨因为亲人离世伤心过度，加上劳累、半夜受惊，开始出现失眠、心慌、多梦易惊的症状
第二学时	第二幕摘要（50分钟）：重点讨论不寐的中医病机和针灸治法。张大夫详细了解病情后，认为高阿姨的主要问题在睡眠。针灸选取了照海、申脉、太冲、神门、三阴交、四神聪、安眠、心俞、胆俞、肝俞等穴，留针30分钟
第三学时	第三幕摘要（50分钟）：重点讨论不寐的针灸治疗和预防调护。张大夫选择非常轻柔的针灸手法，治疗后高阿姨的心慌明显缓解；并配合耳穴压丸法；还与高阿姨聊天，对其进行心理疏导；并建议高阿姨加强身体锻炼。治疗2个月，心慌失眠症状消失，疾病痊愈

设计思路

第一幕：高阿姨50岁，身体素健，平素不善交谈，睡眠良好。近1个月因为亲人离世，伤心劳累，加上半夜受惊，开始出现失眠、心慌、多梦易惊的症状。

第二幕：高阿姨因为心慌去医院就诊，心电图和心脏彩超检查结果均显示：未见明显异常。吃中药调理，因为中药口感不好，难以下咽，高阿姨未能坚持，后来采用针灸治疗。张大夫认为高阿姨上述问题的核心在睡眠，于是从调理睡眠为主开始治疗。

第三幕： 高阿姨接受针灸治疗后，心慌明显减轻，同时配合耳穴压丸法治疗和身体锻炼，治疗 2 月余，失眠痊愈。

⚠ 要点提示

1. 第一幕，不寐的针灸治疗是本案例讨论的重点之一。首先掌握不寐的定义和病因。
2. 第二幕，掌握不寐的中医病机、辨证分型和临床表现。
3. 第三幕，掌握针灸治疗的具体操作，通过查阅文献了解更多不寐的治法。

案例正文

第 一 幕

高阿姨今年 50 岁，为人心地善良，乐于助人，做事总是宁可自己吃亏，不让他人受累，平时不太爱说话，身体有点瘦弱，但没有什么大毛病，既没有高血压，也没有冠心病，平时睡眠也不错。可是，今年突如其来的一场葬礼让高阿姨尝到了人生最难以言说的滋味。高阿姨的爸爸因意外突然离世，她一时难以接受，整日悲伤痛哭、以泪洗面。高阿姨是父亲最疼爱的小女儿，也是最孝顺父母的女儿，父亲离世那一段时间，高阿姨和家人忙着处理后事，心力交瘁，又觉得愧对自己的老父亲，心情压抑，晚上总睡不踏实，白天更是沉默寡言。有一天半夜，高阿姨睡得迷迷糊糊起来上厕所，突然觉着一阵冷风吹来，高阿姨心里咯噔一下，回去后心里有点心慌害怕，到了白天，高阿姨觉得心情不悦，也说不上来怎么回事。自从这件事之后，高阿姨的睡眠开始出现问题，晚上睡眠变浅，一有动静就惊醒，要不就是噩梦连连，常常梦中一身冷汗，白天也觉着有气无力的，有的时候会突然心慌一阵，有的时候别人从背后说一句话也能把高阿姨吓一跳，胃口差了，人也越来越没精神。高阿姨开始没太在意，以为过一段时间就会好，可是半个月过去了，心慌的症状越来越严重，直接没法工作了。高阿姨心想：周围的邻居同事这个年纪多半都有心脏的毛病，自己这情况可别是心脏病。于是她赶紧去医院，来到心内科门诊，做了心电图和心脏彩超，两项结果均显示：未见明显异常。可是高阿姨觉得自己的心慌挺严重的，问大夫怎么办，大夫建议做 24 小时动态心电图监测，这个检查项目可以连续监控 24 小时心电图的变化情况，特别是监控到心慌症状发作时候的信息。高阿姨听从大夫的建议，又做了 24 小时动态心电图监测，监测结果显示未见明显异常。大夫认为高阿姨没有服药治疗的适应证，不用服药，日常生活中注意休息和饮食既可。

（一）提供信息

1. 高阿姨，女，50岁。

2. 既往体健，睡眠良好，平素不善交谈。

3. 因为亲人离世伤心劳累加上半夜惊吓，开始出现心慌失眠，心慌严重时影响工作。

4. 查体心电图和心脏彩超显示：未发现明显异常。

（二）学习重点

1. 掌握不寐的定义、病因。

2. 掌握不寐的中医辨证分型。

（三）问题导向

1. 不寐的定义是什么？（请查阅文献，了解目前国际通用的失眠定义。）

2. 高阿姨不寐的病因是什么？还有哪些因素可以导致不寐？

3. 不寐中医辨证可以分几型？你认为高阿姨属于哪一型？

4. 高阿姨心慌严重，为什么还要诊断成不寐呢？

第 二 幕

高阿姨不放心，带着检查结果找了其他心内科专家，都说没有太大的问题。心情和睡眠很重要，一个大夫让高阿姨口服阿普唑仑片，这个药只要吃了就能睡着，不吃就睡不好。高阿姨认为西药副作用大，也不愿意长期服用。高阿姨曾去一位老中医门诊开中药治疗，可是看到黑乎乎的中药汤，服用困难，高阿姨坚持治疗了半个月就自行放弃治疗，也没有收到明显的效果。高阿姨的精神压力越来越大，工作业绩下滑，领导多次找她谈话，家人对她也不理解，心情压抑的时候多次和家里人发生口角，有时候脾气会很暴躁，周围人都觉得高阿姨像变了个人一样。家人曾想带高阿姨去精神病医院看看。后来，高阿姨听朋友介绍，来到中医院针灸门诊。应诊的张大夫是一位阅历丰富且十分健谈的老中医，在门诊上经常能听见张大夫哈哈大笑的声音，第一次来的时候，高阿姨还未开口，张大夫一看高阿姨的脸色就知道了大概。张大夫没有多说什么，先搭了脉，对高阿姨说："你经常心慌？是不是受过惊吓？"高阿姨忙道："是是！我心里觉得自己的病就跟那天晚上的惊吓有关，可是别人都说我想多了。"张大夫一边点头，一边详细询问了当时的情况，高阿姨把前前后后的经过和治疗过程叙述一遍，张大夫心中基本明白了高阿姨的病情：高阿姨是因为劳累、心情压抑加上惊吓才开始心慌失眠，既有身体的变化，也有情志的因素，所以治疗应该从两方面着手。高阿姨心想：中医和西医看病就是不一样，你看大夫问的问题都不一样。对张大夫的一种亲切感和信任油然而生。张大夫跟高阿姨说："你主要的问题还是睡眠，把睡眠调好，心慌的问题也就好了。如果你愿意的话，我可以用针灸的方法给你治疗一下。"高阿姨表示愿意接受针灸治疗，于是张大夫选取了照海、申脉、太冲、神门、三阴交、四神聪、安眠、心俞、胆俞、肝俞等穴给高阿姨实施毫针刺法治疗。

（一）提供信息

1. 高阿姨因为心慌和失眠导致身体状态不佳，心情抑郁。

2. 吃中药未能坚持，经人介绍来针灸治疗。

3. 张大夫详细了解病情后，认为高阿姨因为劳累、心情压抑加上惊吓开始出现心慌失眠，主要问题在睡眠。

4. 针灸选取了照海、申脉、太冲、神门、三阴交、四神聪、安眠、心俞、胆俞、肝俞等穴。

（二）学习重点

1. 掌握不寐的中医病机。

2. 熟悉不寐的临床表现。

3. 掌握不寐的针灸治法、处方、方义。

（三）问题导向

1. 分析高阿姨发生不寐的中医病机？

2. 总结高阿姨不寐的临床表现，并思考不寐还会出现哪些症状？

3. 你认为张大夫提出的从两方面着手是指哪两方面？

4. 张大夫为什么要选用这些穴位？分析一下张大夫的针灸处方。

第 三 幕

张大夫在针灸的时候手法非常轻柔灵活，一边针灸一边问高阿姨的感受："扎这根针什么感觉，心慌有没有减轻？"当扎到神门穴的时候，高阿姨觉得心慌减轻不少，第一次针灸留针 30 分钟。起针后张大夫给高阿姨做了耳穴压丸法治疗，按压的耳穴分别是：肾、肝、脾、心、胆、神门、皮质下、交感。当按压到耳穴神门的时候，高阿姨惊呼："好痛！感觉痛感一下子钻进去了。"治疗结束后，高阿姨很高兴，因为她感觉心慌的症状减轻多了。张大夫嘱咐她耳穴压丸要每天按压贴丸处3~5次，每次把耳朵搓热为度。张大夫又语重心长地说道："你这个病不能着急，心情很重要，平时不要生气，多和家人沟通，让自己生活过得开开心心的。"高阿姨觉得有人理解自己，心情也好了很多。张大夫在治疗之余，经常"高谈阔论"劝导高阿姨，高阿姨深受张大夫爽朗性格的感染，慢慢也变得开朗起来，高阿姨还参加了踢毽子运动，每天都去公园踢毽子。接受针灸治疗后，高阿姨的心慌一次比一次轻，大约治了五六次就好了，但是失眠的问题反反复复，时好时坏。张大夫建议高阿姨多运动，保持心情愉快很重要，睡眠的问题不能心急，要心平气和慢慢来。高阿姨每天针灸1次，一周连续治疗5天，休息2天，经过张大夫的精心治疗，1个月过去了，高阿姨的心慌完全治愈，失眠也好了七八成。张大夫嘱咐高阿姨以后隔天针灸1次，一周治疗3天，继续坚持治疗，2个月后高阿姨的睡眠基本恢复以前的状态，之前的那些症状都消失了，心情大好，周围人觉得高阿姨又恢复了以前的神采。

（一）提供信息

1. 张大夫针灸时非常注重手法和病人的感觉，针灸后心慌明显减轻。

2. 起针后配合耳穴压丸法，选取了心、肾、肝、脾、胆、神门、皮质下、交感等穴，嘱咐阿姨平日每天压揉各个穴位3~5次。

3. 与高阿姨进行心理沟通，帮助其释放心理压力。

4. 治疗2个月，睡眠正常。

（二）教学目标

1. 掌握不寐的针灸治疗的刺激量大小、频次、疗程。

2. 了解不寐的预防调护。

（三）问题导向

1. 针灸时具体操作是怎样的？张大夫是如何做的？张大夫为什么要选择轻柔的针灸手法？一般不寐的针灸治疗疗程是多久？（请结合相关文献思考。）

2. 其他证型的不寐针灸该如何治疗？

3. 张大夫是如何开导高阿姨的？不寐是中医里的神志病，针灸更强调治神，结合本教案谈谈你对"神"的理解，并思考除了疏肝调神，还有哪些调神的方法？

4. 不寐的预防调护应该注意什么？

📖 知识链接

1. 不寐的定义

不寐是以经常不能获得正常睡眠为特征的一种病症，又称"不得眠""不得卧""目不瞑"。

2. 历史沿革

（1）先秦时期《内经》中把失眠称为"目不瞑""不得眠""不得卧"，并明确指出"阳不入阴"是失眠症的总病机。

（2）汉隋唐时期，东汉末年张仲景创立了多首沿用至今的名方，如《伤寒论》中的黄连阿胶汤、《金匮要略》中的酸枣仁汤等。

（3）宋金元时期，中医学对失眠症的认识进一步深化，治疗方剂日渐增多。金代刘河间的栀子汤。元代朱震亨栀子豉汤、酸枣仁汤等。

（4）明清时代，如明代戴元礼的导痰汤，张璐的灵枢半夏汤、竹叶石膏汤、茯苓甘草汤等。

3. 病因

（1）情志异常：喜怒哀乐等情志过极均可导致脏腑功能失调，而发生不寐病证。

（2）饮食不节：暴饮暴食，宿食停滞，脾胃受损，酿生痰热，壅遏于中，痰热上扰，胃气失和，而不得安寐。

（3）劳逸失调：劳倦太过则伤脾，过逸少动亦致脾虚气弱，运化不健，气血生化乏源，不能上奉于心，以致心神失养而失眠。

（4）病后体虚：久病血虚，年迈血少，引起心血不足，心失所养，心神不安而不寐。

4. 病机

本病的基本病机是心神不宁，或阳盛阴衰，阴阳失交。本病的病位在心，与肾、肝、脾、胆密切相关。一为阴虚不能纳阳，一为阳盛不得入于阴。病理性质有虚实两面，肝郁化火、痰热内扰，心神不安为实；心脾两虚、心胆气虚、心肾不交，心神失养为虚，但久病可表现为虚实兼夹，或为瘀血所致。

对不寐中医病机的探索：

（1）营卫失调：初始记载见于《灵枢·营卫生会》"壮者之气血盛，其肌肉滑，气道通，营卫之行，不失其常，故昼精而夜瞑"。其后《诸病源候论》"阴气虚，卫气独行于阳，不入于阴，故不得眠"是对这一理论的发展。

（2）阴阳失交：《灵枢·口问》云："阳气尽，阴气盛，则目瞑；阴气尽，而阳气盛，则寤矣。"提示"阴阳失交"是本病发病的主要原因之一。

（3）五脏藏神：《素问·病能论篇》云"人有卧而有所不安者，脏有所伤，及精有所乏，倚则不安"，提出了肝魂学说、心神学说、脾意学说、肺魄学说、肾志学说等。现代一些医家亦多从"胃"着眼，立论本病病机。

（4）他邪所生：提出了火邪学说、痰瘀学说等。

（5）情志致病：恼怒、喜极、思虑、悲忧、惊恐5种因素过于激烈或持续时间过久就会导致情绪失调，从而引起阴阳失调、气血不和、脏腑功能失常而致不寐。

5. 中医辨证分型

主症：轻者入寐困难或寐而易醒，醒后不寐；重者彻夜难眠。

肝火扰心：兼见烦躁易怒，头痛眩晕，面红目赤；舌红，苔黄，脉弦数。

痰热扰心：兼见心烦懊恼，头晕目眩，胸闷脘痞，口苦痰多，舌红，苔黄腻，脉滑数。

心脾两虚：兼见心悸健忘，头晕目眩，神疲乏力，面色不华，纳呆便溏。舌淡，苔白，脉细弱。

心肾不交：兼见手足心热，头晕耳鸣，腰膝酸软，咽干少津。舌红，苔少，脉细数。

心胆气虚：兼见易于惊醒，胆怯心悸，气短倦怠。舌淡，苔薄，脉弦细。

6. 治疗原则

治疗当以补虚泻实，调整阴阳，安神定志为原则。实证泻其有余，如疏肝泻火，清化痰热，消导和中；虚证补其不足，如益气养血，健脾补肝益肾。在泻实补虚的基础上安神定志，如养血安神，镇惊安神，清心安神。

7. 中医辨证治疗

（1）肝火扰心证：疏肝泻火，镇心安神。处方：龙胆泻肝汤。

（2）痰热扰心证：清热化痰，和中安神。处方：黄连温胆汤。

（3）心脾两虚证：补益心脾，养血安神。处方：归脾汤。

（4）心肾不交证：滋阴降火，交通心肾。处方：六味地黄丸合交泰丸。

（5）心胆气虚证：益气镇惊，安神定志。处方：安神定志丸合酸枣仁汤。

8. 针灸治疗

治法：交通阴阳，宁心安神。取阴、阳跷脉及手少阴经穴为主。

主穴：照海、申脉、神门、三阴交、安眠、四神聪。

配穴：肝火扰心配行间；痰热扰心配丰隆、劳宫；心脾两虚配心俞、脾俞；心肾不交配心俞、肾俞；心胆气虚配心俞、胆俞。

方义：跷脉主寤寐，司眼睑开阖，照海通阴跷脉，申脉通阳跷脉，可通过调节阴、阳跷脉以安神；神门为心之原穴，可宁心安神；三阴交为肝、脾、肾经的交会穴，可益气养血安神；安眠为治疗失眠的经验效穴；四神聪位于巅顶，入络于脑，可安神定志。

操作：泻申脉，补照海；背俞穴注意针刺的方向、角度和深度；余穴常规针刺。

9. 其他治疗

（1）耳针：取心、肾、肝、脾、胆、神门、皮质下、交感。毫针刺法或压丸法。

（2）皮肤针：取印堂、百会、安眠、心俞、肝俞、脾俞、肾俞。叩刺至局部皮肤潮红为度。

（3）《金匮要略》论治不寐精要：一是可列为独立的病证，如"虚劳虚烦不得眠，酸枣仁汤主之"；二是其他疾病的兼见症状，即不得眠也是该病的病理表现之一，如百合病、狐惑病、黄汗、心水病等；三是由于其他疾病的病痛造成的不得卧或不能入眠，治法主要以养血敛肝、滋养心肺为主。

（4）近年来治疗失眠的方法不仅有脐针、头七针、薄氏腹针、平衡针、皮内针、腕踝针等针刺疗法，还有穴位贴敷、穴位注射、穴位埋线、艾灸等疗法，更有将针灸结合 CBT（行为认知疗法）联合治疗失眠的方案。

（5）药枕：利用中药的芳香、清凉、明目的作用，制成药枕，一方面治头疾，一方面促睡眠。用桑叶青蒿枕，以舒达肝气；夏季炎热，人易汗出，可选菊花蚕沙枕，以清热除烦，安神助眠。秋季应选清凉枕，以绿豆枕清燥泻火。冬季宜选灯心枕，以透郁热而利尿。

10. 诊断与鉴别诊断

（1）诊断：有多种不同的失眠诊断标准，符合以下条件者可诊断为失眠：①失眠主诉，包括入睡困难（30分钟不能入睡），易醒（超过2次），多梦，早醒或醒后入睡困难（30分钟不能再入睡）；②社会功能受损，白天头昏乏力、疲劳思睡、注意涣散、工作能力下降；③上述症状每周出现3次以上，持续至少1个月；④多导睡眠图提示：睡眠潜伏期大于30分钟，夜间觉醒时间超过30分钟，睡眠总时间少于每夜6小时。

（2）鉴别诊断

①失眠与脏躁：脏躁以烦躁不安、哭笑无常为主症，睡眠不安为兼症。

②失眠与胸痹：失眠与胸痹均由疾病的原因而产生心烦、失眠的表现。胸痹的失眠多发生在患病后，情绪过为紧张，并有胸中窒闷疼痛的感觉。

③失眠与郁证：郁证临床表现可见精神恍惚，精神不振，多疑善虑，失眠多梦，久则神思不敏，遇事善忘，神情呆滞。失眠在郁证中是兼证，病情表现比较轻。

11. 西医治疗：失眠症的治疗包括非药物治疗与药物治疗

（1）非药物治疗：睡眠卫生教育和心理治疗。

首先让患者了解一些睡眠卫生知识，合理安排睡眠时间。睡前尽量不要饮酒、饮茶或含咖啡因的饮料。白天多做一些体育活动。对于比较严重的失眠患者可进行睡眠行为的控制：有睡意时方上床睡觉；白天尽量不要午睡；无论在夜间睡眠多久，早晨应定时起床等。

（2）失眠的药物治疗：遵从个体化和按需用药的原则，原则上使用最低有效剂量、间断给药、短期用药、减药缓慢和逐渐停药。

治疗失眠的药物主要有非苯二氮䓬类药物以及其他有助于睡眠的药物等。对入睡困难的患者，如唑吡坦、三唑仑及水合氯醛；对维持睡眠困难的患者，上半夜易醒者可选用咪哒唑仑、三唑仑、阿普唑仑等，下半夜易醒者可选用艾司唑仑、氯硝西泮和氟西泮等，对晨间易醒者可以选用长或中半衰期的镇定催眠药，如地西泮、艾司唑仑、氯硝西泮和氟西泮等。合并抑郁者可以选用增加睡眠的抗抑郁药物，如米氮平等。

参考文献

［1］ 高树中，杨骏.针灸治疗学［M］.第3版，北京：中国中医药出版社，2012：64-65.

［2］ 郑鑫磊，李庆兵.中医学对失眠病因病机的认识［J］.中国民族民间医药，2013，11（1）：37.

［3］ 周仲瑛.中医内科学［M］.第2版，北京：中国中医药出版社，2007：146-150.

［4］ 程茜.略述古代医家对失眠病因的认识［J］.光明中医，2008，23（11）：1777.

［5］ 凌燕，冼绍祥，刘树林.古代医家对失眠病因病机的认识［J］.长春中医药大学学报，2014，30（1）：170-172.

［6］ 马捷，李峰，宋月晗，等.失眠中医病因病机研究进展［J］.中国中医药信息杂志，2012，

19（5）：106-108．

［7］ 唐泽彦．古代名家经典不寐论治的整理研究［J］．广州中医药大学学报，2013：16．

［8］ 王薇，李旗，郑剑，等．梅荣军失眠症特色针灸治疗进展[J]．针灸临床杂志，2011，27(6)：89-90．

［9］ 王艳君，韩一栩，朱学亮．针灸治疗失眠临床研究进展［J］．现代中西医结合杂志，2016，25（10）：1131-1133．

［10］陈思翰，许红．针灸及药物联合 CBT 对失眠症干预的研究进展［J］．中医对睡眠疾病的机制探讨和辨证论治新进展，2015：142-145．

［11］中医科学院失眠症中医临床实践指南课题组．失眠症中医临床实践指南［J］．世界睡眠医学杂志，2016，3（1）：8-15．

［12］National Heart，Lung，and Blood Institute Working onInsomnia. Insomina：assessment and management in primary care［J］. Am Fam Physician, 1999, 59: 3029-3038．

［13］吴江，贾建平．神经病学［M］．第 3 版，北京：人民卫生出版社，2015：485-486．

［14］杨甫德，陈彦方．中国失眠防治指南［M］．北京：人民卫生出版社，2012：4．

［15］徐志鹏，陈文军，黎红华，等．失眠症的研究与治疗［J］．中国临床康复，2006，10（22）：151-153．

［16］贾建平，陈生弟．神经病学［M］．第 7 版，北京：人民卫生出版社，2013：415．

第三节　莫名其妙的嘴歪——面瘫

教学目标

　　1.通过案例分析，了解面瘫的定义、病因病机及临床表现，掌握中枢性面瘫与周围性面瘫的临床特点，以及面瘫的诊断及鉴别。

　　2.通过查阅文献和分析总结，掌握针灸治疗的选穴原则及方义，指导临床治疗。

案例摘要

　　一位 58 岁的退休女教师，在不慎受风寒后出现右耳后发凉、右面部发麻，嘴角歪斜，继而出现右侧额纹消失、眼睑闭合不全、鼻唇沟变浅、口舌歪向左侧等症状。

来到中医院针灸门诊进行诊治，张医生诊为周围性面瘫。给予针刺治疗 3 天后，嘴角歪斜症状反而加重，于是患者对医生的治疗产生怀疑。医生在与患者耐心沟通解释后，患者又坚持治疗 1 个月后痊愈。

【关键词】风寒；口眼歪斜；周围性面瘫；针灸治疗。

教学安排

本案例有 3 幕场景，供 3 个学时讨论，每学时 50 分钟。

学时	场景摘要
第一学时	第一幕摘要（50 分钟）：重点讨论的是面瘫的病因病机及临床表现。李女士因遇风寒而出现右耳后发凉、微痛，右脸部发麻，自以为着凉，没有在意，随后病情加重，心急如焚
第二学时	第二幕摘要（50 分钟）：讨论针灸治疗面瘫的辨证及选穴、方义（重点讨论）。张医生通过详细询问病史，参照舌脉，排除中枢性病变，诊断为周围性面瘫
第三学时	第三幕摘要（50 分钟）：重点讨论周围性面瘫的分期、各期治疗及预后。李女士在治疗 3 天后症状加重，从而对医生产生怀疑，在张医生与患者耐心沟通后，解释疾病发生、发展、痊愈所需的过程，消除了李女士的顾虑，安心治疗 1 个月后痊愈

⚡ 设计思路

第一幕：李女士因遇风寒而出现右耳后发凉、微痛，右脸部发麻，自以为着凉，没有在意。因症状少，易被忽略且很难早期确诊。识别面瘫的前期症状及其与类似疾病相鉴别非常重要。

第二幕：李女士右侧额纹消失、眼睑闭合不全、鼻唇沟变浅，口舌歪向左侧，鼓腮漏气。舌淡苔薄白，脉浮紧，诊断为周围性面瘫。李女士年老体弱，肝肾亏虚，正气不足，因天气转凉受风寒而出现口眼歪斜、额纹消失、面部肌肉板滞等一系列面神经麻痹的症状。

第三幕：其病机为风寒侵袭，气血痹阻，经脉功能失调，针灸治疗以祛风通络、疏通经筋为主。取局部穴位和手足阳明经穴为主，并配合艾灸。李女士在治疗 3 天后症状反而加重，从而对医生产生怀疑，张医生与患者耐心沟通，解释了周围性面瘫分为急性期、静止期、恢复期和后遗症期，针灸在急性期干预效果如何，而在恢复期需要多久，需患者如何配合治疗。探讨面瘫急性期是否应该针灸干预，请学生结合相关文献说明理由（难点）；面瘫恢复期需要多长时间，以及预后如何调护。

⚠️ 要点提示

1. 面瘫的病因病机及临床表现是本教案讨论的重点之一。第一幕重点讨论的是面瘫的临床表现，通过场景、查阅文献和掌握的资料来判别疾病。

2. 第二幕中，重点结合案例讨论针灸治疗面瘫的机制，根据患者临床表现以辨证论治，做出针灸具体选穴及其操作。

3. 第三幕中，学会耐心与患者沟通，解释疾病发生、发展、痊愈所需的过程，消除患者顾虑，以改善医患关系，从而帮助治疗。对于面瘫急性期是否应该针灸干预，要给予充分的讲解。

案例正文

第 一 幕

李女士是一名退休教师，今年 58 岁。作为一名优秀教师，李女士生性好强，性子又比较急躁，退休后的闲暇，都让她不适应这么平淡安静的生活。平时儿女忙于工作，很少回家，家中只有老伴相伴。因为退休前的工作繁忙，多年来家中大小事务均有其老伴来操劳。上个月，老伴受老同学邀请外出旅游几天，老伴走后，家中大小事务全都靠李女士一人操劳，而她从来没有一个人单独做过家务活，这可累坏了李女士。老伴出游后第三天，正逢一场秋雨，气温下降了好几度，白天忙完家里的杂活让李女士疲惫不堪，简单吃过晚饭后，李女士在沙发上看着综艺节目便睡着了。睡醒后，发现竟然累的一觉到天亮了，起床后，李女士忽然觉得右耳后有点发凉且轻微疼痛，右脸部也觉得轻微发麻，想着应该没事，可能昨晚在沙发上睡觉有点受凉，喝点热水就好了。谁知，刷牙漱口时，水竟然沿着嘴角流了出来，李女士照镜子看，着实吓了一跳：嘴角歪了，这可怎么办啊。心急如焚的李女士想赶紧打电话催其老伴回来，接通电话后，又让她吃了一惊：怎么说话都有点不流利了。电话里老伴听到李女士的哭诉后，简单安慰了几句，便匆匆往家赶。老伴回家见到李女士后，吓了一跳，不知如何是好。

（一）提供信息

1. 58 岁李女士晨起后出现了右耳发凉，右脸发麻的症状。

2. 随后口角流涎、语言不流利，表明疾病加重。

（二）学习重点

1. 面瘫的定义、病因病机。

2. 面瘫的临床表现。

（三）问题导向

1. 根据李女士右耳后发凉、口角歪斜的症状应该考虑为什么病？

2. 面瘫的定义、病因病机是什么？

3. 面瘫的临床表现有哪些？

第 二 幕

老伴带着李女士匆匆赶到当地中医院就诊，来到针灸科后，张医生接待了李女士。张医生详细询问李女士的发病原因及经过，李女士是在劳累后，并且因天气转凉，夜晚在沙发上睡觉后发病的，在患者的配合下张医生进行了一些简单查体，如让患者蹙眉、抬眉、闭眼、龇牙、鼓腮、伸舌、咀嚼等后，张医生发现李女士：右侧额纹消失、右侧眼睑闭合不全、右侧鼻唇沟变浅，右侧示齿不全，右侧鼓腮漏气，口舌歪向左侧；诊脉：浮紧；观察舌象：舌淡，苔薄白。并且仔细询问李女士平素血压状况，有无心脑血管疾病。虽然李女士平素身体不大好，但从未发现有高血压及心脑血管疾病。为了排除是因脑部疾病引起而导致误诊，张医生还是建议李女士做颅脑 CT 以明确诊断，颅脑 CT 显示：未见明显异常，从而排除中枢性疾病，张医生最终诊断她为周围性面瘫。

（一）提供信息

1. 李女士面瘫的发病诱因为劳累后受风寒，患者正气不足，脉络空虚，卫外不固，风邪乘虚而入中经络。

2. 李女士平素未发现有高血压及心脑血管疾病。

3. 李女士被诊断为周围性面瘫，提示学生周围性面瘫与中枢性面瘫的临床症状有什么不同。

（二）学习重点

1. 周围性面瘫的中医分型。

2. 周围性面瘫与中枢性面瘫的临床鉴别。

3. 周围性面瘫针灸治疗的原则及选穴、方义。

（三）问题导向

1. 李女士为何会出现周围性面瘫？
2. 周围性面瘫的中医分型有哪些？而李女士属于哪个证型？
3. 张医生为何要询问李女士血压情况及是否患有心脑血管疾病？
4. 中枢性面瘫与周围性面瘫的临床表现有何不同？
5. 针灸治疗周围性面瘫的原则及选穴是什么？根据患者具体情况又应如何治疗？
6. 西医认为面瘫发病的机制是什么？
7. 西医对周围性面瘫的治疗是什么？

第 三 幕

张医生安慰李女士不要着急，在发病初期就诊是最有利于恢复的，并且需要患者耐心积极配合治疗，一番沟通后，李女士同意张医生进行针灸治疗。治疗以祛风通络、疏通经筋为主。选穴有：阳白、四白、颧髎、颊车、地仓、翳风、牵正、太阳、迎香、水沟、攒竹、风池、风府（均右取），合谷（左侧），足三里、三阴交、太冲。留针 30 分钟。并在针刺的同时将艾条点燃，在距离针刺穴位 2~3cm 处施灸，以针刺局部红晕为度。李女士之前从未针刺过，但为了恢复，忍着针刺疼痛，每天按时治疗。

李女士天天坚持治疗，本来信心满满的，谁知在治疗第 3 天的时候，李女士却突然发现嘴歪、舌歪的症状没有减轻，反而加重了，这可急坏了李女士，心想：如果就这样下去治不好的话，以后可怎么出门见人啊？本来就急脾气的她找到张医生，不满地质问医生："医生，为什么治疗 3 天了没有一丝好转，反而嘴歪是越治越重了呢，你是不是哪里治的不对啊？要是治不好可别耽误了我的病啊。"听完李女士的不满和牢骚后，张医生耐心地对她说："首先面瘫这个病，本来恢复起来就需要一段很长的时间，您这才治疗了 3 天，现在还处于病情发展的急性期，治疗过程中病情加重是疾病发展的一个过程，并不代表治疗有问题，这也是临床常见的，您不要着急，您再等 1 周后就会见到效果，况且考虑到您的年龄，恢复一般会比较慢，您要有耐心而且要有信心积极配合治疗，心急对病情的恢复是没有一点帮助的。而且您是一发病就来看的，治疗时机不晚，治好后一般都会恢复到原来样子的，您放心。"一番交谈后，李女士相信了张医生的解释，又坚持着治疗了 3 周，1 个月后李女士基本痊愈。

（一）提供信息

1.李女士在经过3天的针灸治疗后，病情反而加重，这提示学生思考针灸治疗在整个发病过程效果好，还是某一阶段效果好。

2.李女士治疗的时间长短和其年龄、体质、情志有关。

3.在李女士对治疗产生怀疑时，张医生给李女士以耐心、仔细、全面的讲解，使她消除顾虑，安心治病。

（二）学习重点

1.周围性面瘫发病，临床分期及其持续时间。

2.周围性面瘫的其他治疗方法。

3.周围性面瘫的病情演变、预后及调护。

（三）问题导向

1.周围性面瘫针灸治疗时为何要配合艾灸，疗效如何？

2.周围性面瘫发病分为几期及各期的针灸治疗是什么？

3.周围性面瘫急性期是否应该进行针灸干预，为什么？

4.周围性面瘫还有哪些治疗方法？

5.周围性面瘫恢复后应如何护理及预防？

知识链接

1.面瘫的定义及病因病机

面瘫是以口眼向一侧歪斜为主症的病证，又称为口眼㖞斜。本病可发生于任何年龄，无明显的季节性，多发病急速，以一侧面部发病多见。

面瘫的发生常与劳作过度、正气不足、风寒或风热乘虚而入等因素有关。本病病位在面部，与少阳、阳明经筋相关。基本病机是气血瘀阻，经筋功能失调。

2.面瘫的临床表现

面瘫以口眼歪斜为主要特点。突然出现一侧面部肌肉板滞、麻木、瘫痪，额纹消失，眼裂变大，露睛流泪，鼻唇沟变浅，口角下垂歪向健侧，病侧不能皱眉、蹙额、闭目、露齿、鼓颊；部分患者初起时有耳后疼痛，还可出现患侧舌前2/3味觉减退或消失，听觉过敏等症。病程日久，可因瘫痪肌肉出现挛缩，口角反牵向患侧，甚则出现患侧面肌痉挛，形成倒错现象。

3. 周围性面瘫的中医分型

风寒外袭：见于发病初期，面部有受凉史。舌淡，苔薄白，脉浮紧。

风热侵袭：见于发病初期，伴有发热，咽痛，耳后乳突不疼痛。舌红，苔薄黄，脉浮数。

气血不足：多见于恢复期或病程较长的患者，兼见肢体困倦无力，面色淡白，头晕等。舌淡，苔薄，脉细弱。

4. 周围性面瘫和中枢性面瘫的鉴别

面瘫根据其病灶不同，分为中枢性面瘫和周围性面瘫。中枢性面瘫是指损伤部位在面神经核以上的支配区域，又称为面神经核上瘫，如大脑运动区损伤或内囊出血等，常见的中风之"口僻"，中枢性面瘫好发于老年人，由于年龄关系，病人先前通常有一些心脑血管方面的问题，如高血压、动脉硬化等。当一侧大脑运动区损伤或内囊出血时，只有病灶对侧面神经核的下半部分所支配区域出现功能障碍，表现为鼻唇沟变浅、口角下陷、流涎、流泪以及味觉异常等症状；而面神经核上半部分支配的肌肉功能不受影响，即两侧额纹没有差异，眼睛闭合正常。中枢性面瘫由于病变部位在脑，除面肌瘫痪外，还经常伴有身体其他部分的功能障碍，如舌体偏歪、语言不利等类似轻度中风的症状。周围性面瘫是指面神经核以下（包括面神经核）的损伤，又称面神经核下瘫。由于是面神经核及其分支的整体损伤，所以病人不仅表现为患侧鼻唇沟变浅和口角下陷，而且患侧面部额纹消失、眼睛不能闭合。周围性面瘫通常好发于年轻人，可以没有特定的病理体质，多由于劳累、感受风寒等诱发。

5. 基本治疗及方义

治法：祛风通络，疏调经筋。取局部穴位和手足阳明经穴为主。

主穴：阳白、四白、颧髎、颊车、地仓、翳风、牵正、太阳、合谷。

配穴：风寒外袭配风池、风府；风热侵袭配外关、关冲；气血不足配足三里、气海。味觉减退配足三里；听觉减退配阳陵泉；抬眉困难配攒竹；鼻唇沟变浅配迎香；人中沟歪斜配水沟；颏唇沟歪斜配承浆；流泪配太冲。

方义：面部腧穴可疏通局部经筋气血，活血通络；"面口合谷收"，合谷为循经选穴，与近部腧穴翳风相配，祛风通络。

操作：面部腧穴均行平补平泻法，翳风宜灸；恢复期主穴多加艾灸；在急性期，面部穴位不宜手法不宜过重，肢体远端的腧穴行泻法且手法宜重；在恢复期，合谷平补平泻法，足三里行补法。

6. 发病的机制

西医学认为面瘫可能是茎乳突孔内急慢性炎症、病毒感染、外伤等引起组织水肿，或骨膜炎以压迫面神经，或因局部血管痉挛，导致神经组织缺血、水肿、受压而麻痹；亦有认为局部组织水肿可能属免疫反应所致。急慢性炎症、病毒感染主要有脑桥小脑角病变，腮腺炎或腮腺肿瘤、颌后化脓性淋巴炎、乳突炎、慢性中耳炎及水痘病毒、带状疱疹病毒、单纯疱疹病毒等。由于病因不同，则发病后症状亦有轻重，面瘫症状轻重取决于面神经损害平面的高低，面神经损伤平面越高则越难治愈。

7. 西医对周围性面瘫的治疗

周围性面瘫治疗西医目前主要有以下 2 种方法：①以改善末梢神经代谢、改善局部微循环和抗炎为目的的肾上腺皮质激素或类固醇激素为主的药物治疗，耳鼻喉科领域多采用该疗法，其治愈率为 70%~80%。②以解除神经压迫、减轻面神经水肿、防止由于水肿造成的继发性面神经损伤以及促进面神经修复为目的的手术减压疗法，其治愈率为 60%~80%。也有学者报道了 Bell 麻痹的自然治愈率，并认为手术和激素疗法与自然治愈过程无明显差异。

8. 针刺配合艾灸治疗周围性面瘫的疗效

灸法是以艾绒或其他药物放置在体表的穴位上烧灼、温熨。用艾绒制成艾条用以烧灸，能使热气内注，具有温煦气血、透达经络的作用。故而灸法是能促进经气运行，使气至病所，从而提高临床疗效的一项疗法。并且艾灸可增强细胞的吞噬功能，改善局部血流循环，同时还可改善组织营养等，加速局部肌肉、神经功能的恢复，促进周围性面瘫的康复。《灵枢》云："针所不为，灸之所宜。"临床上，对于虚寒和阳气衰弱的病症，单纯施以针法，效果就不及灸法治疗显著。灸法治疗时以患侧（鱼腰、阳白、四白、迎香、颊车、下关）穴位为主，以皮肤潮红为度。再灸红双侧耳后部（翳风、风池穴），用雀啄法，以皮肤潮红为度，若能出现耳后部的热气往面部传导，面部感觉发热则疗效更佳。

9. 周围性面瘫的分期及各期针刺治疗

（1）急性期：面瘫发病 1~7 天以内的为急性期，该阶段治疗以患侧面部少针浅刺和四肢远端取穴为主。取患侧阳白、太阳、牵正、地仓、风池，浅刺法；患侧合谷、外关用平补平泻法，留针 20 分钟后取针。

（2）静止期：面瘫发病 8~15 天以内为静止期，该阶段治疗以患侧多针深刺法为主，取患侧阳白、鱼腰、攒竹、太阳、四白、下关、牵正、迎香、水沟、地仓、颊车、夹承浆、风池等穴位，配合四肢循经远端取穴，取患侧合谷、外关、足三里、阳陵泉等，留针 30 分钟后取针。可辅助面部闪罐。

（3）恢复期：面瘫发病 16 天以后为恢复期，该阶段治疗以患侧面部穴位透刺法为主，取百会透神庭、阳白透鱼腰、阳白透攒竹、阳白透丝竹空、地仓透颊车、地仓透迎香、迎香透四白，留针 30 分钟后起针。

（4）后遗症期：面瘫发病 3 个月或 3 个月以上为后遗症期，该阶段治疗以补气养血为主，以局部取穴配合远端曲池、合谷、足三里、三阴交、解溪等穴，针刺补法加艾灸，隔日或 3 日一次，从而加快后遗症的恢复。

10. 面瘫急性期是否应该针灸干预

面瘫急性期乃病邪初侵，病邪尚浅，若施以针灸可即时引邪外出，或延缓致病因素的侵入，能疏通经络，激发经气，活血化瘀，使气血得行，筋肉得濡润温煦，则筋脉收放自如，从而减缓疾病的发展趋势，尽快达到康复的目的。但急性期病邪尚在浅表，针灸治疗时面部不宜强刺激，取穴也不宜多，应以取穴精少、针刺轻浅为主，否则会引邪深入，加重病情变化，影响疗效。急性期面神经处于炎症水肿期，若水肿不消或加重，面神经就会继续受损害，所以病情加重是该病本身的发展趋势，并不是针刺引起，即使不针刺，这种情况仍可能出现并且可能更严重。所以应尽早介入治疗减轻水肿，以免错过最佳治疗时机。

目前反对面瘫急性期介入针灸治疗的观点主要有两种：一种观点认为面瘫急性期针刺，会引起继发性肌痉挛。另一种观点认为在急性期进行针刺会加重病情。

11. 其他疗法

（1）皮肤针：取阳白、颧髎、地仓、颊车、翳风，以叩刺部位潮红，病人无疼痛为度。皮肤针叩刺可以疏通经络，缓解局部麻木症状，沿足阳明经循行叩刺面颊部，用以激发阳明经气。当叩刺额纹、眼睑、口角部时，用力轻微，作用于浮络、孙络，用以输布气血，濡养全身，加强表里经脉的联系，可以缩短治疗时间，减少后遗症的发生。

（2）拔罐：①闪罐：选取瘫痪侧面部的阳白、太阳、颊车、颧髎、地仓、翳风。选取适合大小的火罐，周围性面瘫急性期，取其祛风散寒之功，刺激量不宜大，以局部发热微红为度先取额部，次取面部，再取口角部。对于难治性周围性面瘫，取其通经活络的作用，应用此法操作时间要长，多次反复，以局部明显潮红为度。②走罐：周围性面瘫治疗中在患侧面部可沿着面部表情肌的走行部位进行操作，选取承浆—地仓—颊车—下关—太阳和攒竹—阳白—丝竹空—太阳。在颈项部选取双侧的翳风—完骨、风池—大椎—肩井。走罐前先在局部轻微闪罐1分钟左右，再涂以护肤霜作为介质，罐的吸力宜小，由下而上，由内而外，往返操作，力度要均匀、柔和，至局部皮肤潮红，有温热感为止。③刺络拔罐：以患侧局部选穴为主，耳后疼痛明显者，可选取耳后压痛点，先轻微闪罐，局部消毒后，取采血针在局部痛点快卢刺3~5下，用75%的酒精棉球先挤压出血2~3滴后，选取适合火罐快速拔在刺络部位，以刺络处在罐中央位置为佳，力度以患者耐受为度。当罐内血液凝固，不再出血时，即可起罐，耳后疼痛消失停止此治疗。对于重症面瘫者和顽固性面瘫者可在面部选取浮络颜色异常处，下关穴直下1寸，阳白、印堂、颊车、地仓每次选穴2处进行上述操作。

（3）穴位贴敷：取太阳、阳白、颧髎、地仓、颊车，将马钱子锉成粉末约1~2分，撒于胶布上，然后贴于穴位处，5~7日换药一次；或用蓖麻仁捣烂加麝香少许，取绿豆粒大一团，贴敷穴位上，每隔3~5日更换一次；或用白附子研细末，加冰片少许做面饼，贴敷穴位，每日1次。

（4）火针：选取局部颊车、地仓、阳白、鱼腰、四白；远端合谷、内庭、翳风、风池、足三里、关元、外关、三阴交、太渊。分别用细火针及中号火针进行点刺，以起到面部温通、远端强通的作用。

（5）穴位注射：选取阳白、四白、颧髎、颊车、地仓、翳风。方法：在针刺拔针30分钟后，采用2ml注射器4号针头抽取药液2ml，刺入穴位后，回抽无血后注入药物，每穴0.3~0.5ml，出针后用无菌棉球按压针孔。每周注射2次，3个月为一个疗程。

（6）推拿疗法：推拿依次并用一指禅推法、摩法、按法。可让患者仰卧，医生用一指禅推法，在患者前额及面部依面神经走向实行推法，然后再用指揉法揉患者针灸治疗穴位，直到患者有酸胀感为止，再用分推法和抹法在患者的前额、眉中、人中、承浆及地仓处施术，后在面部涂介质，用大鱼际平推以透热为宜。

12. 周围性面瘫的护理及预防

（1）患者因面肌麻木，味觉减退，耳后疼痛影响咀嚼，因此应避免坚硬及刺激性食品，以清淡、柔软、易消化食物为主。

（2）面瘫患者多数眼睛闭合不全，应注意眼睛的保护，白天可给予氯霉素眼药水点眼，晚上涂金霉素眼膏并盖上消毒纱布，以防角膜炎。

（3）发病的前期、急性期，应指导患者注意面部保暖，减少外出，避免吹风，多休息；稳定期和恢复期，指导患者做一些保健动作，如鼓腮、吹气、面部穴位按摩等，继续规律接受治疗，直至痊愈。

参考文献

［1］ 石学敏. 针灸学［M］. 北京：中国中医药出版社，2012：219-221.

［2］ 高树中，杨骏. 针灸治疗学［M］. 北京：北京中医药出版社，2012：51-52.

［3］ 邰浩清，姜文方. 面瘫的分类与针灸选穴［J］. 南京中医药大学学报，2008，6：417-418.

［4］ 沈世社. 浅谈影响周围性面瘫针刺疗效的因素［J］. 针灸临床杂志，1998，11（14）：3-5.

［5］ 杨田福，黄茸，严雪原. 中西医结合治疗周围性面瘫［J］. 现代中西医结合杂志，2007，16（15）：2070-2071.

［6］ 张训练. 灸法治疗周围性面瘫的中医护理体会［J］. 中国中医急症，2012，10：1720.

［7］ 冯蕾，马文珠. 针灸择期分型辨证治疗周围性面瘫的体会［J］. 环球中医药，2013，05：339-341.

［8］ 张加英，徐炳国，戴丽娟，等. 面瘫急性期针灸治疗的探讨［J］. 针灸临床杂志，2013，8：64-65.

［9］ 徐福新，吴林鹏. 针刺加皮肤针叩刺治疗周围性面瘫［J］. 天津中医，2000，4：30.

［10］ 任花，李晶. 闪罐、走罐、刺络拔罐疗法在周围性面瘫治疗中的应用［J］. 环球中医药，2015.

［11］ 马新平. 毫针配合火针治疗重度重症周围性面瘫疗效观［J］. 中国中医急症，2008，17（11）：1537-1538.

［12］ 尚莉莉，刘淑秀，李晨，等. 针刺配合单唾液酸四己糖神经节苷脂钠穴位注射治疗顽固性周围性面瘫的临床观察［J］. 针灸临床杂志，2014，7：23-25.

［13］ 朱晓艳. 针灸推拿配合治疗面瘫研究进展［J］. 医学信息（中旬刊），2011，5：1959-1960.

［14］ 赵丽娟. 面瘫原因及护理［J］. 现代中西医结合杂志，2009，15：1791.

第四节 麻烦的老胃病——胃痛

教学目标

1. 通过案例分析，了解学习胃痛的定义、病因病机及临床表现，掌握胃痛的诊断及鉴别。

2. 通过查阅文献和分析总结，掌握针灸治疗胃痛的原则及选穴，来指导临床治疗。

案例摘要

一位68岁的退休工人，半个月前因为生气引起腹部胀痛不适等症状。先于当地人民医院检查，诊为慢性萎缩性胃炎伴中度胆汁反流，服用奥美拉唑、多潘立酮等药后腹胀症状减轻，但疼痛不见明显好转。继而经朋友介绍到中医院针灸门诊进行诊治，张医生诊为中医胃痛，属肝气犯胃型。给予针刺治疗1周后，胃痛症状好转，患者又坚持治疗2周后痊愈，半年后随访未再发。

【关键词】腹部胀痛；胃痛；针刺治疗。

教学安排

本案例有3幕场景，供3个学时讨论，每学时50分钟。

学时	场景摘要
第一学时	第一幕摘要（50分钟）：重点讨论的是胃痛的病因病机及临床表现。蒋先生平素就有腹部不适，半个月前因为家中烦心事导致腹部胀痛不适
第二学时	第二幕摘要（50分钟）：讨论针灸治疗胃痛的辨证选穴及方义（重点讨论）；了解胃痛的中医诊断及分型。蒋先生经过西药治疗后症状缓解但仍有隐痛，遂于中医院针灸科就医。张医生通过详细询问病史，参照舌脉，诊断为中医的胃痛

学时	场景摘要
第三学时	第三幕摘要（50分钟）：讨论胃痛的其他治疗方法，及预防调护。治疗选取以中脘、足三里、内关、公孙为主，配以行间、太冲、期门、肝俞、胆俞、阳陵泉等穴。治疗3周后隐痛消除

💡 设计思路

第一幕：蒋先生胃病多年久治不愈，因心情不畅而复发。蒋先生胃病多年，脾胃虚弱。又因肝郁气滞，肝火横犯脾胃而发病。从故事情节中分析出蒋先生发病的病因病机及临床表现，并结合相关资料进行讨论。

第二幕：蒋先生就诊于市医院，经一系列检查后排除相关器质性疾病。经服西药后症状一度好转，但隐痛始终未消除，遂寻求中医针灸治疗。蒋先生胃病多年，需思考做相关检查的必要性。重点在于掌握针灸治疗胃痛的原则及选穴，以及中医对胃痛的诊断与分型。

第三幕：蒋先生在以行气和胃止痛治疗1周后症状缓解，又经医生仔细辨证后以补中益气、通络止痛选取穴位，治疗2周后痊愈。重点掌握其他治疗胃痛的方法及预防调护。

⚠ 要点提示

1.第一幕中，胃痛发作的诱因及临床表现是本案例讨论的重点之一。重点讨论的是胃痛的临床表现，通过场景、查阅文献和掌握的资料来判别疾病。

2.第二幕中，重点结合案例讨论针灸治疗胃痛的机制，根据患者临床表现以辨证论治，给出针灸治疗的具体选穴及其操作。

3.第三幕中，蒋先生在以行气和胃止痛治疗1周后症状缓解，又经医生仔细辨证后以补中益气、通络止痛选取穴位，治疗2周后痊愈。重点掌握其他治疗胃痛的方法及预防调护。

案例正文

第一幕

蒋某，男，68岁，是一名退休火车维修工人。年轻时，因为铁路工作忙起来不定时，火车晚点需加班加点，客流高峰常常几天吃不上几顿像样的饭；有时又在零下十几度的冬日趴在火车下维修，一趴就是半天；有时候饭凉或是时间紧也会胡乱吃点填肚子，经常不知道什么原因就会出现肚子隐隐疼痛。但因为种种原因没有系统治疗过。5年前，蒋某因为和朋友喝酒，突然肚子剧烈疼痛，被紧急送到医院，行胃镜检查确诊为：①胃溃疡（A1）；②胆汁反流性胃炎（中度）；③多发（胃体）息肉；④反流性食管炎。胃镜病理回示：①慢性萎缩性胃炎；②胃窦（轻度）肠上皮化生。住院行胃镜下息肉切除术，治疗1个月后好转出院。出院后，蒋某仍时常反酸、烧心，食欲差。去年复查胃镜：①慢性萎缩性胃炎；②胆汁反流性胃炎（轻度）。病理示：①慢性萎缩性胃炎；②胃窦（轻度）肠上皮化生。提示胃炎无明显发展。近半月来，因为家中儿子儿媳吵架闹离婚，蒋先生跟着着急，食不能安、夜不能寐，肚子常常感觉疼痛、憋胀不舒，有时候肚子两侧也感觉胀痛，并且症状越来越重，饭也吃不下，自行服用奥美拉唑没有得到缓解。前段时间邻居张大爷因为肚子疼痛吃不下饭，被医院确诊为胃癌，这可吓坏了蒋先生，心想自己不会也有什么事吧。

（一）提供信息

1.68岁的蒋先生因为饮食不规律长期有肚子隐痛不舒的症状。

2.5年前因为喝酒肚子疼痛剧烈，被诊为胃溃疡，经治疗后好转出院。

3.近半月因为生气，蒋先生出现肚子疼痛、憋胀，且越来越重。

（二）学习重点

1.胃痛的定义及病因病机。

2.胃痛的诊断依据。

（三）问题导向

1.根据案例分析，蒋先生可能为中医的什么病？

2.引起蒋先生腹部疼痛的原因是什么？

3.胃痛的定义、病因病机是什么？

4.胃痛的诊断依据有哪些？

第 二 幕

蒋先生来到当地人民医院，医生详细询问病史。查体：双肺呼吸音粗，双肺未闻及干湿啰音；心音略低，律齐，心脏各瓣膜听诊区未闻及病理性杂音；腹平坦，腹壁软，上腹轻度压痛，无反跳痛，未触及肝胆胰脾及双侧肾脏，murphy's 征（+）。建议蒋先生做进一步的检查，胃镜示：慢性萎缩性胃炎伴（中度）胆汁反流；腹部彩超：胆囊轻度肿大，前列腺肥大，其余未见明显异常；心电图无明显异常；生化示：丙氨酸氨基转移酶 25U/L，天冬氨酸氨基转移酶 15U/L，碱性磷酸酶 45U/L，总胆红素 10μmol/L，直接胆红素 1.7μmol/L，间接胆红素 1.0μmol/L，胆碱酯酶 4500U/L。HP（+）1010dpm/mmol。男性肿瘤七项均无明显异常。血常规示：白细胞 10.0×10^9/L，N 45%，L 15%。被诊断为：①慢性萎缩性胃炎伴（中度）胆汁反流；②胆囊炎。医生开具处方：雷贝拉唑 20mg，每日 2 次，口服；阿莫西林 1.0g，每日 2 次，口服；克拉霉素 4 片，每日 2 次，口服；多潘立酮 1 片，每日 2 次，口服。蒋先生按时吃药 2 周后胃胀减轻、食欲较前改善，但仍时有隐隐作痛。再加上胃镜病理提示有轻度肠上皮化生，蒋先生极度担心自己的病到了很难治疗的阶段了。正当蒋先生不知该如何时，偶然听到一位朋友说中医针灸治疗胃病很有特色，疗效非常好，希望他去体验一下。蒋先生来到中医院针灸科后，张医生接待了他，在仔细询问得知病是由生气后引起，并且听取患者描述脐以上肚子疼痛、胀满，有时连及两侧，饭量减少，饭后加重，同时伴有口苦、偶尔吐酸水等症状，通过观其舌象：舌红苔黄，诊其脉象弦数，且参考患者之前的检查报告后，张医生诊断为中医的胃痛。

（一）提供信息

1. 蒋先生在人民医院被诊为慢性萎缩性胃炎伴中度胆汁反流。

2. 经服用药物治疗后症状有所减轻，但仍时有隐隐作痛。

3. 蒋先生来到中医院针灸科后，被诊断为中医的胃痛。

（二）学习重点

1. 胃痛的中医分型。

2. 胃痛的诊断及鉴别诊断。

3. 胃痛的治疗原则及选穴。

（三）问题导向

1. 西医中常见的消化系统疾病有哪些?

2. 蒋先生的胃痛应该属于哪一证型? 中医分型还有哪些, 有何临床表现?

3. 胃痛应该如何诊断, 并与哪些疾病相鉴别, 如何鉴别?

4. 胃痛的针灸治疗的原则及选穴是什么? 其他医家又有哪些不同?

第 三 幕

张医生向患者详细解释针灸治疗过程, 治法以行气和胃止痛为主, 并嘱患者平卧于治疗床上, 选取以中脘、足三里、内关、公孙为主穴, 配以行间、太冲、期门、肝俞、胆俞、阳陵泉等穴。中脘、足三里采取补法, 其余均采取泻法, 留针 20 分钟后取出。一日 1 次, 7 天为一疗程。在 1 周的针刺治疗后, 蒋先生胃脘部胀痛的症状基本消失, 只是偶尔在饭后有隐痛不适感。经张医生仔细辨证后, 认为蒋先生胃病已久, 该病为本虚标实, 气逆只是标, 病的根本在脾胃虚弱。这次发病的诱因是生气, 肝郁犯脾胃而出现胃痛, 反酸烧心。在蒋先生接受 1 周的针灸治疗后, 肝气已舒畅, 而仍有隐痛, 需补脾胃之气。再一次治疗以补中益气、通络止痛为主。选取以中脘、气海、足三里、三阴交、脾俞、胃俞, 配以行间、太冲。中脘、气海、足三里、脾俞、胃俞采取补法, 行间、太冲采取泻法, 留针 20 分钟后取出。一日 1 次, 7 天为一疗程。经过 2 周的巩固治疗后, 胃脘部隐痛消除。张医生建议蒋先生以后要保持心情舒畅, 使脾胃之气正常运行, 待脾胃之气强壮了, 才能抵御肝气的乘犯。蒋先生谨记张医生意见, 半年后随访胃脘部隐痛未再发生。

(一) 提供信息

1. 张医生选取了中脘、足三里、内关、公孙、太冲、期门等穴。

2. 经过 3 周的针刺治疗, 蒋先生的胃痛痊愈, 半年后随访未再发生。

(二) 学习重点

1. 胃痛的其他治疗方法。

2. 胃痛的预后及调护。

(三) 问题导向

1. 针灸治疗除了针刺还有哪些方法?

2. 中医治疗胃痛还有什么特色疗法, 效果如何?

3. 胃痛应如何预防及调护?

📖 **知识链接**

1. 胃痛的定义及病因病机

胃痛又称胃脘痛，是以上腹胃脘部近心窝处疼痛为主症的病证。

胃为阳土，喜润恶燥，为五脏六腑之大源，主受纳、腐熟水谷，其气以通降为顺，不宜郁滞，各种原因引起胃腑功能失调，胃失和降均可发生疼痛。胃痛的发生常与外邪犯胃、饮食伤胃、情志不畅和素体脾虚等有关，导致胃气郁滞，胃失和降，不通则痛。该患者因家中烦心事致伤肝损脾，肝失疏泄，横逆犯胃，脾失健运，胃气阻滞，导致胃失和降，而发胃痛。

2. 诊断依据

（1）上腹近心窝处胃脘部发生疼痛为特征，其疼痛有胀痛、刺痛、隐痛、剧痛等不同的性质。

（2）常伴食欲不振、恶心呕吐、嘈杂泛酸、嗳气吞腐等上消化道症状。

（3）发病特点：以中青年居多，多有反复发作病史，发病前多有明显的诱因，如天气变化、恼怒、劳累、暴饮暴食、饥饿、进食生冷干硬辛辣醇酒，或服用有损脾胃的药物等。

3. 中医分型

上腹胃脘部疼痛，若暴发疼痛，痛势较剧，痛处拒按，饥时痛减，纳后痛增者为实证；痛势隐隐，痛处喜按，空腹痛甚，纳后痛减者为虚证。

寒邪犯胃：多因感受风寒之邪以后而作。症见胃痛暴作，恶寒怕冷，得温痛减，遇寒加剧，口不渴，喜热饮。苔薄白，脉弦紧。本证常易寒夹食滞，可见胸脘痞闷，胃纳呆滞，嗳气或呕吐。

饮食伤胃：患者多暴饮暴食之后而出现胃痛。见胃脘疼痛，脘腹胀满，嗳气酸腐异味，返吐酸，或呕吐不消化食物，当呕吐、大便或排气后，胃脘疼痛减轻，伴有大便不爽，舌苔厚腻，脉滑。

湿热中阻：本型可因外感湿邪，或有喜食肥甘酒辣之史，症见痛势急迫，脘闷灼热，口干口苦，口渴不欲饮，纳呆恶心，小便色黄，大便不畅，舌红，苔黄腻，脉滑数。

肝气犯胃：大多数有着急上火、恼怒郁忿的病史。胃痛性质为胀闷攻撑作痛，连及胁肋，伴有嗳气频繁，喜长太息，大便不畅，舌苔薄白，脉弦。若日久不愈，郁久化热，可见嘈杂吞酸，口干口苦，舌红苔黄，脉弦数之肝胃郁热证。

瘀血停胃：本型有长期胃病史，或有手术、跌仆史。临床见疼痛如刺似割，痛有定处，按之痛甚，痛时持久，食后加剧，入夜尤甚；或可见吐血黑便，舌质紫暗或有瘀斑，脉细涩。

脾胃虚寒：患者常为久病体虚，或长期过食生冷之物。症见胃痛隐隐，喜温喜按，空腹痛甚，得食痛减，经常少量呕吐酸水，且神疲乏力，手足不温，大便溏薄，舌诊可见舌淡、苔白，脉虚弱或迟缓。

胃阴不足：患者多有外感热病病史。症见胃脘灼热隐痛，似饥而不欲食，口燥咽干，五心烦热，消瘦乏力，口渴思饮，大便干结。舌红少津，脉弦细或细数。

4. 鉴别诊断

胃痛常与真心痛、胁痛、腹痛相鉴别，此外，肝、胆、脾、胰病变所引起的上腹胃脘部疼痛还应结合辨病予以排除。

真心痛：真心痛是心经病变所引起的心痛证。多见于老年人，当胸而痛，其多刺痛，动辄加重，痛引肩背，常伴心悸气短、汗出肢冷，病情危急，正如《灵枢·厥论》曰："真心痛手足青至节，心痛甚，旦发夕死，夕发旦死。"其病变部位、疼痛程度与特征、伴有症状及其预后等方面，与胃痛有明显区别。

胁痛：胁痛是以胁部疼痛为主症，可伴发热恶寒，或目黄肤黄，或胸闷太息，极少伴嘈杂泛酸、嗳气吐腐。肝气犯胃的胃痛有时亦可攻痛连胁，但仍以胃脘部疼痛为主症。

腹痛：腹痛是以胃脘部以下，耻骨毛际以上整个位置疼痛为主症。胃痛是以上腹胃脘部近心窝处疼痛为主症，两者仅就疼痛部位来说，是有区别的。但胃处腹中，与肠相连，因而胃痛可以影响及腹，而腹痛亦可牵连于胃，这就要从其疼痛的主要部位和如何起病来加以辨别。

5. 针灸治疗的原则及选穴

治法：和胃止痛。取胃的募穴、下合穴为主。

主穴：中脘、足三里、内关、公孙。

配穴：寒邪犯胃配梁丘、胃俞；饮食伤胃配下脘、梁门；肝气犯胃配太冲、期门；瘀血停胃配三阴交、膈俞；脾胃虚寒配脾俞、关元；胃阴不足配胃俞、内庭。

方义：本病病位在胃，中脘为胃之募、腑之会，穴居胃脘部，故可健运中州，调理胃气；足三里为胃的下合穴，可通调胃气，两穴远近相配，可通调腑气，和胃止痛，凡胃脘疼痛，不论寒热虚实，均可使用；内关为手厥阴心包经的络穴，又为八脉交会穴，通于阴维脉，"阴维为病苦心痛"，可畅达三焦气机，理气降逆，和胃止痛；公孙为足太阴脾经的络穴，也为八脉交会穴，通于冲脉，"冲脉为病，逆气里急"，可调理脾胃，平逆止痛，与内关相配，专治心、胸、胃的病证。

操作：毫针常规刺。寒邪犯胃和脾胃虚寒者，可加用灸法。急性胃痛每日治疗1~2次，慢性胃痛每日或隔日治疗1次。

6. 其他疗法

（1）穴位按压

取至阳、灵台。俯伏位，用双手拇指按揉3~5分钟。用于急性胃痛。也有医家认为胃痛由急性胃炎、慢性胃炎、胃痉挛等疾病引起的剧烈胃痛，治疗时可按揉足三里穴。用双手拇指按压揉至出现酸麻感后再持续5分钟左右，疼痛可减轻，甚至消失。

（2）耳针

取耳穴胃、十二指肠、脾、肝、神门、交感。每次选用3~5穴，毫针刺法或压丸法。

（3）拔罐

取中脘、脾俞、胃俞、肝俞、至阳。每日治疗1次。

有医家针刺灵台加拔火罐治疗胃痛取得良好效果。治疗方法：患者俯卧位，用员利针直刺灵台穴0.3~0.5寸，不提插捻转，不留针，起针后，在针孔处拔火罐，留罐10~15分钟。

也有医家运用内关治疗本病，取得良好疗效。治疗方法：取患者左侧内关穴，针尖向肩臂斜刺，运用捻转手法得气后，用力向上斜刺1寸许，使针感向上放散，留针5分钟。采用针尖迎随补泻，结合努法。

（4）穴位注射

取中脘、足三里、胃俞、脾俞。根据中医辨证，可分别选用当归注射液或丹参注射液、参附注射液或生脉注射液等，也可选用维生素B_1或维生素B_{12}注射液。每次取2~3穴，每穴注射0.5~1ml。

（5）雷火灸

适用于虚寒型胃痛。取神阙、足三里（双）、中脘穴。患者取仰卧位，露出腹部，采用赵氏雷火灸条，点燃雷火灸条，在上述穴位距离皮肤2~3cm处施温和灸，每穴5~10分钟，灸至皮肤发红且患者可忍受为度，每次30分钟，每日1次，10天为一个疗程。

（6）腧穴热敏化悬灸

热敏化腧穴如公孙、胃俞、天枢、下脘、脾俞等区域，操作方法为：按照顺序先展开 2 分钟回旋灸，对局部气血加以温热，之后进行 1 分钟雀啄灸，加强敏化，行 1 分钟循经往返灸，继发经气，最后利用温和灸引发感传，促使经络开通。如公孙穴可行单点温和灸，可促使患者腹部出现自觉热感，灸至感传消失；天枢与下脘穴可行三角温和灸，自觉热感达腹腔中而灸至感传消失；胃俞、脾俞可行双点温和灸，自觉热感达深部而灸至感传消失。所有患者均每天接受 1 次治疗，连续治疗 10 次为一个疗程。

（7）神阙贴敷

神阙穴为经络之总枢，通过任、督、冲、带四脉而统属全身经络，联系五脏六腑。神阙贴是一种远红外线治疗贴剂，通过经络调节作用和远红外线的理疗作用，调节各脏腑经络的功能活动，促使中焦气机调畅，使脾胃功能功能恢复正常。

（8）中药治疗

1）寒凝胃痛：治疗宜用良附丸加延胡索、木香、吴茱萸之类。以达温胃驱寒、理气止痛之功效。

2）血瘀胃痛：治疗宜用活络效灵丹、失笑散、丹参饮等化裁，并可加三一七粉、没药、当归、乳香之类。以达散结通络、活血化瘀之功效。

3）肝气犯胃：治疗宜用柴胡疏引散加延胡索、郁金、青皮、川楝子、香橼片并配以酸甘柔引之品如乌梅、木瓜等。以达疏引理气、和胃止痛之功效。

4）食滞胃痛：治疗上宜消食导滞，胃气通降。治疗宜用保和丸加延胡索、青皮、炒麦芽之类。以达消食导滞、理气降逆之功效。

5）胃阴不足：治疗宜用金铃子散合叶氏养胃汤加石斛、白芍、花粉等品。以达滋养胃阴、养阴和胃之功效。

6）脾胃虚寒：治疗宜用黄芪健中汤加乌贼骨、木香、砂仁、瓦楞子、良姜等品。以达补虚止痛之功效。

（9）药膳治疗

1）寒邪犯胃：①生姜红枣粥：生姜 5 片，红枣 10 枚，粳米 100g 同煮为粥，早晚服用。功效：温中散寒。②吴茱萸粥：吴茱萸 20g，生姜 5 片，粳米 100g，红糖适量，先将吴茱萸煮烂，然后加入生姜、粳米、红糖煮粥，早晚服用。功效：温中散寒止痛。

2）饮食伤胃：曲末粥：神曲 15g，粳米 100g，白糖适量，先将神曲捣碎，煎取药汁，入粳米同煮为粥（也可加谷芽、山楂适量与神曲同煎）。功效：消食导滞，调和脾胃。

3）肝气犯胃：①萝卜生姜粥：萝卜 250g，鲜姜 1 块，均切片加大米 100g，煮粥食用。功效：疏肝理气和胃。②佛手香橼粥：佛手 1 个，香橼 1 个，粳米 100g 同煮，粥成后加入精盐、味精、小茴香适量调味，早晚各 1 碗。功效：疏肝理气。

4）瘀血停胃：丹参饮：丹参 15g，砂仁 15g，蒲黄 5g，黑米 100g，丹参、砂仁、蒲黄煎汤取汁后加入黑米，粥成温服。功效：活血化瘀。

5）脾胃虚寒：①山药羊肉粥：羊肉 25g，鲜山药 300g 煮烂入粳米 250g，加水适量煮粥食之，早晚各 1 碗。功效：温中散寒、健脾和胃。②牛乳粥：新鲜牛乳 200g，粳米 50g，蜂蜜 50g。粳米煮粥，熟时加入牛乳再煮开，调入蜂蜜即可服食。功效：养胃散寒。

6）胃阴不足：①沙参黄芪粥：沙参 50g，黄芪 50g，加水煮汁，粳米 200g 煮粥，粥成加入药汁煮沸，凉后使用。功效：养阴益胃生津。②沙参银耳粥：沙参 10g，银耳 10g，粳米 100g，加水适量煮粥食之。功效：养胃生津。

（10）推拿、按摩疗法：推拿、按摩能调节胃肠功能，疏通胃部经络，调整大脑皮层及自主神经的功能，使之对胃部的调节恢复正常，解除胃肠平滑肌痉挛，从而缓解胃脘痛。如选用肝俞、胆俞、脾俞、胃俞，若背部有压痛区，以压痛区为主，使用按揉法按摩背俞穴治疗胃痛。

7. 饮食调护

（1）规律饮食，定时定量。研究表明，有规律地进餐，定时定量，每餐食量适度，避免过饥或过饱，可形成条件反射，更利于消化，预防胃痛。胃病患者每日可 5~6 餐。

（2）细嚼慢咽，以减轻胃肠负担。对食物咀嚼次数愈多，随之分泌的唾液也愈多，对胃黏膜的保护作用就越强。而且食物经过充分咀嚼，形成容易消化的"粥糜"，胃痛的可能性会大大减少。

（3）食物温度适宜。饮食的温度应以"不烫不凉"为度，过烫特别是过凉的食物容易引起胃痛。

（4）吃容易消化的食物。老年人胃弱，所以应少吃坚硬、不易消化的食物。

（5）少吃生冷食物、刺激性食物。生冷和刺激性强的食物对消化道黏膜具有较强的刺激作用，容易引起消化道炎症，造成胃痛。应少吃冰激凌等冷食、少饮烈性酒、少吃辣椒等辛辣食物，减少刺激的机会。

（6）少吃油炸食物。这类食物不容易消化，会加重消化道负担，多吃会引起消化不良，容易导致胃痛。

（7）不要吃汤泡饭。常吃汤泡饭因减少了咀嚼的过程，所以会增加胃肠负担，易患胃病。餐后也不要立即饮水，这样会稀释胃液，影响食物的消化。

（8）戒烟。因为吸烟会使胃部血管收缩，影响胃壁细胞的血液供应，使胃黏膜抵抗力降低。

（9）补充维生素 C。胃液中如保持维生素 C 的正常含量，能有效发挥胃的功能，保护胃部和增强胃的抗病能力。因此，要常吃富含维生素 C 的蔬菜和水果。

（10）注意防寒。胃部受凉后会使胃的功能受损，发生胃痛，故要注意胃部保暖，不要受寒。冬季胸前最好有棉护心，夏季不可让胃部直接暴露于空调、电扇前。

（11）平心静养。胃痛的发生发展与人的情绪、心态密切相关，因此，要注意心理健康，保持精神愉快和情绪稳定，避免生气、紧张、焦虑、恼怒等不良情绪的刺激。

（12）运动健养。肠胃病患者要结合自己的体征，加强运动锻炼，提高机体抗病能力，促进食物在胃肠消化，这能有效地减少胃痛的发作。但是，不要在激烈运动之前或之后马上进餐，因为这样会使得胃部负荷过重，而诱发胃痛。

参考文献

［1］ 周仲英. 中医内科学［M］. 北京：中国中医药出版社，2007：186-195.

［2］ 倪伟. 内科学［M］. 北京：中国中医药出版社，2012：169-214.

［3］ 高树中，杨骏. 针灸治疗学［M］. 北京：中国中医药出版社，2012：73-75.

［4］ 萧天水. 针灸治疗胃痛的辨证取穴［J］. 中国中医药信息杂志，1999，6（4）：68-69.

［5］ 邱园园. 常见急症的指压疗法［J］. 晚霞杂志，2016，（9）：58.

［6］ 李建欣. 灵台穴针刺拔罐治疗胃痛 152 例［J］. 针灸学报，1992，（6）：41.

［7］ 阎金周. 巧用内关医胃痛［J］. 针灸学报，1992，（6）：41.

［8］ 全晓艳. 针灸结合穴位注射疗法治疗急性胃脘痛疗效分析［J］. 亚太传统医药，2013，9（4）：84-85.

［9］ 聂斌，罗仁瀚，陈秀玲，等. 雷火灸治疗虚寒型胃痛疗效观察［J］. 上海针灸杂志，2010，29（1）：21-22.

［10］ 熊周勇. 运用中医"治未病"思想防治胃痛经验［J］. 当代医学，2015，21（24）：153-154.

［11］ 杨丽华，马春. 中医治疗胃痛的研究进展［J］. 世界中西医结合杂志，2007，2（9）：553-555.

［12］ 刘静凌. 中医辨证施治治疗胃痛的临床研究［J］. 中医临床研究，2011，20（3）：96-97.

［13］ 钱冬，张亚明. 胃痛的中医食疗［J］. 实用中医内科杂志，2006，20（6）：685.

［14］ 李桂明. 推拿治疗胃脘痛［J］. 按摩与导引，1993，（4）：39-41.

［15］ 程宝康. 胃痛预防法［J］. 长寿杂志，2012，（4）：6-12.

第五节　关不上的阀门——泄泻

教学目标

1. 通过案例分析，掌握泄泻的定义、病因病机和泄泻辨证分型及针灸治疗，来指导临床治疗。

2. 通过查阅文献和分析总结，了解泄泻的现代研究进展。

案例摘要

小周是一名学生，今年 24 岁，在大吃一顿自助、大喝凉啤后出现后半夜拉肚子的现象，服用黄连素（小檗碱）后无效，腹泻仍然很严重，最后大便中居然带血，怀疑是痢疾的小周赶忙前往医院。经一系列的急查后排除痢疾的可能，医生根据小周的症状断定为泄泻伴痔疮发作，给予输液及口服药治疗，治疗 3 天后症状减轻了。急性泄泻症状减轻后，小周并未改变自己的饮食习惯以致损伤脾胃，发为慢性泄泻，到医院接受针灸治疗，在连续治疗 1 个疗程后，泄泻症状大大减轻，又治疗 1 个月后症状完全消失。

【关键词】急性泄泻；痢疾；针灸治疗；慢性泄泻。

教学安排

本案例有 3 幕场景，供 3 个学时讨论，每学时 50 分钟。

学时	场景摘要
第一学时	第一幕摘要（50 分钟）：重点讨论泄泻的病因病机及泄泻与痢疾的鉴别。小周是一名学生，今年 24 岁，在大吃一顿自助、大喝凉啤后出现后半夜拉肚子的现象，服用黄连素后无效，腹泻仍然很严重，最后大便中居然带血，怀疑是痢疾的小周赶忙前往医院，医生根据各项指标诊断为急性非感染性泄泻

学时	场景摘要
第二学时	第二幕摘要（50分钟）：重点讨论泄泻的中医证型及急性泄泻与慢性泄泻的鉴别。经治疗后，小周急性泄泻的症状消失。但因平时饮食不注意，小周又出现轻微的泄泻症状，前往医院后，李医生根据小周的临床表现及相关检查，诊断为慢性泄泻，建议采取中医治疗
第三学时	第三幕摘要（50分钟）：重点讨泄泻的中医治疗及临床操作。治疗上李医生要求小周在家自己灸三阴交、足三里。针刺选取大肠俞、天枢、上巨虚、三阴交、脾俞、足三里，耳穴选取大肠、小肠、腹、胃、脾、神门。在连续治疗1个疗程后，泄泻症状大大减轻，又治疗1个月多后症状基本消失

💡 设计思路

第一幕：小周急性泄泻一天余，突然发作，口服黄连素无效，最后因便中带血前往医院。虽没有给出舌苔和脉象，但根据发病的特点可以大致判断出患者有可能是寒湿内停。过服寒凉之品，致使寒湿内停，阻遏脾阳运行，导致脾运化失职，发为此病。由此掌握泄泻的病因病机及中医辨证分型。

第二幕：小周前往医院就诊，医生给予针灸治疗。经治疗后，小周急性泄泻的症状消失。但因平时饮食不注意，小周又出现轻微的泄泻症状，前往医院后，李医生根据小周的临床表现及相关检查，诊断为慢性泄泻，建议采取中医治疗。从故事情节中分析归纳出痢疾与泄泻的鉴别以及慢性泄泻的中医辨证分型。

第三幕：治疗上李医生要求小周在家自己灸三阴交、足三里。针刺选取大肠俞、天枢、上巨虚、三阴交、脾俞、足三里，耳穴选取大肠、小肠、腹、胃、脾、神门。从中可总结出泄泻的针灸选穴原则及方义，并结合前两幕和查阅的相关资料进行深入讨论。

⚠ 要点提示

1.泄泻的辨证分型及针灸治疗是本案例讨论的重点之一。第一幕重点讨论的是泄泻的病因病机及泄泻与痢疾的鉴别，根据场景、查阅的文献和掌握的资料，发表泄泻的病因病机，讨论急性泄泻的发病因素，此外还涉及痢疾的临床表现。

2.第二幕，重点结合案例讨论泄泻的中医证型及急性泄泻与慢性泄泻的鉴别。并将知识扩展到泄泻的西医治疗，泄泻与其他疾病的鉴别等以扩展学生的思路。

3.第三幕，根据慢性泄泻的证型选取穴位，总结出泄泻的针灸选穴原则及中医辨证施治的方法。根据三个幕剧提供的信息，做出诊断与治疗，重点结合泄泻的证型，对患者小周给出针灸治疗指导。最后由一名学生对本小组讨论结果进行梳理。

案例正文

第 一 幕

从海鲜自助火锅店出来后，小周同学一边摸着滚圆的肚子回味着刚才饭菜的味道，一边想着这次过 24 岁本命年生日所收到的各种礼物，不禁呵呵笑了起来，这种好心情持续到睡觉前仍未消散。半夜时分小周同学从睡梦中醒来，准确地说是被痛醒，肚子一阵阵的隐隐作痛还伴随着咕噜咕噜的声音，他赶紧下床冲向厕所，便后觉得疼痛的感觉好了一些，准备躺下接着睡。可是过了不一个小时，肚子又咕噜咕噜地叫了起来，他便又立刻冲向厕所。这种情况在天亮前又发生了两次，并惊醒了正在熟睡的舍友，舍友看见他脸色有些发白，吓了一跳，忙问他是怎么回事，并拿出黄连素让他服下，小周觉得应该是昨晚的啤酒喝凉了，便向舍友解释了一番。听后舍友便又给他准备了一个暖水袋暖肚子，热热乎乎的让他觉得很舒服，于是趁着外面的天还未大亮，小周同学又迷迷糊糊地睡了起来，一边睡还一边想：既吃了药，又有暖水袋，加上我这么年轻，估计醒来就没事了。可是没想到的睡醒一觉后小周在这一天中又断断续续地拉了五六次，每次大便如水样，直到拉的腿都软了，拉肚子的趋势仍然还在继续，并且最后两次的大便中居然带有两滴鲜血，这让小周不禁想起了前段时间在网上看到有关痢疾的报道，好像症状中有一个便是大便中带血，想到这里他赶紧去了距学校最近的一家医院。入院后医生详细询问了病情经过，及他这次大便中血的颜色，大便时可有疼痛，可曾服用过酚酞制剂等问题，并要求他急查一下大便常规、血常规等。最后医生结合问诊所得到的信息以及急查的结果，判定小周的病症属于急性非感染性泄泻，便中带血的情况则属于痔疮发作，建议住院治疗。

（一）提供信息

1. 小周，男，24 岁，是一名学生，在大吃自助、喝凉啤酒后出现突然腹痛发作，伴有泄泻，服用黄连素后无效。

2. 一直连续泄泻一天，最后两次的大便中带有鲜血。

3. 小周前往医院诊治，做完相关检查后，医生判定为急性非感染性泄泻，便中带血的情况则属于痔疮发作，建议住院治疗。

（二）学习重点

1. 急性泄泻的病因病机。
2. 急性泄泻的诊断和辨证分型。
3. 泄泻与痢疾的鉴别。

（三）问题导向

1. 造成小周大便中带血的原因有哪些？
2. 小周急性泄泻的原因是什么？为什么这些原因可以造成遗尿的发生？
3. 急性非感染性泄泻的西医常用治疗有哪些？
4. 如何鉴别泄泻与痢疾？

第二幕

结合小周的口述及临床检查，医生认为小周这次所得病症是由过食寒凉所致。治疗上，医生建议采用隔姜重灸神阙配合针刺治疗，针刺选用大肠俞、天枢、上巨虚、三阴交、下巨虚，一日2次。饮食上多食清淡而又富有营养的半流质饮食。在医生的指点下连续治疗了3天后，小周便觉得泄泻的症状减轻了许多，此后因课程繁忙便就回了学校，没再继续治疗。回校后，小周的舍友规劝他让他以后少喝啤酒冷饮，多喝些养胃的粥。经此教训，在最开始的一段时间里小周在生活上十分注意，不吃凉辣荤腥，可是没过多久随着夏天的到来，小周又回归到了以前荤素不忌、凉热不调的状态。就这样过了不到半年，小周便发现自己变得"脆弱了"，稍微多吃点油腻寒凉的东西便要急着上厕所，大便后急迫感减轻，便中伴有未消化的食物，虽然症状不是很严重，却对小周平时的生活造成了一定的影响。小周便在自己学校的医院买了一盒蒙脱石散，口服了一段时间后症状也未见减轻。小周的舍友知道后建议他去中医院找个大夫调理一下，小周听从舍友的建议，在几天后的暑假开始后他便前往了家附近一家颇有名声的中医院寻医问诊。李医生仔细询问了小周的现病史、家族史、既往史等情况，了解到小周除了因急性泄泻住过院外，平素身体素质不错，最近一个多月出现多食寒凉后腹泻的症状，除此之外还伴有腹胀肠鸣、面色萎黄、神疲乏力、纳少，舌淡，苔薄白，脉细。李医生根据症状将其诊断为慢性泄泻，并解释道："导致泄泻发生的病因很多，生活中常与饮食不节、感受外邪、情志失调、脾胃虚弱、年老体弱等因素有关，发病不分年龄。"

（一）提供信息

1. 经治疗，小周觉得泄泻的症状减轻了许多，此后因课程繁忙便就回了学校没再继续治疗。

2. 后因平时饮食不注意，小周又出现轻微的泄泻症状，并前往医院进行调理。

3. 李医生根据小周的临床表现，诊断为慢性泄泻。

（二）学习重点

1. 慢性泄泻的定义。

2. 慢性泄泻的中医证型。

（三）问题导向

1. 什么是慢性泄泻？

2. 急性泄泻与慢性泄泻的区别是什么？

3. 慢性泄泻的中医证型有哪些？

第 三 幕

李医生认为小周的病症是平时饮食不调损伤脾胃所导致的，建议其采取中医治疗，以达到健脾利湿、调肠止泻的目的。治疗上，李医生选用针灸配合耳穴贴压，针刺选取大肠俞、天枢、上巨虚、三阴交、脾俞、足三里，艾灸足三里、三阴交，耳穴选取大肠、小肠、腹、胃、脾、神门。针刺 2 天 1 次，每次 30 分钟；艾灸每天 1 次，每个穴位灸 20 分钟；耳穴贴压一周 1 次，双耳交替使用，治疗一个月为 1 疗程。艾灸方面，李医生建议小周在家自己进行，帮其圈出两穴，并说道："《灵枢·官能》所言'阴阳皆虚，火自当之'，故针对虚损性疾病，中医多用灸法。足三里是胃经的穴位，也为全身强壮要穴，具有补脾胃益气功能；三阴交是脾经的穴位，也具有补脾胃的作用，两穴合用主治脾胃病、腹泻等。操作时，要将艾条点燃放置在距皮肤 5~6cm 处，以局部有温热感而不烫为度，切不要距离太近以免引起烫伤。"除此之外，李医生还对小周讲解了许多的饮食与生活上的注意事项，小周对此均牢记在心。针刺治疗时，李医生多采用温和的手法轻刺激，并耐心的劝解小周，让他在了解此病的基础上放松紧张的心情。针刺了 1 周左右，小周明显觉得针刺后肠子咕噜咕噜的蠕动有些加快了，这给小周以极大的希望。在连续治疗 1 个疗程后，他全身的症状尤其是易疲劳的情况减轻了许多，又治疗 1 个月多后症状已基本消失。李医生建议小周回家后再坚持艾灸一段时间，自我调养，听后小周千恩万谢地离开了医院。在此后的

1 年回访中，小周病情并未复发。

（一）提供信息

1. 李医生要求小周在家自己灸三阴交、足三里。

2. 针刺选取大肠俞、天枢、上巨虚、三阴交、脾俞、足三里，耳穴选取大肠、小肠、腹、胃、脾、神门。

3. 在连续治疗 1 个疗程后，泄泻症状大大减轻，又治疗 1 个月多后症状基本消失。

（二）学习重点

1. 慢性泄泻针灸选穴原则及方义。

2. 慢性泄泻的中药治疗。

（三）问题导向

1. 治疗慢性泄泻为什么用以上腧穴？可否用其他腧穴代替？

2. 慢性泄泻的其他治疗方法有哪些？

3. 针刺泄泻选取以上腧穴的目的是什么？

4. 泄泻可不可以用灸法？为什么？

📖 知识链接

1. 泄泻的定义

泄泻是以大便次数增多，便质稀溏或完谷不化，甚至如水样为主要特征的病症，也称"腹泻"。

2. 泄泻的病机

泄泻的基本病机是脾虚湿盛，肠道分清泌浊、传导功能失司。

3. 辨证分型

主症：大便次数增多，便质清稀或完谷不化，甚至如水样。

（1）寒湿内盛：大便清稀或者如水样，腹痛肠鸣，得热则舒，脘闷食少，或兼见恶寒、发热等。苔白滑，脉濡缓。

（2）肠腑湿热：腹痛即泻，泻下急迫，大便黄褐臭秽，肛门灼热，发热，口渴喜冷饮，小便短赤。舌红，苔黄腻，脉濡数。

（3）食滞肠胃：暴饮暴食后腹满胀痛、拒按，泻后痛减，大便臭如败卵，纳呆，嗳腐吞酸。苔垢或厚腻，脉滑。

（4）肝气乘脾：素有胸胁胀闷，嗳气食少，泄泻、腹痛、肠鸣每因情志不畅而发作或加重，攻窜作痛，矢气频作。舌红，苔薄白，脉弦。

（5）脾胃虚弱：大便溏薄或完谷不化，迁延反复，少进油腻食物则便次增多，腹部隐痛喜按，神疲乏力，面色萎黄。舌淡，苔薄白，脉细。

（6）肾阳虚衰：晨起泄泻，泻下完谷，泻后则安，脐腹冷痛，喜暖喜按，形寒肢冷，面色㿠白。舌胖而淡，苔白，脉沉细。

4. 针灸治疗

治法：健脾利湿，调肠止泻。取大肠的背俞穴、募穴及下合穴为主。

主穴：大肠俞、天枢、上巨虚、三阴交、神阙。

配穴：寒湿内盛配阴陵泉、脾俞；肠腑湿热配曲池、下巨虚；食滞肠胃配下脘、梁门；肝气乘脾配期门、太冲；脾胃虚弱配脾俞、足三里；肾阳虚衰配肾俞、命门；水样便配关元、下巨虚。

方义：本病病位在肠，故取大肠的募穴天枢、背俞穴大肠俞，属俞募配穴法，与大肠之下合穴上巨虚合用，可调理肠腑而止泻；三阴交健脾利湿，兼调理肝肾，各种泄泻皆可用之。

5. 泄泻与痢疾的鉴别

两者均为大便次数增多、粪质稀薄的病症。泄泻以大便次数增加，粪质稀溏，甚则如水样，或完谷不化为主症，大便不带脓血，也无里急后重，或无腹痛。而痢疾以腹痛、里急后重、便下赤白脓血为特征。

6. 中医治疗

（1）暴泄

1）寒湿内盛证

治法：芳香化湿，解表散寒。

代表方：藿香正气散加减。

2）湿热伤中证

治法：清热燥湿，分利止泻。

代表方：葛根芩连汤加减。

3）食滞肠胃证

治法：消食导滞，和中止泻。

代表方：保和丸加减。

（2）久泄

1）脾胃虚弱证

治法：健脾益气，化湿止泻。

代表方：参苓白术散加减。

2）肾阳虚衰证

治法：温肾健脾，固涩止泻。

代表方：四神丸加减。

3）肝气乘脾证

治法：抑肝扶脾。

代表方：痛泻要方加减。

7. 西医腹泻的分类

腹泻是指排便次数增多（＞3次／日），粪便量增加（＞200g/d），粪质稀薄（含水量＞85%）。腹泻可分为急性和慢性两类，病史短于3周者为急性腹泻，超过3周或长期反复发作者为慢性腹泻，是临床上多种疾病的常见症状。

8. 慢性腹泻的病因、发病机制

（1）病因

1）胃部疾病：胃癌、萎缩性胃炎等因素缺乏可以引起腹泻，胃大部分切除－胃空肠吻合术、胃－肠瘘管形成后因为内容物进入空肠引起腹泻。

2）肠道疾病：①感染性腹泻：部分感染会出现慢性腹泻，如慢性菌痢、肠结核、慢性阿米巴肠炎、慢性血吸虫病。②非感染性腹泻：肠易激综合征、肠道菌群失调、溃疡性结肠炎、克罗恩病、缺血性结肠炎等。③肠道肿瘤：结肠癌、肠淋巴瘤、肠神经内分泌肿瘤、结肠息肉。

3）肝胆胰疾病：慢性肝炎、肝硬化、肝癌、慢性胆囊炎、肝内外胆管结石、胆管癌、慢性胰腺炎、胰腺癌等。

4）全身疾病：甲状腺功能亢进、糖尿病、慢性肾上腺皮质功能减退、甲状旁腺功能减退等。

（2）发病机制

腹泻的发病机制主要有以下 4 种类型。但在临床上，不少腹泻往往并非由单一机制引起，而是在多种机制共同作用下发生的。

1）渗透性腹泻：渗透性腹泻是由于肠腔内存在大量高渗食物或药物，体液水分大量进入高渗状态的肠腔而致，重要的临床特点是，进食 48 小时后腹泻停止或显著减轻。

2）分泌性腹泻：是由于肠黏膜受到刺激而致水、电解质分泌过多或吸收受抑所引起的腹泻。

3）渗出性腹泻：又称炎症性腹泻，是由于肠黏膜的完整性受到炎症、溃疡等病变的破坏而大量渗出所致。

4）动力异常性腹泻：由于肠道蠕动过快，使肠内容物过快的通过肠腔，与肠黏膜接触时间过短，从而影响消化与吸收，水、电解质吸收减弱，发生腹泻。

9. 其他治疗

（1）耳针：取大肠、小肠、腹、胃、脾、神门。每次选用 3~5 个穴，毫针刺法。

（2）穴位注射：取天枢、上巨虚。选用维生素 B_1 或维生素 B_{12} 注射液，每穴注射 0.5~1ml。

（3）外治法：取神阙、气海及天枢等穴。风寒泄泻，宜选防风 0.5g、丁香 0.5g、胡椒 0.5g，用蜂蜜调成糊状，制成药贴；湿热泄泻宜用黄连、马齿苋制成药贴；脾虚泄泻，宜用炮姜、白术、苍术、焦神曲等制成药贴。或者取神阙，用五倍子适量，研末，食醋调成膏状敷脐，2~3 日更换一次。用于慢性泄泻。

（4）埋线：从天枢、大肠俞、上巨虚、足三里、脾俞、胃俞穴中选择 6~8 个单穴，交替进行。将羊肠线埋植于皮下组织或肌层内，持续刺激穴位。

（5）药线点灸：取中脘、气海、关元、天枢、大横、脐周四穴、上巨虚运用壮医药线点灸。壮医药线是选用经过药物泡制的芒麻线，点燃后直接灼灸患者体表刺激局部穴位，通过经络传导，调整气血使人体脏腑恢复正常功能。胸闷呕吐者加灸内关；脾虚者加脾俞、阴陵泉；肝郁者加太冲；肾虚者加命门、肾俞。

（6）温针灸：取天枢、足三里、三阴交，肝脾不和型加太冲、脾俞、肝俞，针用平补平泻法；脾胃虚弱型加阴陵泉、脾俞、胃俞，针用补法，得气后将艾绒捏在针尾处，点燃其上端，施温针灸；脾肾阳虚型加中脘、太溪、脾俞、肾俞、命门，针用补法，并用温针灸。

（7）灵龟八法：取患者就诊时灵龟八法所开穴位及天枢、大肠俞。常规消毒后，采用0.30mm×40mm毫针进行针刺，灵龟八法所开穴位行平补平泻法，天枢、大肠俞行提插捻转泻法，得气后行针1分钟，留针30分钟，隔日1次，4周为一个疗程，共治疗2个疗程。

10. 预防调护

（1）一般护理：①情志护理：由于患者排便次数增多，会产生一定的精神上的困扰，这时候需要对患者进行心理疏导以减轻其心理负担，使其同时能够以良好的心态主动、自觉地配合治疗，特别是对于肝气乘脾所致泄泻的患者，更是要对其进行心理疏导，采取休息、饮食和合理用药等多方面措施控制病情发展，使患者认识到情绪对于疾病的影响，保持心情舒畅、情绪稳定、气机调畅、怡情放怀，使脾胃功能逐渐恢复。②生活起居：保持病室清洁，空气新鲜，温湿度适宜，及时清倒排泄物和更换清洗被污染的衣被。如系传染病应严格执行消化道隔离或床边隔离，以防止交叉感染轻症。冬季应注意患者的保暖，避免压迫或其他原因所致的腹压增高。待急性期后，嘱患者适当活动，加强锻炼。

（2）辨证施护：饮食护理：泄泻早期由于肠道发炎和渗出，肠蠕动活跃或处于痉挛状态，导致其消化和吸收功能均减弱。故饮食宜清淡、细软、少渣、易消化，富含营养的流质或半流质食物，如稀粥、面条、藕粉等。烹调过程中少用油，忌油炸，应当以蒸、煮食品为主，同时水服；伤于谷类给鸡内金、神曲、麦芽煎水服。腹泻急性期患者应确保水分的摄入充足，如出现面色苍白、脉搏细速等脱水表现时，应及时报告医生并嘱患者喝淡盐水以防脱水。

参考文献

［1］ 高树中，杨骏.针灸治疗学［M］.北京：中国中医药出版社，2012：80-82.
［2］ 周仲瑛.中医内科学［M］.北京：中国中医药出版社，2007：235-236.
［3］ 葛均波，徐永健.内科学［M］.北京：人民卫生出版社，2013：402-404.
［4］ 王春芝，刘健，刘艳芳.小儿泄泻的中医辨证施护［J］.中国医药导报，2008，36（5）：72.
［5］ 洪珍梅，王樟连.穴位埋线辨证治疗腹泻型肠易激综合征32例［J］.上海针灸杂志，2011，30（2）：121.
［6］ 柯玲玲.壮医药线点灸治疗泄泻24例［J］.中医外治杂志，2013，22（3）：13.
［7］ 郭光丽，鲍虎豹，张亚滨，等.温针灸治疗腹泻型肠易激综合征疗效观察［J］.现代中西医结合杂志，2010，19（16）：1998-1999.
［8］ 李雪青，穆世英，陆昕，等.灵龟八法为主针刺治疗腹泻型肠易激综合征疗效观察［J］.上海针灸杂志，2015，34（1）：22-24.

[9] 张丽萍，鲁英.泄泻的中医诊疗及护理研究［J］.辽宁中医杂志，2014，41（9）：1981-1983.

[10] 王富春.灸法医鉴［M］.北京：科学技术文献出版社，2009.

[11] 倪红梅，方盛泉.《内经》"泄泻"病因病机及辨证治疗之探析及发挥［J］.四川中医，2008，26（7）：34-36.

第六节　手术后的烦恼——便秘

教学目标

1.通过案例分析，掌握便秘的定义、病因病机及临床表现，了解学习便秘的临床分型。

2.通过学习相关知识内容，掌握针灸治疗便秘的原则与选穴，来指导临床治疗。

案例摘要

47岁的杨女士，痔疮反复发作6年，平时无出血疼痛。3个月前因同事聚会饮酒过多，2天后出现便血，肛门疼痛，就诊于市医院行痔疮切除术，术后出现便秘。经介绍接受针灸治疗：第一阶段以通便为主；第二阶段以补气血为主。经过张医生的精心治疗，杨女士最终痊愈。

【关键词】便秘；气血不足；针灸治疗。

教学安排

本案例有3幕场景，供3个学时讨论，每学时50分钟。

学时	场景摘要
第一学时	第一幕摘要（50分钟）：重点讨论的是便秘的病因病机及临床表现。杨女士因痔疮切除术后护理不当，出现大便干的症状，随后病情加重，影响日常生活，遂就医治疗
第二学时	第二幕摘要（50分钟）：讨论针灸治疗便秘的辨证及选穴（重点讨论）。陈医生通过详细询问病史，参照舌脉，排除器质性病变，诊断为功能性便秘
第三学时	第三幕摘要（50分钟）：重点理解针灸治疗便秘过程中的"急则治标，缓则治本"及其他治疗方法。杨女士在经针刺2周后，大便困难缓解，但是乏力的症状反而加重了，在经陈医生准确辨证后，治疗以补气血为主，并加入艾灸。治疗2个月后，痊愈

💡 设计思路

第一幕： 杨女士因痔疮切除术后护理不当，出现大便干的症状，随后病情加重，影响日常生活。从故事情节中归纳出痔疮切除术后转为便秘的机制。

第二幕： 陈医生通过详细询问病史，参照舌脉，排除器质性病变，诊断为功能性便秘。从故事情节中分析归纳出功能性便秘针刺治疗的原则及选穴，并结合相关资料进行讨论。

第三幕： 杨女士在经针刺2周后，大便困难的症状缓解，乏力反而加重了，在经张医生准确辨证后，治疗以补气血为主，并加入艾灸。治疗2个月后，痊愈。重点理解针灸治疗便秘过程中的"急则治标，缓则治本"。

⚠️ 要点提示

1. 功能性便秘的发病诱因及临床表现是本案例讨论的重点之一。第一幕重点讨论的是便秘的病因病机及临床表现，通过场景、查阅的文献和掌握的资料来判别疾病。

2. 第二幕，重点结合案例讨论针灸治疗便秘的机制，根据患者临床表现以辨证论治，给出针灸治疗的具体选穴及其操作。

3. 第三幕，杨女士在经针刺2周后，大便困难缓解，乏力反而加重了，在经陈医生准确辨证后，治疗以补气血为主，并加入艾灸。治疗2个月后，痊愈。重点理解针灸治疗便秘过程中的"急则治标，缓则治本"及其他辅助治疗措施的方法。

案例正文

第 一 幕

　　杨女士，47 岁，某公司职员。平素喜欢吃辛辣油腻的食物，尤其喜食肉类和海鲜。平时不注意忌口，又不喜欢锻炼，因此身高 160cm 的她，体重达到了 75kg，走路、爬楼梯都明显感觉吃力，时不时就会气喘吁吁。5 年前因头晕、恶心于医院就诊，被确诊为高血压病，平素血压 136/90mmHg。本来体型就肥胖的她，因工作原因常常在电脑旁久坐，因此痔疮反复发作 6 年，但是平时如果少吃些辛辣的食物也不会出现出血、疼痛的症状。3 个月前因同事聚会，杨女士一时开心，便忘了痔疮的存在，吃了许多辛辣的食物，并且饮酒过多。2 天后杨女士出现便血的现象，逐渐感到肛门疼痛难忍，服药也不见好转，于是只好就诊于市医院肛肠科，医生在经过一系列详细检查之后，建议杨女士，如果想要彻底治疗痔疮，最好是行外科手术治疗，否则只会越来越严重。疼痛难忍的杨女士在经过一番思想斗争后，为了以后不再被痔疮所困扰，果断决定行痔疮手术。而手术后，杨女士因为害怕大便使肛门疼痛，因此在术后尽量少吃，以减少排便次数。近 1 个月来，杨女士常常感觉肚子胀满、疼痛，时不时还会出现恶心的症状，而大便也由原来的 1 日一行，逐渐成 3~5 日一行，而且大便偏干，常常需自服番泻叶才能解出，便后肚子胀满、疼痛能有所减轻。现在看见喜爱的食物也不像从前那么为之动容，饭量逐渐减少，重要的是脸上也出现了一些细小的红色痤疮。杨女士觉得这已经严重影响到她的日常生活和工作。

（一）提供信息

　　1. 47 岁的杨女士行痔疮手术。

　　2. 术后杨女士为减少排便次数，控制饮食。

　　3. 近 1 个月来，杨女士常感觉肚子胀满、疼痛，恶心，大便 3~5 日一行，大便偏干，需自服番泻叶才能解出，便后肚子胀满能有所减轻，并且饭量随之减少，脸上也出现了一些细小的红色痤疮。

（二）学习重点

　　1. 便秘的定义及病因病机。

　　2. 便秘的诊断要点及临床表现。

（三）问题导向

1. 根据上述教案内容，诊断杨女士可能为什么病？
2. 便秘的定义、病因病机是什么？
3. 便秘的诊断要点及临床表现有哪些？
4. 有高血压病等心血管病史的便秘患者，排便时应如何预防急性脑卒中？

第二幕

杨女士被肚子胀满、疼痛，不能痛快排便折磨坏了，最重要的是脸上起了痤疮，这对一向爱美的她来说可是接受不了的。心想是不是之前痔疮手术出现了问题啊，这些症状可是在手术后才出现的，于是她带着满心的疑问与不悦去找当时的手术医生询问情况。杨女士来到医院，愤愤地对医生说："医生，你是不是没给我做好手术啊，怎么手术完之后不能痛快排便了呢，脸上都长痤疮了，你说怎么办吧？"医生解释说："您先不要着急，术后出现便秘是最常见的并发症，因此您平时要注意饮食清淡，加强锻炼，可以适当地做些仰卧起坐来锻炼腹肌，早晨定时排便，养成良好的排便习惯，也可以先服用芦荟软胶囊来缓解现在的症状。"但是杨女士觉得之前喝了番泻叶胃不舒服，现在不想再吃什么药了，就问医生有没有更好的办法。于是医生建议杨女士："中医治疗便秘也是很不错的，你可以选择针灸试试。"并且给她介绍了一位知名中医针灸科陈医生。当天下午杨女士就见到了陈医生。杨女士将她被疾病折磨的苦一一告知陈医生。杨女士现在大便干结，排便困难，腹胀腹痛，面红心烦，小便发黄，舌红，苔黄燥，脉滑数，根据以上病情，陈医生诊断为便秘。

（一）提供信息

1. 便秘是痔疮手术后的并发症之一。
2. 杨女士被诊断为便秘，提示学生思考便秘的中医分型及针灸原则及选穴。

（二）学习重点

1. 便秘的中医分型及临床表现。
2. 便秘的针灸治疗原则及选穴。

（三）问题导向

1. 杨女士痔疮术后为何会出现便秘？

2. 便秘的常见中医分型及其临床表现是什么？杨女士属于哪一证型？

3. 针灸治疗便秘的原则及选穴如何？

4. 其他医家又是如何治疗便秘的？

5. 西医对便秘如何分型，针灸疗效如何？

第 三 幕

　　陈医生从中医角度分析了便秘与杨女士平时不注意饮食有很大的关系，并告知杨女士针灸治疗的优势及他治愈病例的情况。经过两个人的交流，杨女士决定试一试针灸治疗。陈医生选穴为：曲池、支沟、合谷、天枢、归来、上巨虚、三阴交、太冲、内庭、大肠俞等穴，因为杨女士从痔疮到便秘发病的病程时间较长，陈医生建议她先治疗 2 周，如有不妥再因症调整治疗。经过 2 周针刺治疗后，杨女士大便成 1~2 日一行，粪质也开始变软，能自行解出，并且肚子胀满疼痛的症状也逐渐减轻了。但是杨女士这时却明显感觉便后浑身没劲，总想睡觉，并且最近总爱出汗，稍微一动就会汗流浃背，偶尔还会失眠，或者夜间醒来后就再无睡意了，一整晚也睡不了几个小时。陈医生解释道："之前您最急切的症状主要是大便困难，肚子胀满疼痛，这就是中医所说的'急则治标'。现在您大便困难好转了，而这时就该考虑'缓则治本'，就该给您治疗发病的根本原因了，接下来以扶助正气、补血为主而兼以通便，这个阶段治疗更需要您耐心配合了，接下来的治疗会给您加入艾灸，这样更有利于您的治疗。"杨女士的同意后，陈医生选穴：中脘、天枢、气海、关元、足三里、三阴交、太冲、脾俞、胃俞等，并艾灸气海、血海、足三里、三阴交、大肠俞、脾俞。治疗 2 个月后，杨女士大便正常，面色红润，感觉浑身有劲儿了，人精神了许多，脸上的痤疮也不见了。杨女士看到自己恢复得不错，很是高兴并向陈医生致谢，从此喜欢上了中医。

（一）提供信息

1. 杨女士在治疗 2 周后大便困难缓解，但是乏力却加重了。

2. 陈医生后期针灸治疗转向以补气血为主。

3. 杨女士再治疗 2 月后，痊愈。

（二）学习重点

1. 理解"急则治标，缓则治本"。

2. 治疗便秘的其他方法。

（三）问题导向

1. 思考为何经针刺 2 周后，杨女士大便干结好转，乏力反而加重了？
2. 如何理解"急则治标，缓则治本"？
3. 在治疗中，加入艾灸的意图是什么？请结合相关文献说明。
4. 治疗便秘还有哪些治疗方法？

📖 知识链接

1. 便秘的定义及病因病机

便秘是指粪便在肠内滞留过久，秘结不通，排便周期延长，或周期不长，但粪质干结，排出艰难，或粪质不硬，虽有便意，但便而不畅的病证。

中医认为便秘发病的原因归纳起来有饮食不节、情志失调、外邪犯胃、禀赋不足等。饮酒过多，过食辛辣肥甘厚味，致使肠胃积热，大便干结；忧愁思虑过度致气机阻滞，不能宣达，通降失常，传导失职，糟粕内停，不得下行，而致便秘；外感寒邪致阴寒内盛，凝滞胃肠，失于传导或热病之后肠胃燥热，耗伤津液，大肠失润，均可使大便干燥，排便困难；素体虚弱，气血两亏，大肠传送无力，血虚则津枯肠道失润，导致大便干结，便下困难而成便秘。

便秘的主要病位在大肠，由于多种原因导致肠道传导功能失司所致，与肝、肺、脾、肾关系密切。《素问·五脏别论》云："魄门亦为五脏使。"说明人体正常排便与五脏有密切关系。肝主疏泄，调畅全身气机，与大肠之主降，促进大便的正常排泄，肝气郁结，则大肠气机不畅而致便秘。肺与大肠相表里，肺燥、肺热移于大肠，导致大肠传导失司而成便秘。唐容川《血证论》云："肺移热于大肠则便结，肺津不润则便结，肺气不降则便结。"脾主运化，脾虚失运，糟粕内停而致便秘。《伤寒论》："趺阳脉浮而涩，浮则胃气强，涩则小便数，浮数相搏，大便则坚，其脾为约。"朱丹溪《局方发挥》云："脾土之阴受伤，传输之官失职。"《素问·玉机真脏论篇》云："脾不足，令人九窍不通。"肾司二便，肾精亏耗则肠道干涩，肾阳不足，命门火衰则阴胜内结，亦致传导失常形成便秘；金元《兰室秘藏·大便结燥》曰："夫肾主五液，津液润则大便如常。又有年老体虚，津液不足而结燥者。"

2. 诊断要点

（1）排便间隔时间超过自己的习惯 1 天以上，或两次排便时间间隔 3 天以上。

（2）大便粪质干结，排便艰难，或欲便而艰涩不畅。

（3）常伴腹胀、腹痛、口臭、纳差及神疲乏力、头晕心悸等症。

（4）本病常有饮食不节、情志内伤、劳倦过度等病史。

3. 痔疮术后杨女士为何会出现便秘

术后患者常因肛门疼痛而对排便产生恐惧心理，从而不敢大便、控制大便导致粪便在直肠内停留过久，粪质变干，加上长时间卧床容易形成便秘，轻者可通过服润下剂或缓泻药缓解，如中药番泻叶泡水喝，严重者需开塞露塞肛或温盐水灌肠。排便后叮嘱患者须清洁肛门、肛周，可用温盐水坐浴 15~30 分钟，每天 1~2 次，保持肛周卫生，促进血液循环，利于创面愈合。

4. 中医分型及临床表现

中医将便秘在临床上分为实秘、虚秘两种，实秘又包括冷秘、热秘、气秘；虚秘又包括气虚秘、血虚秘、阴虚秘、阳虚秘。

（1）实秘

1）冷秘：临床表现为大便艰涩，腹部胀满冷痛、拒按，手足不温，呃逆呕吐，舌淡苔白腻，脉弦紧。治法：温里散寒，通便止痛。

2）热秘：临床表现为大便干结，腹胀腹痛，口干口臭，面红身热心烦，小便短赤，舌红苔黄燥，脉数。治法：泻热导滞，润肠通便。

3）气秘：临床表现为大便干结，或不甚干结，欲便不得出，或便而不爽，腹中胀痛，肠鸣矢气，嗳气频频，纳食减少，胸胁痞满胀痛，舌红苔薄，脉弦紧。治法：顺气导滞。

（2）虚秘

1）气虚秘：临床表现为大便并不干硬，虽有便意，但排便困难，用力努挣则汗出短气，便后乏力，面白神疲，肢倦懒言，舌淡苔白，脉细弱。治法：益气润肠。

2）血虚秘：临床表现为大便干结，面色无华，头晕目眩，心悸气短，健忘，口唇色淡，爪甲苍白，舌淡苔白，脉细。治法：养血润燥。

3）阴虚秘：临床表现为大便干结，如羊屎状，头晕耳鸣，心烦少眠，两颧红赤，潮热盗汗，形体消瘦，腰膝酸软，舌红少苔，脉细数。治法：滋阴通便。

4）阳虚秘：临床表现为大便干或不干，排出困难，面色㿠白，腹中冷痛，四肢不温，或腰膝酸冷，小便清长，舌淡苔白，脉沉迟。治法：温阳通便。

5. 基本治疗

治法：调肠通便。取大肠的背俞穴、募穴及下合穴为主。

主穴：天枢、大肠俞、上巨虚、支沟、照海。

配穴：热秘配合谷、腹结；气秘配中脘、太冲；冷秘配关元、神阙；虚秘配关元、脾俞。大便干结配关元、下巨虚。

方义：天枢为大肠的募穴，与大肠俞同用为俞募配穴法，上巨虚为大肠之下合穴，三穴共用可通调大肠腑气，腑气通则大肠传导功能复常；支沟宣通三焦气机，照海滋阴，取之可增液行舟，两穴均是治疗便秘的经验要穴。

操作：毫针常规刺。冷秘、虚秘可加用灸法。

6. 其他医家治疗经验

主穴：天枢、足三里、上巨虚、大肠俞。

配穴：肠道实热证配合谷、曲池；肠道气滞证配中脘、阳陵泉、行间；脾肾阳虚证配照海、关元；脾虚气弱证配脾俞、气海；阴虚肠燥证配三阴交、太溪。

取穴分析：天枢、上巨虚、足三里均为胃经经穴，大肠俞属膀胱经穴，与阳明经大肠募穴天枢相配治疗大肠病。

归经：主穴以足阳明穴为主，早在《灵枢》中就提到了胃与肠之间密不可分的关系。如《灵枢·本输》："大肠、小肠皆属于胃。"《灵枢·胀论第三十五》："六腑胀，胃胀者，腹满，胃脘痛，鼻闻焦臭妨于食，大便难。"足阳明胃经循行腹内支脉"下循胫外廉"，途经足三里、上巨虚，取之可调整脏腑经气，这也是经络脏腑相关性的经络特点。在解剖结构方面，胃肠上下相连，在生理病理方面也息息相关。现代研究证明，天枢、上巨虚、足三里较其他经脉穴位如三阴交、足临泣、中渚的作用强，而在胃经经穴中，又以足三里穴作用最强。配穴以辨证取穴为主：配穴的选取根据病性选择穴性、经络特性与之相适应的穴位。热秘以手阳明大肠经穴为主，如常选用具有清热作用的合谷、曲池；气秘配穴多见的太冲、行间属足厥阴肝经，阳陵泉属足少阳胆经；虚秘以补为主，膀胱经的背俞穴以及如三阴交、太白、大横等足太阴脾经经穴成为首选；而冷秘配穴为石关、大钟、太溪、照海，均为足少阴肾经穴。胃为水谷之海，肠为传导之官，若胃肠积热，耗伤津液，则大便干结，所以对于热秘，应选用可清热保津的穴位；合谷、曲池穴属大肠经穴，可调理肠胃，加上其穴性可清解实热，所以有利于热秘的治疗。气秘的病因病机为情志失和，气机郁结，导致大肠传导功能阻滞，所以治宜疏肝理气、调理气机，所以可配取肝胆经穴；脾为气血生化之源。气虚则转运无力，这是气秘的成因，健脾可以益气，所以针刺足太阴经穴以及以补为主的脾、胃的背俞穴，可以健脾胃，益中气，以资生化之源。冷秘多由于阳气虚衰，寒气内生所致，故补肾助阳，以温通大便，所以可配选足少阴肾经经穴。

7. 理解"急则治标，缓则治本"

疾病是复杂的，其标本之间存在着缓与急的关系；疾病又是多变的，标病与本病可依据急与缓而移其位置。中医讲治病求本，当标病急于本病时，本病的主要地位即被标病而取代，从而转变为次要地位。故弄清标本孰轻孰重及其治疗先后的问题显得尤为重要，标本治法的灵活性即主要体现在临床运用方式中。急则治其标，缓则治其本是临床辨证论治的一般常法，与治病求本是相辅相成的。

（1）急则治其标：一般情况下，强调治病求本，本病一除，则绝标病之源，标病也就往往迎刃而解了。但是，疾病不是一成不变的，有时非主要矛盾或矛盾的次要方面可以上升为主要矛盾或矛盾的主要方面，从而成为影响疾病转归、预后的关键问题。急则治其标的原则，即是针对疾病发展过程中，标证的病势急骤、病情危急，影响到病人的安危，或影响到对"本"的治疗时，所采取的一种暂时急救的治疗原则。这一原则主要是用于急性病、危重病的治疗。

（2）缓则治其本：缓则治本，是指在病情变化比较平稳，病势趋于缓和的情况下，应针对疾病的本质，进行求本治疗。这一原则对于慢性疾病或急性病转愈过程中，邪气未尽而正气已虚之时，具有重要指导意义。《素问·标本病传论篇》指出："先病而后逆者治其本，先逆而后病者治其本，先病而后生寒者治其本。"

8. 其他治法

（1）耳针：取耳穴大肠、直肠、交感、皮质下，毫针刺法，或埋针法、压丸法。

（2）穴位注射：注射药物于双侧大肠俞穴，实秘用复方丹参注射液；虚秘偏气虚者用黄芪注射液；虚秘偏阳虚者用参附注射液；虚秘偏阴虚者用参麦注射液，用5ml 一次性注射器进行穴位注射，每侧穴位注射量均为 2ml，每日 1 次，6 日为一疗程。

（3）穴位埋线：天枢、水道、足三里、上巨虚、大肠俞。均取双侧穴位。操作方法：常规皮肤消毒后，用改良简易注线法，将一次性医用 7 号注射针头作套管，直径 0.3mm，长 50mm 不锈钢毫针（剪去针尖）作针芯。将 3~0 号医用铬制羊肠线剪成 1cm 线段若干，浸泡在 75% 的酒精内备用。将针芯退出少许，羊肠线放入针头内，垂直穴位快速进针后稍做提插，出现针感后，推动针芯将羊肠线埋植在穴位的皮下组织或肌层内，将针管退出。针孔处覆盖创可贴。严格无菌操作，防止感染。疗程：

每 2 周治疗 1 次。

（4）穴位贴敷：神阙穴为临床应用最多的腧穴，其次为天枢、关元、气海、大肠俞、足三里等。将大黄、芒硝、冰片、厚朴等中药研制成粉末，用醋、水、酒精、蜂蜜等介质调和成糊状贴于穴位贴上，通过药物、腧穴及经络的协同作用，达到治疗便秘的目的。

（5）内服中药：热秘者：麻子仁丸加减；气秘者：六磨汤加减；冷秘者：温脾汤合半硫丸加减；气虚秘者：黄芪汤加减；血虚秘者：润肠丸加减；阴虚秘者：增液汤加减；阳虚秘者：济川煎加减。

（6）外治法：在中医历代典籍中有多种外治通便法。

1）导引法：即将药物直接作用于直肠，有蜜导、猪胆导、香油导和药导等不同方法。张仲景《伤寒论》中以"食蜜七合，于铜器内，微火煎当须凝如饴状，搅之勿令焦着。欲为丸，并手捻作挺，令头锐大如指，长二寸许，当热时急作，冷则硬，以内谷道中以手急抱，欲大便时乃去之"。

2）热熨法：是将药物加热后置于腹部，或利用特制的熨引器具进行热敷或往复运动，调理气机，通腑泻下。《古今医统大全》中对服药大便仍不通者，"速以盐炒热布裹熨肋下，须臾即通"。

3）熏洗法：将药物煎汤熏蒸洗涤，借药力和热力作用于下腹部，促进血液循环，加快肠蠕动，通导大便。《圣济总录》治"伤寒后，大便不通，并吃转泻药后，腹胁转胀不通者，用盐半斤，熬令色变，用醋浆水二斗，煎五七沸，下盐搅匀，泻入盆中，看冷得所，令病人盆中坐，淋浴腹部，须臾便通"。

4）药摩法：是用相应剂型的药物作为介质进行按摩，经中药外治和按摩的双重作用，而达通便之目的。《理瀹骈文》中载"治大肠燥结，当归二两，大黄一两，芒硝、甘草各五钱，煎汤摩腹"。

参考文献

[1] 周仲瑛. 中医内科学 [M]. 北京：中国中医药出版社，2007：249-254.

[2] 查勤芳，闫伟，陈洪林，等. 便秘的原因及治疗进展 [J]. 辽宁中医药大学学报，2013，11：117-119.

[3] 肖海涛，叶玲. 便秘的中医治疗综述 [J]. 中国中医药现代远程教育，2008，11：1441-1442.

[4] 金银顺. 中西医结合治疗老年便秘伴高血压病的临床分析 [J]. 中西医结合心血管病电子杂志，2015，5：42-43.

[5] 杨汉元. 痔疮术后护理及常见并发症的观察与处理 [J]. 海南医学，2011，9：143-144.

［6］ 高树中，杨骏．针灸治疗学［M］．北京：北京中医药出版社，2012：83-84．

［7］ 冯骅，向谊．针灸治疗便秘取穴规律探究［J］．针灸临床杂志，2003，10：4-5．

［8］ 李桂荣，王英凯，唐岚．功能性便秘的研究进展［J］．中国老年学杂志，2011，12：2372-2375．

［9］ 孟静岩，应森林，孙晓霞，等．标本缓急治则的探析及应用［J］．天津中医药，2006，2：130-132．

［10］ 庞家容，侯银兄．护理干预对痔疮患者术后便秘的影响［J］．吉林医学，2013，22：4602-4603．

［11］ 李建荣．便秘病人的护理［J］．护理研究（中旬版），2005，14：1227-1228．

［12］ 党保玲，韦红英，刘叶兰．中医艾灸对术后便秘护理的临床观察［J］．中国实用医药，2014，35：199-200．

［13］ 梁谊深，谢胜，冯金娟．针刺结合穴位注射治疗功能性便秘［J］．针灸临床杂志，2010，5：29-30．

［14］ 尹平，郜文霞，徐世芬．穴位埋线治疗功能性便秘临床疗效观察［J］．四川中医，2016，11：180-182．

［15］ 姜娜娜，冯凤．穴位贴敷、中药热奄包治疗慢性便秘患者研究进展［J］．齐鲁护理杂志，2016，23：46-48．

［16］ 董元坤，段长利．便秘的中西医治疗［J］．山东中医药大学学报，2007，1：21-22．

［17］ 章健，章伟．古医籍中外治通便五法［J］．中医外治杂志，1996，2：40-41．

第七节　军军幼年的烦恼——遗尿

教学目标

1.通过案例分析，掌握遗尿的定义、病因病机和遗尿的辨证论治、针灸治疗，通过对遗尿证型的分析，来指导临床治疗。

2.通过查阅文献和分析总结，了解遗尿的现代研究进展。

案例摘要

军军是一名小学二年级的学生，今年8岁，平时经常尿床，在医院做过相关检查后，并没有发现任何异常。军军妈妈在网上查了相关资料后，决定带他到一家中医院治疗。医生仔细询问后，排除了器质性病变；根据军军的临床表现，建议针刺结合脐灸治疗。军军只治疗了一次，便不再接受针刺治疗。医生提出服用补中益气汤加减治疗，配合脐灸兼耳穴压豆。治疗 1 个多月效果良好，2 个多月后症状消失。在随后 1 年的随访中未复发。

【关键词】遗尿；脊柱隐裂；中医证型；针灸治疗。

教学安排

本案例有 3 幕场景，供 3 个学时讨论，每学时 50 分钟。

学时	场景摘要
第一学时	第一幕摘要（50 分钟）：重点讨论遗尿定义及临床诊断。军军是一名小学二年级的学生，今年 8 岁，平时经常尿床，在医院做过相关检查后，并没有发现任何异常。军军妈妈在网上查了相关资料后决定带他到中医院治疗
第二学时	第二幕摘要（50 分钟）：重点讨论遗尿的病因病机、中医辨证分型及相关临床检查。医生仔细询问后，详细检查后排除器质性病变；根据军军的临床表现及中医证型，建议针刺结合脐灸治疗
第三学时	第三幕摘要（50 分钟）：重点讨论遗尿的中医治疗及针灸选穴原则、方义。针刺选用关元、中极、膀胱俞、三阴交、足三里等穴配合脐灸，军军只治疗了一次便不再接受针刺治疗。医生提出服用补中益气汤加减治疗，配合脐灸兼耳穴压豆。治疗 1 个多月效果良好，2 个多月后症状消失

设计思路

第一幕：军军患有遗尿多年，曾做过相关检查，并未发现有任何异常。经偏方治疗与平时养护后，效果不明显。军军的妈妈决定带他前往医院就诊。虽没有给出舌苔和脉象，根据发病的特点可以大致判断出患者有可能是肺脾气虚。儿童多先天脾气不足，兼其平素身体虚弱，易伤风感冒损伤肺脏，导致肺气不足，日久脾肺气虚，不能固摄尿液，发为此病。

第二幕：医生根据相关检查结果，得知军军并未有器质性病变，建议针灸治疗并提出日常调护的建议。从故事情节中分析归纳出脊柱隐裂与遗尿的关系，并结合第一幕和查阅的相关资料进行深入讨论。

第三幕：由于军军年龄等因素，使得病人的接受性差。只接受一次的针灸尝试便不再继续，医生提出其他的中医治疗方法，经治疗后同样取得良好的效果。从中可以总结出遗尿的中医治疗思路。

⚠ 要点提示

1. 第一幕，重点讨论的是遗尿的定义、临床表现及诊断，根据场景、查阅的文献和掌握的资料，讨论出遗尿的证型及相关的中西医临床检查。

2. 第二幕，重点结合案例讨论遗尿的中医证型及脊柱隐裂与遗尿的关系。并将知识扩展到遗尿的日常调护等以扩展思路。

3. 第三幕，根据遗尿的证型选取穴位，总结出遗尿的选穴原则及中医辨证施治的方法。根据三个幕剧提供的信息，对患者做出诊断，重点结合遗尿的证型，做出针灸治疗指导。最后由一名学生对本小组讨论结果进行梳理。

案例正文

第 一 幕

军军今年 8 岁，是一名小学二年级的学生，不同于其他活蹦乱跳、精力无穷的小朋友，面黄肌瘦的他总给人一种营养不良的感觉。今天的军军格外的不高兴，因为昨晚自己尿床的事情被来自己家做客的小表弟知道了，并狠狠地嘲笑了自己一番。本以为自己经常尿床的事情是自己和妈妈的小秘密，结果却被自己的小表弟知道了，这让军军分外的不开心。所以军军便哭闹着要求妈妈带自己去医院看看。军军的妈妈也知道自己的儿子经常尿床，从小到大一直就没断过，以前也向家里的邻居老人之类的打听关于治疗小儿尿床的土方，葱白熬汤、黑胡椒散填肚脐什么的都试了试，配合着晚饭少吃盐，睡前不让喝水，白天避免过度疲劳等做法，结果并不令人满意，军军尿床的频率依然维持在一周 3~4 次左右。她带着军军去医院做了一些检查也并未发现异常，后来听一些老人讲长大之后就会好了，也就没再带着他去做检查。鉴于这次军军的态度异常坚决，军军妈妈便想着在网上查一下，询问下专家意见，看军军这种情况是否需要治疗，一询问才发现对于军军这种 8 岁了还时不时晚上尿床的现象，医学上称之为遗尿，目前病因不明。虽然大部分遗尿症患儿有自愈的趋势，但是伴随该疾病，患儿常出现自卑、怕羞、紧张心理，并有显著多动、注意障碍、性格内向和孤独表现，还会影响孩子的生长发育、影响大脑神经系统的发育、造成免疫力低下。看到这些负面影响，军军的妈妈坐不住了，在网上查找了治疗此病的专家，就忙带着孩子来到了医院进行治疗。

（一）提供信息

1. 军军今年 8 岁是一名小学二年级的学生，从小到大一直有尿床的习惯，一周 3~4 次。

2. 用过一些偏方后不见好转，军军妈妈曾带他到医院做过相关检查，并没有发现任何的异常。

3. 经军军要求，军军妈妈在网上查阅了相关资料，决定带他前往医院治疗。

（二）学习重点

1. 遗尿的临床诊断。
2. 遗尿的定义。

（三）问题导向

1. 什么是遗尿？
2. 遗尿的临床表现是什么？
3. 遗尿的不良影响有哪些？

第 二 幕

医生仔细询问了军军的现病史、家族史、既往史等情况。了解到军军平时身体素质就不好，尤其是 5 岁之前，时不时地就要病一场，每年光因为感冒肺炎住院的次数就不少于 3 次，简直就像是医院的常客。现在随着年龄的增长，感冒的次数虽然相比以前少了，但与其他孩子相比仍然有许多的不同：面色无华，形体消瘦，少气懒言，食欲不振，小便清长，大便溏薄，白天尿频，晚上遗尿，舌质淡红、苔薄白，脉细弱。鉴于军军的表现，医生建议做相关检查看是否存在器质性病变，检查结果显示：尿常规及中段尿培养无异常发现；X 线检查显示无隐性脊柱裂，B 超示双肾、输尿管、膀胱均无异常。医生根据检查结果将军军诊断为原发性遗尿，军军妈妈不禁问道："做别的检查我倒还能理解，隐形脊柱裂是什么？为什么遗尿要查隐形脊柱裂呢？"针对疑问，医生做出了详细的解答："遗尿的病因目前尚不清楚，但是隐性脊柱裂与遗尿的关系却日益受到业界人士的关注。隐性脊柱裂是一种难以被人们发现的脊柱先天性发育畸形，绝大多数位于腰骶部，由于调控膀胱或盆腔等内脏的神经根受到畸形组织的压迫和牵拉，失去对膀胱的调控功能，导致各种表现的排尿功能障碍。"医生根据军军的临床表现和所对应的中医证型，建议采用针灸治疗，以达到整体调节、止遗尿的目的，并告诉军军妈妈关于遗尿的一些平时养护及心理疏导。对于这些军军妈妈都铭记在心，并应用于日常生活。

（一）提供信息

1. 军军平素身体状况不太好，易生病，且面色无华，形体消瘦，少气懒言，食欲不振，小便清长，大便溏薄，白天尿频，晚上遗尿，舌质淡红、苔薄白，脉细弱。

2. 尿常规、中段尿培养、X 线检查、B 超检查结果显示未有异常。

3. 医生给军军妈妈提议针灸治疗，并提出许多的调治建议。

（二）学习重点

1. 遗尿的中医辨证分型。
2. 遗尿的病因病机。

（三）问题导向

1. 遗尿为什么要做有关脊柱隐裂的检查？
2. 遗尿的中医辨证分型有哪些？
3. 遗尿的病因病机有哪些？
4. 遗尿的分类有哪些？造成遗尿的器质性病变有什么？
5. 遗尿的日常调护有哪些？

第 三 幕

治疗上，医生选用关元、中极、膀胱俞、肾俞、三阴交、足三里等穴配合脐灸。刚开始，军军一听要扎针，抱住妈妈死活不同意，但最终在医生耐心的劝导与妈妈的软硬兼施下决定试一试。针刺后医生向军军妈妈说道："最早在《黄帝内经太素·脏腑之一·脏腑气液》就提出'膀胱不约为遗溺'，故在治疗上常选用与膀胱相关和位于膀胱附近的腧穴以起到益肾固摄、调理膀胱的作用。针刺治疗是隔日 1 次，艾灸治疗每周 2 次，1 个月为一疗程，治疗结束后，间隔 3~5 日，再行第二个疗程的治疗。治疗 3 个疗程后，看疗效如何。"军军妈妈对医生的安排表示了全然的接受以及极大的认同。但这次治疗结束后，军军拒绝了以后针刺的要求，于是医生便建议军军口服以补中益气汤加减的中药（组方如下：黄芪 18g，人参 6g，当归 3g，橘皮 6g，升麻 6g，柴胡 6g，白术 9g，炙甘草 9g），每次煎至约 200ml，每日 1 剂，每剂分 2 次，早晚温服，晚上服用不可过晚，以减轻肾脏负担；配合一周 2 次的脐灸兼耳穴贴压，耳穴选用膀胱、肾、皮质下、内分泌、尿道、神门，双耳交替。医生建议军军妈妈每日按压耳穴 4~5 次，每穴按压 2~3 分钟以上，感觉酸胀、耳朵发红为度。军军妈妈积极地配合医生的治疗，就这样治疗 1 个多月后，军军妈妈惊喜地发现军军遗尿的次数减少了很多，这个月只出现了 6~7 次，其他症状也略有改善。坚持治疗了 2 个多月后军军的症状基本消失，饭量比以前大了不少，脸色也比以前好看了许多。军军妈妈高兴地前往医院对医生表达感谢，在以后的 1 年回访中，病情并未反复。

（一）提供信息

1. 针刺选用关元、中极、膀胱俞、三阴交、足三里等穴配合脐灸，军军只治疗了一次便不再接受针刺治疗。

2. 医生提出服用补中益气汤加减治疗，配合脐灸兼耳穴贴压。

3. 治疗 1 个多月效果良好，治疗 2 个多月后症状基本消失。

（二）学习重点

1. 遗尿的针灸选穴。

2. 遗尿的中医治疗。

（三）问题导向

1. 根据遗尿不同的中医证型选取的方药有哪些？

2. 针灸治疗遗尿常选用那些腧穴，为什么？

3. 耳穴贴压治疗遗尿的选穴原则有哪些？

4. 根据军军的证型及临床表现，说明一下为什么以往使用的土方无效？

📖 知识链接

1. 遗尿的定义

遗尿又称"尿床"，是指年满 3 周岁以上的小儿睡眠中小便自遗，醒后方觉的一种病症。

2. 病因病机

遗尿的发生常与禀赋不足、久病体虚、习惯不良等因素有关。本病病位在膀胱，与任脉及肾、肺、肝关系密切。

基本病机是膀胱和肾的气化功能失调，膀胱约束无权。

肾气不足：肾气不足，导致下焦虚寒，气化功能失调，闭藏失司，不能制约水道而遗尿。

肺脾气虚：肺主输布津液，脾主运化水湿，肺脾二脏共同维持正常水液代谢。若肺脾气虚则水道制约无权，而发为遗尿。

心神失交：心神失交，水火不济，夜梦纷纭，梦中尿床，或欲醒而不能，小便自遗。

肝经郁热：肝经郁热，疏泄失司，或湿热下注，遗热于膀胱，以致遗尿。

3. 辨证分型及表现

主症：睡中尿床，醒后方觉，数夜或每夜一次，甚至一夜数次。

肾气不足：面色淡白，精神不振，白天小便亦多，畏寒肢冷，腰膝酸软。舌质淡，苔薄白，脉沉细无力。

肺脾气虚：疲劳后遗尿加重，面色无华，神疲乏力，少气懒言，纳呆便溏。舌淡，苔白，脉细弱。

心神失交：昼日多动少静，夜间寐不安宁，五心烦热，形体较瘦。舌红少津，脉细弱。

肝经郁热：尿黄量少，气味臊臭，性情急躁，面赤唇红，或夜寐磨牙。舌红，苔黄，脉弦滑。

4. 针灸选穴原则、主穴、配穴及方义

选穴原则：取任脉穴及膀胱的背俞穴、募穴为主。

主穴：关元、中极、膀胱俞、三阴交。

配穴：肾气不足配肾俞、太溪；肺脾气虚配列缺、足三里；心肾失交配通里、大钟；肝经郁热配蠡沟、太冲。

方义：关元为任脉与足三阴经的交会穴，可培补元气，益肾固本；中极乃膀胱之募穴，配背俞穴膀胱俞，为俞募配穴法，可调理膀胱气化功能；三阴交为足三阴经的交会穴，可健脾益气、益肾固本而止遗尿。

5. 中医辨证论治

（1）肾气不足证

治法：温补肾阳，固涩膀胱。

代表方剂：菟丝子散。

（2）肺脾气虚证

治法：补肺益脾，固涩膀胱。

代表方剂：补中益气汤和缩泉丸。

（3）心神失交

治法：清心滋肾，安神固脬。

代表方剂：交泰丸和导赤散。

（4）肝经郁热证

治法：清热利湿，泄肝止遗。

代表方剂：龙胆泻肝汤。

6. 脊柱隐裂与遗尿的关系

脊柱隐裂是脊柱先天畸形中最常见的一种，常发生于腰骶部，尤以 L5 和 S1、S2 最多见，表现为腰骶中嵴消失，两侧椎板不联合而形成裂缝。脊柱隐裂发生率在文献报道中差异较大。一般认为，儿童为 25%，成人为 4%。脊柱隐裂可以无明显的临床症状，也可以导致尿动力学改变，引起排尿功能异常，这主要取决于脊柱裂部位是否对低位排尿中枢及其反射环路造成影响而定。它对尿动力学的改变有逼尿肌反射低下、最大尿流率降低、剩余尿量增多、膀胱容量减少、膀胱顺应性下降和不稳定性膀胱。这些尿动力学的改变发生在遗尿症患儿，可使遗尿程度加重，并伴其他排尿异常的表现，且治愈困难。

7. 其他中医治疗方法

（1）耳针：取膀胱、肾、皮质下、内分泌、尿道、神门。毫针刺法或埋针法。

（2）穴位注射：取关元、中极、膀胱俞、三阴交。每次选用 1~2 穴，选当归注射液或维生素 B_{12} 注射液、维生素 B_1 注射液，每穴注射 0.5ml，隔日 1 次。

（3）穴位敷贴：取神阙。用煅龙牡、覆盆子、肉桂各 30g，生麻黄 10g，冰片 6g，共研细末，每用 5~10g，用醋调成膏饼状贴于脐部，夜敷昼揭。

（4）皮肤针：取夹脊穴、气海、关元、中极、膀胱俞、八髎、肾俞、脾俞。叩刺至局部皮肤潮红，也可叩刺后加拔罐。

（5）皮内针：取三阴交、肾俞。皮内针常规治疗。

（6）头穴药饼灸：将患儿头皮生殖区头发剃干净，将制附片、公丁香、肉桂、硫黄、炮甲、冰片研末后过 120 目筛，按照 2：1：1：1：1：0.5 的比例混匀白醋调成糊状，制成 1 元硬币大小药饼，贴敷患儿头皮生殖区，先以塑料纸覆盖，再用宽伸缩带固定，夜贴次晨取下。每日治疗 1 次，5 次为一疗程，间隔 2 天后进入下一疗程，共治疗 5 个疗程。

（7）化脓灸：主穴取关元、气海、膀胱俞、三阴交。若肾气虚加肾俞，脾气虚加足三里，肺气虚加肺俞，梦多者加神门。制作方法将丁香 3g、虫草 3g、硫黄 5g，共研末，再取麝香 0.5g 与药末共研，然后和艾绒 20g 拌匀，装瓶密封待用。施灸时制成约黄豆大的艾炷，每穴灸 5~7 壮。

（8）电针：取顶中线。穴位常规消毒，进针得气后，沿头皮向前刺入 1.5 寸，将电针仪一电极接于针柄上，另一电极让患者手捻，用 2 次 / 秒的低频脉冲电流刺激，强度以患者能忍受为宜，每次治疗 15 分钟。

（9）腕踝针：选用双侧上 1 穴、下 1 穴。上 1 位于腕横纹上 2 寸，小指侧尺骨缘与尺侧腕屈肌腱之间凹陷中；下 1 位于内踝最高点上 3 寸，靠跟腱内缘。皮肤常规消毒后，用 28 号 1~1.5 寸毫针，针体与皮肤成 15° 角，针尖朝向近心端，快速进针，针进皮后将针体放平与皮肤呈 10° 左右角度贴近皮肤表面沿皮下推进。针刺宜缓慢、松弛，在进针过程中除针尖通过皮肤时有轻微刺痛外，要求患者无酸、麻、胀、重感，否则需要调整进针方向及深度。每日针刺 1 次，每次留针 30 分钟。

（10）针刺止遗穴：止遗穴位于足掌面双足小趾跖趾关节横纹正中。常规消毒后取 0.30mm × 25mm 无菌毫针快速直刺 8~15mm，待针下得气后，行捻转补泻手法，使针感沿大腿方向传至小腹部，留针 30 分钟，每隔 10 分钟行针 1 次。每日 1 次，10 次为一疗程，一般治疗 1~3 个疗程。

8. 小儿遗尿症发生的原因

小儿遗尿症的发生原因：①抗利尿激素（ADH）分泌异常。通常情况下，正常人夜尿量较日尿量减少，这与 ADH 分泌的周期节律性是有相关性的。正常人 ADH 分泌白天低，夜间高，尿量及渗透压随 ADH 的分泌量发生相应的变化。而部分遗尿患者 ADH 分泌失去昼夜节律性，夜间血浆 ADH 水平仍较低，以致夜间尿量多、渗透压低。②睡眠觉醒功能障碍。睡眠觉醒功能发育迟缓、睡眠过深，不能接受来自膀胱的尿意而觉醒，发生骶部神经反射性排尿。③膀胱发育延迟、功能异常。不能安全行使自主控制能力而出现储尿期的无抑制性收缩，使膀胱容量小、敏感性高、顺应性差。膀胱充盈期和收缩期感知能力不高或者膀胱压力感受器功能异常，不能提供预警信息等，使之未醒先尿。④排尿习惯训练不当。没有给儿童进行及时的排尿训练，如儿童使用一次性纸尿裤的时间过长，没有半夜叫患儿撒尿的习惯，以至于不能让患儿养成自己控制排尿的习惯，这样患儿就不容易形成膀胱充盈后起床排尿的条件反射。⑤其他因素。如遗传因素、精神因素、环境因素等。

9. 遗尿症的西医分类

遗尿症可分为原发性和继发性两大类。原发性遗尿症较多见，多伴有家族史，男性多于女性（2：1~3：1），无器质性病变，多因控制排尿的能力迟滞所致；继发性遗尿症大多由于全身性或泌尿系疾病如糖尿病、尿崩症等引起，其他如智力低下、神经精神创伤、泌尿道畸形、感染，尤其是膀胱炎、尿道炎、会阴部炎症等也可引起继发性遗尿现象。同时根据症状又可分为单症状性夜间遗尿症和非单症状性夜间遗尿症。前者是指仅有夜间尿床，日间排尿正常；非单症状性夜间遗尿症也称复杂性遗尿症，是指除夜间尿床外，伴有日间排尿异常，如尿频、尿急、尿失禁等。西医学研究认为原发性遗尿症是生理性发育延迟的表现，主要病因是夜间抗利尿激素分泌不足、睡眠觉醒障碍及膀胱功能异常。

10. 遗尿症常用的西医治疗方法

（1）行为治疗：是西医治疗的基础和首选，其目的是为了培养遗尿症患儿养成良好的排尿及排便习惯。

（2）觉醒治疗：包括警报器、闹钟唤醒训练及干床训练。

（3）药物治疗：主要为去氨加压素、抗胆碱能药物和三环类抗抑郁药物。

1）去氨加压素：为抗利尿激素（ADH），又称血管加压素（AVP）等，是一种多肽激素，在人体中的主要作用是控制尿排出的水量。

2）抗胆碱能药物：抗胆碱能药物具有松弛膀胱平滑肌的作用，用以治疗因逼尿肌过度活跃及膀胱容量较小而造成的白天尿失禁。临床上主要应用的抗胆碱能药物为奥昔布宁和颠茄。对于逼尿肌依赖性遗尿症效果较好，适用于功能性膀胱容量小，伴日间尿失禁者。存在膀胱排空障碍、残余尿量增多的患儿不推荐单纯应用。

3）三环类抗抑郁药：主要是丙咪嗪，治疗遗尿症的机制尚不明确，可能是降低逼尿肌的兴奋性，增加膀肌容量。应用三环类抗抑郁药物治疗遗尿症所需的剂量和血药浓度是治疗抑郁所需的1/4~1/3。丙咪嗪治疗遗尿症的复发率也较高，由于有一定不良反应，因此不推荐作为临床一线用药。

（4）生物反馈治疗：生物反馈治疗是一种行为学治疗方法，原理是将人体内部极微弱的、通常不能觉察的生理活动及生物电活动的信息加以放大，成为可见的波形和可听到的声音显示出来，个体借助于视觉、听觉器官，通过反馈信息了解自身变化，并根据变化逐渐学会在一定程度上控制和纠正这些活动。将之用于盆底肌的训练，则可以改善盆底肌的舒缩，强化盆底肌群，从而治疗部分排泄异常的疾病如遗尿症等。

参考文献

［1］ Byrd RS，Weitzman M，Lanphear NE，Auinger P．Bed-wetting in US children：epidemiology and related behavior problems［J］．Pediatrics，1996，98：414-9．

［2］ Thiedke CC．Nocturnal enuresis［J］．Am Fam Physician，2003，67（7）：1499．

［3］ Miyazato M，Sugaya K，Nishijima S，et al．Location of spinabifida occulta and ultrasonographic bladder abnormalities predict the outcome of treatment for primary noctumal enuresis in children［J］．Int J Urol，2007，14（1）：33．

［4］ 高树中，杨骏．针灸治疗学［M］．北京：中国中医药出版社，2012：124-125．

［5］ 汪受传．中医儿科学［M］．北京：中国中医药出版社，2007：208-212．

［6］ 陈忠，叶章群，李家贵，等．隐性脊柱裂排尿功能异常的临床特征［J］．临床泌尿外科杂志，2004，19（5）：278-279．

［7］ 林涛，李旭良，魏光辉，等．小儿隐性脊柱裂的尿动力学改变［J］．重庆医科大学学报，2003，28（3）：381-382．

［8］ 刘亚兰，文飞球，周克英，等．伴隐性脊柱裂的儿童遗尿症的发病特点及治疗［J］．实用儿科临床杂志，2008，23（5）：356-357．

［9］ 尹建平，王海燕，彭伟平．头穴药饼贴敷治疗小儿遗尿60例［J］．中国针灸，2006，26（9）：678．

［10］ 曾令德．化脓灸治疗遗尿症16例［J］．中国针灸，1997，（6）：333．

［11］ 付怀丹，蔡国伟．电针顶中线治疗小儿遗尿40例［J］．中国针灸，1996，（7）：22．

［12］ 贾晓莉．腕踝针治疗小儿遗尿症19例［J］．中国针灸，2003，23（12）：736．

［13］ 王春南．针刺止遗穴治疗小儿遗尿［J］．中国针灸，2008，28（11）：812．

［14］ 尹平．小儿遗尿症发病机制及针灸治疗的研究进展［J］．现代中西医结合杂志，2010．19（8）：1023-1025．

［15］ 郭新．升气壮阳法治疗小儿遗尿症临床研究［J］．中医学报，2016，31（3）：443-445．

［16］ 沈晓明，王卫平．儿科学［M］．北京：人民卫生出版社，2008：20．

［17］ 刘小梅，申慧贞，廖鸣慧，等．儿童遗尿症中西医治疗情况调查［J］．北京医学，2016，38（8）：789-791．

［18］ W．Lane，M．Robson．Evaluation and Management of Enuresis［J］．N Engl J Med．2009，360：1429-36．

［19］ 沈颖，刘小梅．儿童遗尿症的诊治进展［J］．北京医学，2013，35（1）：33-35．

第八节 爱美之殇——痛经

教学目标

1. 掌握痛经的定义、病因病机、中医证型、临床表现、针灸治法、处方、方义等基本知识。

2. 在理解并掌握基本知识的基础上，查阅文献，了解目前临床治疗痛经的新进展，以提高临床知识和技能。

案例摘要

许凤，女，20岁，大学二年级学生。因为高中时爱美，喜欢飘逸的长发，许凤每天早晨用凉水洗头发，大学一年级时开始出现痛经，去医院做妇科彩超，结果显示子宫及其附件无异常，诊断为原发性痛经。许凤尝试吃中药，因为中药费用和煎药问题，未能坚持治疗，后来她来到针灸门诊，张大夫根据病情，对她进行毫针刺法配合灸神阙穴的方法，每于月经来潮前1周开始治疗，到月经来潮时停止，此为一个治疗周期。治疗以毫针刺法为主，平时配合灸神阙穴，治疗3月余，痛经逐渐减轻，后根据病人的经济情况调整治疗方案为穴位埋线，坚持治疗半年余，痛经基本痊愈。

【关键词】痛经；寒凝血瘀；毫针刺法；神阙。

教学安排

本案例有4幕场景，供3个学时讨论，每学时50分钟。

学时	场景摘要
第一学时	第一幕摘要（25分钟）：重点讨论痛经的定义和发病原因。许凤每天早晨用凉水洗头发，导致风寒湿侵袭，上大学后经常熬夜伤神，导致大一时开始出现痛经 第二幕摘要（25分钟）：重点讨论痛经的中医病机、临床分型、原发性痛经和继发性痛经的鉴别。许凤经妇科彩超，排除子宫器质性病变，诊断为原发性痛经
第二学时	第三幕摘要（50分钟）：重点讨论痛经针灸治法、处方、方义。于月经来潮前1周开始治疗，到月经来潮时停止，此为一个治疗周期，治疗以毫针刺法为主，平时自行配合灸神阙穴
第三学时	第四幕摘要（50分钟）：重点讨论痛经发作时针灸治法和许凤的病情进展。许凤在痛经发作时找到张大夫，张大夫针灸后疼痛明显缓解。许凤坚持治疗3月后痛经明显缓解，改用穴位埋线治疗，共治疗半年余，痛经基本痊愈

设计思路

第一幕： 通过叙述的方式讲述许凤痛经的发病过程，引发对痛经的病因及病机的思考。许凤因为爱美高中时经常用凉水洗头，而且是在早晨。风寒湿侵袭，经络不畅，兼生活不规律、熬夜等使气血耗伤，日久导致寒凝血瘀。

第二幕： 接着上一幕继续叙述许凤痛经的病情进展和接受的治疗。由于粗心大意，病人没有重视自己的身体状况，导致痛经越来越严重，喝姜糖水、贴发热贴已经起不到缓解作用，经检查排除子宫器质性病变，选择过中药调理，结果因为经济问题和煎药问题中断治疗。

第三幕： 讲述针灸治疗的过程和病人的病情进展。病人来到针灸门诊，大夫根据病情给予针刺治疗，又让许凤回去后自行灸神阙穴辅助治疗，引出针刺配合灸脐治疗原发性痛经的优势。

第四幕： 接着上一幕讲述痛经的针灸治疗，重点突出痛经发作时的辨证和治疗。在痛经发作当时许凤找到张大夫，张大夫针灸后，痛经症状有效缓解。坚持治疗3个月后，许凤痛经逐渐好转，接着张大夫根据许凤的经济条件改用穴位埋线治疗，共治疗半年余，痛经基本痊愈。

要点提示

1. 第一幕，原发性痛经的针灸治疗是本案例讨论的重点之一。首先掌握痛经的定义和病因，根据案例内容分析痛经的中医病机。

2. 第二幕，掌握痛经的临床表现和诊断，与继发性痛经相鉴别。

3. 第三幕，掌握痛经的治疗思路、针灸治法、处方、方义。

4. 第四幕，了解痛经发作时针灸治法和痛经的预防调护。

案例正文

第 一 幕

　　许凤今年大学二年级在读，是一个爱美的姑娘，天生丽质，还会打扮自己，但性格大大咧咧，除了爱美，其他细节向来不放在心上。从小不论走到哪里，许凤都是学校公认的美女，但女人一旦谈了恋爱就会格外注意自己的容貌。高中时，许凤找了一个青梅竹马的男朋友，为了让心上人看到自己最美的一面，高中三年，许凤每天早晨都会用凉水洗头发，即使是寒冷的冬天、忙碌的高三，也阻挡不了这爱美之心。当时的许凤还认为自己这样做是非常健康的生活习惯，因为在电视上看到冬泳之类的运动，说这样对身体好，所以她想当然地认为冬天用凉水洗头发对身体好，不仅洗头发，连洗脸刷牙等一切洗漱都用凉水，风雨不辍。许凤的真心终于换来了男朋友对自己的忠贞不移、不离不弃，也换来了许凤大学期间痛经的悲伤。要说许凤真是身体底子好，高中三年，许凤月经一直很正常，每次月经来潮持续5天，月月准时，经期没有任何不舒服。上了大学，没有高中阶段繁重的学习负担，许凤人也懒散了些，经常熬夜玩手机，大一开学不久，许凤每次来月经的时候开始感觉到身体疲乏，小腹部发胀不舒服，但只要休息一会就会缓解，所以没有引起她的注意。渐渐地月经来潮前腰部和小腹部开始发凉发紧，月经第一天小腹部会出现一阵阵地抽痛，腰酸怕冷，一般第二天就会缓解，所以许凤还是没有在意。春去秋来，时间一点点地流逝，许凤月经期的感受越来越差，除了小腹部阵阵发作的疼痛，还会出现恶心想吐的感觉，月经经血颜色也开始变暗，并且经常有血块，行经第一天症状最明显，但月经的周期并没有受影响。

（一）提供信息

1. 许凤，女，大二学生。

2. 高中时长期用凉水洗头发，大学后经常熬夜。

3. 大一时开始出现痛经，痛经逐渐加重。

（二）学习重点

1. 掌握痛经的定义及诱发因素。

2.掌握痛经的病因病机。

（三）问题导向

1.许凤引起痛经的原因是什么？

2.根据本幕提供信息，你认为许凤痛经的中医证型是什么？

3.小腹疼痛还要考虑哪些疾病？为什么许凤的小腹疼痛可以诊断成痛经？

4.临床上哪些疾病可以引起痛经，许凤属于哪一种？

第 二 幕

尽管症状越来越严重，粗心的许凤完全没当回事，继续"我行我素"。有时疼得厉害就喝点姜糖水、贴片暖宝宝，许凤总觉得忍忍就过去了，一直没有接受治疗。大约半年时间过去了，许凤的痛经症状愈演愈烈，严重的时候，疼得难以忍受，甚至下不了床，痛的时候甚至会忘记自己到底是哪儿痛，全身痉挛，月经里暗红色的血块也越来越多，舍友和男朋友都让她抓紧去医院治疗，许凤迟迟没有行动，有时疼得厉害了就吃一片布洛芬。许凤也想过去医院接受治疗，可是上网查询一下，西医很难根治痛经，治疗就靠用止痛药，许凤觉得这样治标不治本，没有必要进医院。而且她每个月都是"好了疮疤忘了疼"，一时舒服了就忍不住胡吃海喝，什么冷的、凉的、辣的一股脑进肚子，任谁说也没用。直到又一次痛经发作的时候许凤差点疼得晕过去，吃了一片布洛芬没有起效，又吃了一片也没有止住，许凤这才有所醒悟。听说中医可以治痛经，许凤想尝试一下，就在附近诊所找了一位老中医，开方吃中药，吃了一段时间，痛经发作有所减轻，但许凤觉得中药汤口感不好，难以入口，每次都是强忍着喝下去。老中医让她去医院做系统的妇科检查。许凤在当地的人民医院做了妇科彩超，彩超结果显示子宫及其附件未见异常，她咨询了医院的妇科大夫，大夫说这属于原发性痛经，和体质有关系，建议发作时吃止痛药缓解，没有其他的办法。许凤这时才感受到了人世间的苦。后来因为中药价格不菲，宿舍里又没法自己煎药，就没有坚持下来。期间也听人说起过针灸可以治痛经，许凤怕针，一直不敢去尝试，心想：得是多大的针，扎人太可怕了，听说有的大夫还放血，得放多少啊，这暴力的场面自己可接受不了。

（一）提供信息

1.随着时间的推移，许凤痛经症状越来越严重，经期第一天最严重，经血中暗红色血块增多。

2.痛经发作时吃布洛芬不能很好缓解。

3. 去医院检查，妇科彩超结果是子宫及其附件无异常。

4. 尝试中药调理，痛经有改善，因为中药费用和煎药问题中断治疗。

（二）学习重点

1. 掌握原发性痛经的诊断。

2. 掌握原发性痛经的中医辨证分型。

3. 了解原发性痛经和继发性痛经的鉴别诊断。

（三）问题导向

1. 为什么许凤的痛经诊断为原发性痛经？继发性痛经是指什么？

2. 原发性痛经的中医辨证分型有哪些？

3. 许凤的痛经是虚证还是实证？实证与虚证如何区别诊断？

4. 从中医的角度，我们如何看待痛经的发病？痛经涉及的脏腑和经脉有哪些？

5. 临床上哪些疾病可以引起痛经？

第 三 幕

许凤的一个表姐在张大夫门诊针灸治疗肩周炎，看到许多痛经的患者在这里治疗，效果还不错，就把张大夫介绍给了许凤，并劝她去尝试。许凤来到张大夫的门诊，当她看到针灸治疗用的毫针并没想象的那么粗，她稍稍放宽了心。张大夫接待了她，在详细问过病情之后，张大夫心中已经有了治疗思路，跟许凤说道："基于你目前的情况，扎针配合艾灸效果会更好。"张大夫给许凤解释清楚后，让她平卧在床上，露出腹部，在肚脐上进行艾灸，同时准备给她扎针。张大夫刚拿出针，许凤惊恐地问道："疼不疼？"张大夫一笑，说道："可能会有一点，但比起你的痛经肯定差远了。"许凤心里没有那么紧张了。张大夫说："放轻松，我先给你扎一针试试。"说完，张大夫先给她在肚子上扎了一针，不疼！许凤这才完全放松下来，张大夫看到许凤一边做治疗一边玩手机，说道："针灸治疗强调守神，最好不要玩手机，应该保持情绪平静，做深呼吸，闭目养神。"第一次给许凤扎针治疗，张大夫选了中极、关元、归来、三阴交、地机、十七椎、次髎等穴位，留针30分钟，脐灸1个小时，治疗结束后，许凤感觉全身热乎乎的，很舒服，张大夫嘱咐她回去后自己买艾条在肚脐处做艾灸治疗，并细致地教了许凤灸肚脐的方法，聪明的许凤一会儿就学会了。张大夫跟许凤说："以后每个月月经来潮前1周开始，直到月经来临第一天都应该来门诊接受针灸治疗，这样治疗效果才会好。"交代完治疗时机后，张大夫还特意问了许凤平时的饮食作息习惯，听到许凤娓娓道来她的"恶习"，张大夫语重心长地嘱咐许凤饮食一定要清淡，少吃冰镇或寒凉食物，平时多锻炼身体，早睡早起，许凤点头答应。

（一）提供信息

1. 第一次针灸治疗许凤精神紧张，在张大夫细心引导下，接受针灸。
2. 根据病情张大夫给许凤做了脐灸配合针刺。
3. 针灸治疗选用中极、关元、归来、三阴交、地机、十七椎、次髎等穴位。
4. 治疗结束后嘱咐许凤自行艾灸，经前1周再来治疗。
5. 张大夫嘱咐许凤注意饮食休息。

（二）学习重点

1. 掌握针灸治疗痛经的原则：分清标本缓急。
2. 掌握原发性痛经的针灸治法、处方、方义。

（三）问题导向

1. 你认为张大夫的治疗思路是什么？
2. 为什么要选取这些穴位？还可以选择哪些穴位，为什么？
3. 为什么要给许凤配合脐灸？所有痛经的病人都适合脐灸吗？脐灸具体怎么操作？请自行查阅书籍文献了解脐灸。
4. 痛经的治疗最佳时间是什么？经期可以针灸吗？
5. 针刺配合脐灸治疗痛经的优势有哪些？
6. 痛经虚证和实证针灸治疗有何不同？

第 四 幕

接受针灸治疗后，许凤第二次月经来潮的第一天，还是痛得厉害。许凤找到了张大夫，正赶上痛经最厉害的时候，只见许凤脸色苍白，眉头紧锁，咬牙强忍，张大夫一看这情况，赶紧让许凤坐下，迅速在小腿内侧扎了一针。只见张大夫修长的手指在针上灵活地捻来捻去，不一会儿，许凤就说好多了，一看脸色，的确有了红晕，人也放松下来，张大夫把针留了10分钟，看许凤可以平躺下，又让她平卧做了神阙灸和针刺，扎针之后还用了电针。留针的过程中，许凤慢慢睡着了，醒来后许凤非常高兴，说道："自从痛经以来，还没有这么快就缓过来的。"虽然这次痛经已经缓解了，张大夫还是细心地嘱咐她接下来要注意休息，不可劳累。许凤满怀感激地离开了门诊。

在张大夫和家人的督导下，许凤坚持治疗了 3 个月，痛经的症状有了明显的好转，先是痛经发作可以忍受，治疗的过程中经期有血块排出，治疗初期血块越来越多，后来又慢慢减少，现在经期只有少量的血块。因为每次治疗后都有一些小进步，许凤内心充满希望。而且还有意想不到的效果，许凤感觉自己的皮肤比以前细腻多了。随着许凤的痛经慢慢减轻，张大夫觉得可以调整一下治疗的频率，又考虑到许凤还是大学生，没有收入，所以改用穴位埋线治疗，每半月埋线一次，让许凤继续配合灸神阙，就这样日子一天天过去了，许凤坚持治疗了半年左右，痛经基本痊愈。

（一）提供信息

1. 痛经发作时许凤找到张大夫，张大夫先在许凤腿上扎了一针，痛经有明显缓解。

2. 针灸 3 个月后痛经发作明显减轻，经期开始排出血块。

3. 张大夫根据病情调整治疗，原来的毫针刺法改为穴位埋线，仍然配合灸神阙，治疗半年，基本痊愈。

（二）学习重点

1. 掌握针灸治疗痛经发作的原则和方法。

2. 了解痛经的预防调护。

（三）问题导向

1. 张大夫在许凤小腿内侧可能选取的穴位是什么？痛经发作时还可以选用哪些穴位，为什么？

2. 痛经发作的患者，可以进行针灸治疗吗？我们的针灸治疗原则是什么？张大夫具体是怎么做的？

3. 张大夫后期为什么选用埋线治疗？

4. 痛经的预防调护上，张大夫给了许凤什么建议？除了这些你还有好的建议吗？

5. 张大夫在治疗痛经的过程中，有哪些地方值得借鉴？

📖 知识链接

1. 痛经的定义

痛经是指在经期或行经前后出现的周期性小腹疼痛，又称"经行腹痛"。

2. 病因

痛经的发生常与饮食生冷、情志不畅、起居不慎、先天禀赋等因素有关，本病病位在胞宫，与冲、任二脉及肝、肾关系密切。

3. 病机

不通则痛或不荣则痛。实者为冲任瘀阻，气血运行不畅，胞宫经血流通受阻；虚者为冲任虚损，胞宫、经脉失却濡养。

4. 临床表现

主症：经期或行经前后出现的周期性小腹疼痛。

实证与虚证的鉴别：疼痛剧烈，拒按，经色紫红或紫黑，有血块，下血块后疼痛缓解者为实证；疼痛绵绵，柔软喜按，月经色淡、量少者为虚证。

5. 中医辨证分型

（1）气滞血瘀：经前或经期小腹胀痛拒按，胸胁、乳房胀痛，经行不畅，经色紫暗有块，块下痛减，舌紫暗，或有瘀点，脉弦。

（2）寒凝血瘀：经前或经期小腹冷痛拒按，得热则痛减，经血量少，色暗有块，畏寒肢冷，面色青白，舌暗，苔白，脉沉紧。

（3）气血虚弱：经期或经后小腹隐痛喜按，月经量少，色淡质稀，神疲乏力，头晕心悸，失眠多梦，面色苍白，舌淡，苔薄，脉细弱。

（4）肾气亏损：经期或经后小腹隐隐作痛，喜按，月经量少，色淡质稀，头晕耳鸣，腰酸腿软，小便清长，面色晦暗，舌淡，苔薄，脉沉细。

6. 中医辨证论治

（1）气滞血瘀　治则：理气行滞，化瘀止痛。处方：膈下逐瘀汤加减。

（2）寒湿凝滞　治则：温经散寒，化瘀止痛。处方：少腹逐瘀汤加减。

（3）湿热瘀阻　治则：清热利湿，化瘀止痛。处方：清热调血汤加减。

（4）气血虚弱　治则：益气养血，调经止痛。处方：圣愈汤加减。

（5）肝肾亏虚　治则：补益肝肾，养血止痛。处方：调肝汤加减。

7.针灸治疗

治法：调理冲任，温经止痛。取任脉及足太阴经穴为主。

主穴：中极、三阴交、地机、十七椎、次髎。

配穴：气滞血瘀配太冲、血海；寒凝血瘀配关元、归来；气血虚弱配气海、血海；肾气亏损配肾俞、太溪。

方义：中级为任脉经穴，与足三阴经交会，可活血化瘀、通络止痛；三阴交为足三阴经的交会穴，可调理肝、脾、肾；地机为足太阴脾经郄穴，足太阴经循于少腹部，阴经郄穴治血证，可调血通经止痛；十七椎、次髎是治疗痛经的经验效穴，单用即效。

操作：针刺中极，宜用连续捻转手法，使针感向下传导。寒凝血瘀、气血虚弱、肾气亏损，宜加灸法。疼痛发作时可用电针。发作期每日治疗 1~2 次，非发作期可每日或隔日 1 次。

8.其他治疗方法

（1）耳针：取耳穴内分泌、内生殖器、肝、肾、皮质下、神门。

（2）皮肤针：取背、腰、骶部的督脉、膀胱经，下腹部的任脉、带脉以及足三阴经循行线。重点叩击腰骶部、下腹部穴。

（3）穴位注射：归来、足三里、三阴交、地机。

（4）穴位敷贴：取神阙穴。用吴茱萸、白芍、延胡索各 30g，艾叶、乳香、没药各 15g，冰片 6g。研细末，每次用 5~10g，用白酒调成膏状贴敷。

（5）拔罐：十七椎、次髎、肾俞、中极、关元。

（6）穴位埋线：有研究结果表明，穴位埋线法的近期及远期疗效皆优于西药治疗。穴位埋线减少了患者就诊频率及治疗时间，保证了治疗的连贯性和有效性，是一种简便、安全、效佳而持久的疗法。

（7）推拿疗法：①现行的振腹法是北京中医药大学臧福科教授根据传统振法改进而形成的，采用频率较低的松震方式，使传统刚劲振法变得柔和舒适，与腹部脏腑特点相应，对原发性痛经多有疗效。②捏脊疗法最早出现于葛洪的《肘后备急方》"治卒腹痛……拈取其脊骨皮深取痛引之，从龟尾至顶乃止"，开始是用于治疗小儿积聚的一种推拿手法，后来经过长时间的发展，被运用于临床各科疾病。捏脊疗法具有明显的镇痛作用，疗效堪比布洛芬。

9. 艾灸与痛经

艾灸具有温通经络、祛散寒邪、行气活血、消肿散结等作用。神阙穴为人之生命根蒂，灸之可温阳散寒、温经逐痹、行气活血、祛湿通络、回阳固脱、扶阳培元，从而起到疏通经络、调达脏腑、扶正祛邪、调整阴阳、防衰延年的作用。研究表明艾灸神阙穴能明显减少患者腹痛总频率、痛经症状总频率，减轻腹痛严重程度及痛经症状，并随治疗次数的增加而累积效应。实验数据表明，艾灸疗法和芬必得均能调节血管内皮功能而起到治疗作用。但随着治疗周期的延长，艾灸显示出优越性。

10. 西医对痛经的认识

（1）原发性痛经的发生主要与月经时子宫内膜前列腺素含量增高有关。前列腺素含量升高是造成痛经的主要原因。前列腺素含量高可引起子宫平滑肌过强收缩，血管痉挛，造成子宫缺血、乏氧状态而出现痛经。

（2）血管加压素、内源性缩宫素以及 β - 内啡肽等物质的增加也与原发性痛经有关。

（3）此外，原发性痛经还受精神、神经因素影响，疼痛的主观感受也与个体痛阈有关。

11. 临床表现

（1）原发性痛经在青春期多见，常在初潮后 1~2 年内发病。

（2）疼痛多自月经来潮后开始，最早出现在经前 12 小时，以行经第一日疼痛最剧烈，持续 2~3 日后缓解。疼痛常呈痉挛性，位于下腹部耻骨上，可放射至腰骶部和大腿内侧。

（3）可伴有恶心、呕吐、腹泻、头晕、乏力等症状，严重时面色发白、出冷汗。

（4）妇科检查无异常发现。

12. 鉴别诊断

（1）辨明原发性痛经与继发性痛经

1）子宫内膜异位症导致的痛经常常被描述为"进行性加重"，即开始无疼痛，随着时间推移，慢慢地出现痛经，并逐步加剧。严重阶段疼痛难忍，止痛剂加量甚至无效。

2）子宫腺肌病所致痛经是逐渐加重的进行性痛经，疼痛位于下腹正中，常于经前 1 周开始，直至月经结束。

3）慢性盆腔炎症所致痛经是下腹部疼痛坠胀，腰骶部酸痛，常在劳累、性交后及月经前后加剧。

4）子宫肌瘤所致痛经特点是腰酸背痛、下腹坠胀，经量增多、经期延长。B 超有利于排查。

（2）与异位妊娠相鉴别：若患者有短暂停经史，又见腹痛、阴道流血，应与异位妊娠鉴别。痛经可出现剧烈的腹痛，但无妊娠征象。

13. 西医治疗

（1）一般治疗

1）重视心理治疗，消除紧张和顾虑。

2）足够的休息和睡眠，规律而适度的锻炼，戒烟。

3）疼痛不能忍受时辅以药物治疗。

（2）药物治疗

1）前列腺素合成酶抑制剂：通过抑制前列腺素合成酶的活性治疗痛经。月经来潮即开始服用药物效果佳，连服 2~3 日。常用的药物有布洛芬、酮洛芬等。

2）口服避孕药：通过抑制排卵减少月经血前列腺素含量，适用于要求避孕的痛经妇女，有效率达 90% 以上。

14. 预防调护

（1）注意经期卫生，以减少痛经发生。

（2）经期保暖，避免受寒。

（3）保持精神愉快，气机畅达，经血流畅。

（4）注意调摄，勿为外邪所伤。

（5）不可过用寒凉或滋腻的药物，服食生冷之品。

15. 针刺镇痛机制

针刺镇痛时，脑内阿片肽释放增加，其中 β－内啡肽和脑啡肽在脑内具有很强的镇痛效应，脑啡肽和强啡肽在脊髓内有镇痛作用。5-羟色胺在参与中枢和外周痛觉调制中也发挥重要作用。外周和中枢乙酰胆碱能系统被激活时也会增加针刺镇痛效应。

参考文献

[1] 高树中，杨骏. 针灸治疗学［M］. 第3版. 北京：中国中医药出版社，2012：104-105.

[2] 王云凯，王富春. 中医妇科学［M］. 北京：中国中医药出版社，2009：125-130.

[3] 毕颖，邵晓梅，宣丽华. 分期穴位埋线治疗原发性痛经随机对照研究［J］. 中国针灸，2014，34（2）：118.

[4] 陈忠. 振腹疗法治疗原发性痛经寒凝血瘀证临床疗效初步观察［D］. 北京：北京中医药大学，2014：23.

[5] 洪珂，汪翰英. 原发性痛经推拿治疗方法简述［J］. 中医药临床杂志，2016，28（3）：433-435.

[6] 王富春. 刺法灸法学［M］. 上海：上海科学技术出版社，2009：76-77.

[7] 何巍，李凤玲，李茜. 神阙灸治法临床研究进展［J］. 中国中医药信息杂志，2008，15（1）：103-104.

[8] 孙娟. 艾灸神阙穴配合温针灸治疗原发性痛经的临床及实验研究［D］. 广东：广州中医药大学，2011：2-3.

[9] 文欣如. 艾灸治疗原发性痛经的临床研究［D］. 成都：成都中医药大学，2013：1.

[10] 谢幸，荀文丽. 妇产科学［M］. 第8版. 北京：人民卫生出版社，2013：362-363.

[11] 裴培田，王昕，赵一梅. 舒经玫瑰胶囊对小鼠原发性痛经 MAD、Ca^{2+} 的影响［J］. 中国中医药信息杂志，2003，10（5）：31-32.

[12] 敖秀峰. 原发性痛经与心理因素的关系［J］. 中国当代医药，2009，16（9）：140-141.

[13] 肖璐，闫宏宇. 宁心缓痛汤对寒凝血瘀型原发性痛经大鼠子宫一氧化氮和钙离子的影响［J］. 新疆中医药，2011，29（1）：10-11.

[14] Dikensoy E，Balat O，Pence S，et al. Malondialdehyde，nitricoxide and adrenomedullin levels in patients with primary dysmenorrheal［J］. J Obstet Gynaecol Res，2008，34（6）：1049-1053.

[15] 郭义，方剑乔. 实验针灸学［M］. 第3版. 北京：中国中医药出版社，2012：175-181.

[16] 肖金良，杨孝芳，施杨婉琳，等. 神阙灸治病机制初探［J］. 江苏中医药，2010，42（6）：3.

第九节　迟来的母爱——卵巢早衰

教学目标

1. 通过案例分析，掌握卵巢早衰的定义和病因病机、卵巢早衰的辨证分型和针灸治疗，从而进一步指导临床治疗。

2. 通过查阅文献和分析总结，了解卵巢早衰的现代研究进展。

案例摘要

张女士是一名企业经理，今年35岁，最近一段时间来总是被不孕困扰，工作上也有些力不从心。故在老公的陪同下前往医院就诊，结果被诊断为"卵巢早衰"。张女士在医生的解释下，愿意接受针灸治疗。针刺配合脐灸治疗四五次之后，张女士觉得效果不错。为了尽快调养好身体，达到快速治愈的目的，张女士自行艾灸，改变了医生的嘱托，结果出现了上火的症状。张女士及时前往医院做了相关了解，并调整回以前的灸法。经过了3个多月的治疗，张女士月经接近正常，又巩固了1个多月后，张女士终于怀上了小小宝。

【关键词】卵巢早衰；针灸治疗；影响因素。

教学安排

本案例有3幕场景，供3个学时讨论，每学时50分钟。

学时	场景摘要
第一学时	第一幕摘要（50分钟）：重点讨论卵巢早衰的病因病机及临床诊断。张女士是一名企业经理，今年35岁，最近一段时间来总是被不孕所困扰，月经量少，经期延长，并且心情特别容易烦躁，午后发热，晚上睡觉经常出虚汗，工作上也有些力不从心。故在老公的陪同下前往医院就诊，结果被诊断为"卵巢早衰"

学时	场景摘要
第二学时	第二幕摘要（50分钟）：重点讨论卵巢早衰的定义、临床表现及针灸治疗。对此结果存有疑虑的张女士在医生的解释下，对卵巢早衰有了初步的认识，并愿意接受针灸治疗。针刺选用三阴交、肾俞、关元、太溪等穴配合脐灸。张女士做了四五次之后，觉得效果不错。为了尽快调养好身体，她决定自己在家灸足三里与三阴交
第三学时	第三幕摘要（50分钟）：重点讨论艾灸效应的影响因素。张女士在缩短艾灸距离、延长艾灸时间后出现了上火的症状。张女士及时前往医院做了相关了解，并调整回以前的灸法。经过了3个多月的治疗，张女士月经接近正常，各项激素水平也基本达到正常。又巩固了1个多月后，张女士终于怀上了小宝宝

设计思路

第一幕：女主角最近一段时间来总是被不孕所困扰，月经量少，经期延长，并且心情特别容易烦躁，午后发热，晚上睡觉经常出虚汗，工作上也有些力不从心。故在老公的陪同下前往医院就诊，根据病症表现可以大致判断出患者有可能是肝郁肾虚。张女士平素工作紧张，现又有心理压力，导致肝气郁结，气郁化火，日久导致火盛伤津，损伤肝肾，肾阴亏虚，故证属肝郁肾虚型。进而探讨此病的病因病机及中医的辨证分型。

第二幕：由于女主角对自己的病存在疑虑，医生做出了详细的解答，使张女士对卵巢早衰有了初步的认识，并愿意接受针灸治疗。针刺选用三阴交、肾俞、关元、太溪等穴配合脐灸。做了四五次之后，张女士觉得效果不错，为了尽快调养好身体，决定自己在家也进行艾灸。从故事情节中可以分析归纳总结出针灸治疗卵巢早衰的选穴原则，并结合第一幕和查阅的相关资料进行深入讨论。

第三幕：由于女主角求快心切，在缩短艾灸距离、延长艾灸时间后出现了上火的症状。张女士及时前往医院做了相关了解，并调整回以前的灸法。经过了3个多月的治疗，张女士月经接近正常，各项激素水平也基本达到正常。又巩固了1个多月后，张女士终于怀上了小宝宝。

要点提示

1. 卵巢早衰的辨证分型及针灸治疗是本案例讨论的重点之一。第一幕，重点讨论的是卵巢早衰的病因病机及中医的辨证分型。根据场景、查阅的文献和掌握的资料，发表卵巢早衰的中西医治疗方法。

2.第二幕，重点结合案例讨论卵巢早衰的定义、临床表现及卵巢早衰的针灸治疗；并将知识扩展到卵巢早衰的中西医治疗原则及治疗方法，比较二者之间的优缺点。

3.第三幕，了解医患沟通交流的重要性，并掌握艾灸效应的影响因素。根据三个幕剧提供的信息，对患者做出诊断，重点结合卵巢早衰的病因病机及辨证分型，做出针灸治疗指导。最后由一名学生对本小组讨论结果进行梳理。

案例正文

第 一 幕

今年 35 岁的张女士是某企业的一名部门经理，短短三年的时间就从一名普通职员升到经理，除了凭借她个人的勤奋与努力外，博士毕业的高学历也为她添彩不少。但职场的顺利并不能代表家庭生活的和谐，年到 35 还未给老公家添置一儿半女，仅是这一点在婆婆的眼中她就不是一个好儿媳，数次的家庭战争便是以此作为出发点。刚毕业时，张女士的老公知道她是要强的性子，支持她在事业上打拼并不催促她先要孩子，张女士内心感动不已，为此晚睡早起，拼搏了三年，终于升至经理，事业进入到平稳期后，张女士便在婆婆的催促下打算赶紧要个孩子，毕竟自己的年纪也不小了。于是在此后的几个月，张女士给自己和老公制定了一系列的饮食健身计划，并且每天坚持测基础体温（BBT），期待能有个活泼健康的小宝宝。在这期间，有两次张女士以为怀上时，却发现是月经推迟，过了近两个月才来，经量也较以前少了一些，还伴有一些小瘀块。到后来月经过了三四个月都不来，这可急坏了张女士，本来以为事业平稳了就可以要个孩子，没想到月经都不正常了，这可怎么要孩子啊。心情急躁的张女士在老公的陪同下赶忙来到医院求医问诊。医生仔细询问了张女士的现病史、家族史、既往史和近期月经状况：张女士身体状况一直不错，没有流产史，也没有患过其他疾病，最近因为想要孩子增加了一些体育运动，近几个月内也没有服用任何激素类药物；平素张女士月经挺正常的，但最近却出现了经期延长的现象，经量也比以前少了，并且心情特别容易烦躁，爱发脾气，乳房胀痛，腰膝酸软，晚上睡觉经常出虚汗，工作上也有些力不从心了。

（一）提供信息

1.张女士，女，35 岁，是某企业部门经理。

2.张女士在备孕期间发现自己月经紊乱，故在老公的陪同下前往医院就诊。

3. 平素张女士月经挺正常的，但最近却出现了经期延长的现象，经量也比以前少了，并且心情特别容易烦躁，爱发脾气，乳房胀痛，腰膝酸软，晚上睡觉经常出虚汗，工作上也有些力不从心了。

（二）学习重点

1. 卵巢早衰的中医证型。
2. 卵巢早衰的病因病机。

（三）问题导向

1. 经期延长的原因有哪些？
2. 造成张女士经期延长的病因病机是什么？
3. 张女士的情况属于中医的哪种证型？

第 二 幕

医生认真听了张女士的诉苦，并在张女士的配合下做了相关检查，主要检查结果如下：促卵泡激素 FSH：156IU/L，雌二醇 E2：45pmol/L，黄体生成素 LH：正常。B 超显示：卵巢体积缩小，未见软泡，子宫等未见异常。看完结果后，医生告诉张女士她的这种情况属于"卵巢早衰"。听完医生的话，张女士立刻不解地问道："我才35 岁，怎么可能就卵巢早衰了呢？"听到她的疑问，医生解释道："卵巢早衰是指女性在 40 岁之前出现卵巢功能衰竭，主要表现为闭经、雌激素水平下降和促卵泡激素水平上升。据报道，发病率占全部妇女的 1%~3.8%，为妇科临床常见疑难疾病，其发病率呈逐年增高趋势，且治疗棘手。西医治疗多采用激素替代疗法，但是有一定的副作用，如雌激素在乳腺、子宫内膜、宫颈、卵巢及肝肾功能等方面都有不利的影响，中医对治疗此病有一定的优势。"医生根据症状及中医分型，建议张女士接受中医综合治疗，中药以补肾养肝汤加减，煎至 200ml，日 1 剂，分早晚 2 次温服。针刺选用关元、中极、归来、子宫、太冲、太溪等穴配合脐灸，针刺隔日 1 次，每次留针 30 分钟，脐灸一周 2 次，1 个月为一疗程。每次针刺前医生都嘱咐张女士，让其排空膀胱，以免刺伤。与此同时，医生建议张女士保持心情愉悦，避免焦躁紧张、忧思生气，要运动适量、饮食清淡，1 个月查一次各项指标情况。

（一）提供信息

1. 医生根据临床检查认为张女士患的是卵巢早衰。
2. 中药选用补肾养肝汤加减，针刺选用关元、中极、归来、子宫、足三里、太冲、太溪等穴，配合脐灸。

（二）学习重点

1. 脐灸的适应证。
2. 卵巢早衰的针灸选穴原则。
3. 卵巢早衰的中医治疗方法。

（三）问题导向

1. 卵巢早衰的中医证型有哪些？
2. 卵巢早衰的针灸选穴原则是什么？
3. 针灸选穴的方义分析。

第 三 幕

连续做了 1 周后，张女士觉得疲劳的症状有所减轻，想在家也配合治疗，以便更快地调养好身体。医生便给她圈出了位于腿上的足三里与三阴交两个穴位，让她将两根艾条点燃后以持笔的姿势放置于距皮肤 2~3cm 处熏烤，每个穴灸 20 分钟。张女士回家试了试，觉得有一股温热感在穴位处扩散，让人觉得很舒服，就这样张女士在家配合着灸了 1 星期。在这期间，张女士的老公给予她无私的支持，主动承包了家里大部分的家务，并充当起了心理医师的职位。一天，张女士不禁想到要是自己艾灸时距离穴位近一点、灸的时间长一点，是不是效果就更好一些。说干就干，当天回家后张女士便实施了自己的想法，因艾条太靠近皮肤引起的炽热感被她忍了下来，坚持着每个穴位灸了 30 分钟。结果，第二天一早她便发现自己足三里与三阴交处火辣辣的疼，嘴里还长了个溃疡。分外不解的她便前往了门诊，医生听后，给张女士做了耐心解答，至此张女士才知道艾灸并不是时间越长灸感越热就越好，只有在适当的温度、合适的时间、令人舒适的感觉下效果才是最好的。明白了以后，张女士就没敢再做多余的尝试，一直坚持按照医生的叮嘱，治疗了 1 个月，根据这个月的检查结果发现各项指标均向正常靠拢。张女士有了极大的信心，又连续治疗了 3 个月，月经接近正常，B 超显示卵巢大小接近正常，FSH、LH、BBT 等也基本达到正常水准。又巩固了 1 个多月后，张女士终于怀上了小宝宝，想到这么长时间要孩子的艰辛，她不禁泪如雨下。

（一）提供信息

1. 张女士在缩短艾灸距离、延长艾灸时间后出现了上火的症状。

2. 张女士及时前往医院做了相关了解，并调整回以前的灸法。

3. 经过了 3 个多月的治疗后，张女士月经终于接近正常，FSH 等也基本达到正常水准。又巩固了 1 个多月后，她终于怀上了一名小宝宝。

（二）学习重点

1. 卵巢早衰治愈的指标。
2. 艾灸操作的注意事项。

（三）问题导向

1. 卵巢早衰的预后标准。
2. 艾灸的副作用。

📖 知识链接

1. 卵巢早衰的诊断标准

参考《妇产科内分泌治疗学》《妇产科学》和《中华妇产科》并结合该病临床特点制定：① 40 岁以前出现月经停止大于 4 个月，并伴或不伴围绝经期综合征的症状。② 2 次或 2 以上（间隔至少 1 个月以上）的激素水平异常 FSH > 40IU/L，E2 < 73.2pmol/L，LH 正常或升高。③催乳素（PRL）正常，甲状腺和肾上腺功能正常。

2. 病因病机

西医病因：卵巢早衰是一种有多种病因且病因十分复杂的疾病。据报道，通过对家族史的仔细分析，家族性发病率在不同的人群中分别为 4%、12.7% 和 31%，可见遗传因素在卵巢早衰中占有一定的地位，遗传因素中 X 染色体的异常一直被公认是引起卵巢早衰主要病因。其他病因主要有免疫因素、医源性因素、盆腔手术、化疗、放疗等，另外极少见的病因还有酶缺陷如半乳糖血症等。

中医病因病机：

（1）肾虚为根本。《素问·上古天真论》中说："女子七岁，肾气盛，齿更发长。二七，天癸至，任脉通，太冲脉盛，月事以时下，……"提出了"肾 – 天癸 – 冲任 – 胞宫"轴在经水来潮的重要地位。肾主生殖，肾气肾精充盛，天癸始至，任脉通，太冲脉盛，月经才能来潮，如肾气亏虚，天癸亦竭，月经则不再潮至，可见肾气肾精冲盛是产生月经的根本。

（2）气血亏虚，脾胃受损为基础。月经的主要成分是血，血的运行又依赖于气的推动，可见气血与月经的产生密切相关。而脾为气血生化之源，胃则可受纳腐熟水谷，"谷气盛则血海满"，张锡纯曾说过"调其脾胃，使之多进饮食，以为生血之根本"。如脾胃受损，不能生化气血，血海空虚，则出现闭经。《万氏女科》中云："妇人女子闭经不行，一则脾胃损伤，饮食减少，气耗血枯而不行……"《兰室密藏》亦云："妇人脾胃久虚，或形羸气血俱衰而致经水断绝不行。"均指出了脾胃受损、气血亏虚可致闭经。

（3）津枯血燥。津液与血液相互化生，津液的充足是保持血脉充盈、运行通畅的条件。若热灼津液，津枯血燥，冲任津血无源，不能化生月经而致经水不行。李东垣在《东垣十书》中提到"夫经者，血脉津液所化，津液既绝，为热所烁……血海枯竭，病名曰血枯"，热灼津液可致闭经。张锡纯在治疗血枯经闭中也强调滋养阴液、增水行舟的重要性，认为"阴虚之甚者，其周身血脉津液，皆就枯润""血脉津液枯润，在女子则血枯舟停而月信不来"。

（4）肝郁气滞。情志抑郁肝失调达，冲任郁而不畅，肝气郁结以致闭经。由于现代社会女性在社会生活中的压力越来越大，常引发精神紧张及情志焦虑、抑郁等不良情绪，长期强烈情志变化干扰"肾 – 天癸 – 冲任 – 胞宫"轴的功能，而引起卵巢功能提前衰退，出现闭经。《万氏女科》中提到"忧愁思虑，恼怒怨恨，气郁血滞而经不行"；《陆证指南医案》中认为"女子以肝为先天，阴性凝结，易于拂郁，郁则气滞血亦滞"。

（5）瘀血阻络。瘀血阻滞脉络，冲任受阻出现经水不畅，同时瘀血日久不散，严重影响气血运行，脏腑失于濡养，功能受损，势必影响新血的生成，"瘀血不去，新血不生"，血海亦虚，经闭不行。《血证论》中曰："女子胞中之血，每月一换，除旧生新，旧血即瘀血，此血不去便阻气化。"指出经闭瘀血不去而阻滞脉络，脉络受阻更致经水不行。《医学衷中参西录》提到"女子月信，若日久不见，其血海必有坚结之血"。

3. 辨证分型

可分为肾虚血瘀证、脾虚湿困证、肝郁肾虚证、肝肾阴虚证、脾肾阳虚证、热盛伤津证。

4. 西医治疗

（1）激素替代疗法（HRT）：本病（POF）患者雌激素水平低，由此导致一系列围绝经期综合征症状如潮热、心烦易怒、排尿困难、阴道干涩等，HRT有助于控制这些症状，因此被认为是国内外治疗 POF 的经典方法。但随着临床使用人数的增多，研究人员发现 HRT 有增加患乳腺癌、子宫内膜癌等疾病发生的风险，用药同时应注意风险评估。

（2）诱导排卵：该法适合有生育要求患者，包括雌、孕激素补充治疗（治疗 3~4 个周期后观察有无排卵）、促性腺激素释放激素类似物治疗（FSH 降低到 20IU/L 时停药）以及促性腺激素治疗（在前两种方法上应用能提高排卵率）。

（3）赠卵体外受精握胎移植（IVF-ET）技术及卵巢移植技术：赠卵技术已成为 POF 患者获得妊娠的首选方案。

（4）免疫抑制剂治疗：对于自身免疫抗体阳性的 POF，有报道用肾上腺皮质激素治疗。对于抗心磷脂抗体阳性的 POF 患者，则选用阿司匹林，但因其存在严重的并发症，故目前在临床使用上并不提倡。

（5）干细胞治疗：虽然本疗法目前尚处于临床动物实验阶段，但就发展趋势来看有较大的临床应用潜力。

（6）心理治疗：POF 不但对患者生存质量存在较重影响，同时还会影响患者身心健康。余芳等进行 32 例 POF 患者雌孕激素替代治疗的基础上同时进行心理疏导，治疗 1 个月后观察 1~2 个月，结果发现联合治疗组患者有效率为 93.8%，明显高于单纯激素组有效率 75.0%，差异有统计学意义（$P < 0.05$）；在积极治疗本病同时，还应指导患者对本病的正确认识，并取得家属的配合，尽早采用有效的心理措施治疗本病。

5. 针灸方义

取太溪、太冲培补肝肾：太溪为肾经原穴，太冲为肝经输穴、原穴，既针对卵巢早衰的根本，又兼理气活血之功。关元、中极调理冲任：关元穴位于任脉，为任脉与足三阴经的交汇，内藏元阴元阳；中极位于任脉，是足三阴与任脉之会，膀胱的募穴；两穴配伍，调理冲任气血，促进卵泡的成熟和排出。归来穴属足阳明经，子宫穴为经外奇穴，两穴共用可起到调理经气的作用。

参考文献

［1］ 张玉珍. 中医妇科学［M］. 北京：中国中医药出版社，2007：97-99.

［2］ 袁亚敏，王宏峰. 中医药治疗卵巢早衰临床研究进展［J］. 辽宁中医药大学学报，2015，17（8）：222-224.

［3］ 徐答，宋亦军. 卵巢早衰的临床表现和诊断标准［J］. 实用妇产科杂志，2003，19（4）：195-196.

［4］ 杜嫦燕，柴洪佳，邹志洁.补肾养肝汤治疗卵巢早衰40例临床观察［J］.新中医，2009，
（10）：49-50.

［5］ 徐海冰，徐银静，黄海燕，等.中医综合治疗排卵障碍性不孕症中促排卵效应的临床疗效研
究［J］.成都中医药大学学报，2016，39（3）：65-67.

［6］ 高树中，杨骏.针灸治疗学［M］.北京：中国中医药出版社，2012：111-112.

［7］ 杨菊贤，张锡明.实用心身疾病学［M］.新疆：新疆科技卫生出版社，1992：132-135.

［8］ 周建芝，张海杰，穆树敏.A型性格冠心病患者的抑郁状态分析及心理干预评价［J］.山东
医药，2011，51（24）：94-95.

［9］ 赵兴蓉，白俊云，李娜.A型行为问卷评估A型行为与冠心病关系的应用研究［J］.临床身
心疾病杂志，2008，14（4）：353-355.

第十节　被忽视的颈肩痛——项痹

教学目标

1.通过案例分析，掌握颈椎病的发病特点、临床表现及临床分型。

2.通过相关知识的综合应用，掌握针灸治疗颈椎病的治疗原则及选穴。

3.通过查阅文献和分析总结，了解颈椎病的分型及最新的颈椎病的分期诊疗
情况。

案例摘要

吴女士，38岁，外企市场策划部门经理，平素衣着时尚，起居饮食不节，时常
久坐电脑旁工作，并常常加班到深夜，为此头颈部经常疼痛，手指时有放电感等，
就诊于人民医院被诊断为：神经根型颈椎病。经辗转就医1个月，最终求助于中医针
灸科李医生，被诊断为项痹。经李医生针灸1个月后，吴女士疼痛缓解。2个月后，
吴女士因夏季贪凉吹空调再次发病又拜访李医生。李医生针刺配合温针、闪罐治疗1
个半月后痊愈。之后吴女士注意作息、饮食规律、避风寒、勤锻炼，至此无复发。

【关键词】颈椎病；针灸；温针；闪罐。

教学安排

本案例有 3 幕场景，供 3 个学时讨论，每学时 50 分钟。

学时	场景摘要
第一学时	第一幕摘要（50 分钟）：重点讨论的是颈椎病的病因病机及临床表现。掌握颈椎病的临床分型及其临床表现。吴女士因不好的生活习惯久积，于是出现头痛、头晕，时有传电样的感觉从肩膀到手指
第二学时	第二幕摘要（50 分钟）：了解学习颈椎病的诊断要点及影像表现，重点讨论针灸治疗颈椎病的机制、辨证及选穴，并了解颈椎病的中医分型。在当地人民医院吴女士被诊断为：神经根型颈椎病。经辗转就医来到中医院针灸科，李医生通过详细询问病史，参照舌脉，诊断为项痹
第三学时	第三幕摘要（50 分钟）：重点讨论吴女士再次发病的机制与预防以及其他治疗方法。吴女士在经 1 个月治疗好转后，又因贪凉吹空调再次发病，这次在针刺的同时配合温针、闪罐。吴女士经治疗 1 个半月后痊愈。吴女士谨记复发的教训，以及李主任嘱咐：改变生活作息、劳逸适度、勤于锻炼，至今未发病

设计思路

第一幕：吴女士因不好的生活习惯久积，于是出现头痛、头晕，时有传电样的感觉从肩膀到手指。根据吴女士的发病情况，掌握颈椎病的定义及病因病机；颈椎病的临床分型及其临床表现。

第二幕：吴女士在当地人民医院被诊断为：神经根型颈椎病。医生开具布洛芬胶囊、维生素 B_1 等抗炎、营养神经的药物治疗。若病情加重建议其手术治疗。经辗转就医来到中医院针灸科，吴女士被诊断为项痹。掌握针灸治疗颈椎病的机制、辨证及选穴（重点讨论），并且了解颈椎病的中医分型与诊断要点（难点）。

第三幕：经 1 月治疗后，吴女士左手放电、发麻感消除。吴女士后又因贪凉吹空调再次发病，这次在针刺的同时配合温针、闪罐。吴女士经治疗一个半月后痊愈。吴女士谨记复发的教训，以及李主任嘱咐：改变生活作息、劳逸适度、勤于锻炼，至今未发病。结合吴女士的再次治疗，了解吴女士再次发病的机制与颈椎病的日常预防，重点学习除针刺以外的其他治疗。

要点提示

1.第一幕重点讨论的是颈椎病的临床表现，通过场景、查阅文献和掌握的资料来判别疾病。颈椎病的发病诱因及临床表现是本案例讨论的重点之一。

2. 第二幕，重点结合案例讨论针灸治疗颈椎病的机制，学生以医生的身份，根据患者临床表现以辨证论治，做出针灸具体选穴及其操作。并了解颈椎病的中医分型与分期诊疗（难点）。

3. 第三幕，重点讨论吴女士再次发病的机制与预防。根据三个幕剧提供的信息，对患者做出诊断与治疗，重点结合颈椎病的证型，对吴女士做出针灸治疗指导。最后由一名学生对本小组讨论结果进行梳理。

案例正文

第一幕

吴女士，38岁，是某外企的一名市场策划部门经理，不仅学历高，工作能力强，而且身材高挑，平时穿着时尚又漂亮，为了展示自己的好身材，即使是在寒冷的冬天也穿着单薄的外衣。不仅如此，吴女士平素就爱吃油腻辛辣的食物，像火锅、海鲜一类是她的最爱，但是经常因为工作忙，吃饭不规律而饥饱无常。七年的时间里，吴女士凭借自己的聪明才智，加上肯吃苦耐劳，从起初一名小小的员工逐步升到了部门经理这一重要岗位。因为工作的特殊性，常常需要久坐电脑旁工作，而吴女士作为部门经理，工作繁重，常常加班到深夜，偶尔感觉脖子酸痛、头晕，但是休息后就会缓解，于是她从没放在心上。上个月，因公司业务扩展，随着工作量的增加，吴女士脖子疼痛的感觉越来越重，头后伸时疼痛更会加重，休息后也不见减轻，特别是头向右转的时候，时有传电样的感觉从左肩膀到手指。

（一）提供信息

1. 吴女士平素穿着单薄，爱吃油腻辛辣的食物，久坐电脑旁工作并常常加班到深夜。

2. 吴女士偶尔感觉脖子酸痛、头晕，但是休息后就会缓解。

3. 吴女士因工作量的增加，脖子后疼痛的感觉越来越重，头后伸时加重，休息后也不见减轻，特别是头向右转的时候，时有电样的感觉从左肩膀到手指。

（二）学习重点

1. 颈椎病的定义及病因病机。

2. 颈椎病的临床分型及其临床表现。

（三）问题导向

1. 根据案例内容，思考吴女士可能为什么疾病，为什么？
2. 颈椎病的定义及病因病机是什么？
3. 颈椎病的常见临床分型及其临床表现是什么？

第 二 幕

吴女士赶忙到当地人民医院就诊，来到医院后，医生经过一系列的仔细查体，建议吴女士先拍颈部 CT 以明确诊断，CT 结果显示：颈椎退行性变，颈椎曲度异常，C3/4~C6/7 椎间盘突出，C4~5、C5~6 水平椎管狭窄，C5~6 右侧椎间孔变窄。医生最终将吴女士诊断为神经根型颈椎病，并且开具了布洛芬胶囊、维生素 B$_1$ 等抗炎、营养神经的药物，嘱咐吴女士要多休息，如果症状没有改善再有加重，就需要吴女士放下工作，住院进行手术治疗。而在经过 1 个月的休息及口服药物治疗后，吴女士头晕、脖子疼痛的症状有了些许减轻，但是左肩膀放电样的麻木感仍不见缓解。她考虑到自己工作繁忙，不便住院治疗，偶然听说中医针灸治疗颈椎病效果很不错，又可以不用住院节省治疗时间，于是来到当地中医院就诊。针灸科李主任接待了她。吴女士将她的发病情况及治疗经过详细告诉李主任，李主任进行了查体及四诊。查体：颈部活动受限、僵硬，颈椎横突尖前侧有放射性疼痛；臂丛神经牵拉试验（+）；颈椎间孔挤压试验（+）。吴女士头痛、头晕，劳则加重，无恶心、呕吐，无心慌、胸闷，乏力，纳眠差，小便调，大便干。舌质暗红，苔厚腻，脉沉涩。李主任诊断吴女士为中医的项痹。

（一）提供信息

1. 吴女士在服用西医药物治疗后头晕、脖子疼痛的症状有了些许减轻，但是左肩膀放电样的麻木感仍不见缓解。
2. 吴女士头痛、头晕，劳则加重，无恶心、呕吐，无心慌、胸闷，乏力，纳眠差，小便调，大便干。舌质暗红，苔厚腻，脉沉涩。
3. 吴女士被诊断为项痹。

（二）学习重点

1. 颈椎病的诊断要点及影像表现。
2. 颈椎病的中医分型。
3. 针灸治疗颈椎病的治疗原则及选穴分析。

（三）问题导向

1. 思考医生为何让吴女士拍颈部 CT，颈椎病的诊断要点及影像表现是什么？

2. 颈椎病的中医分型有哪些？而吴女士属于哪一证型？

3. 针灸治疗颈椎病的治疗原则及选穴是什么，根据吴女士的具体情况又应如何选穴？

4. 思考针灸对何种颈椎病治疗效果好？

5. 西医对颈椎病的治疗方法是什么，效果如何？

第 三 幕

征得吴女士的同意，李主任的治疗选穴为百会、风池、颈夹脊、肩井、局部阿是穴、曲池、合谷、三阴交、太冲等，外加大椎放血拔罐、背部闪罐疏通经络，拔伸颈部。经过 1 个月积极治疗后，吴女士头晕、颈部疼痛的症状消失，手放电、发麻感也基本消除。吴女士很是高兴。但是病情好转后，吴女士却将李主任的嘱咐全部抛掷脑后，多年形成的生活习惯以及工作的需要，使她仍一如既往地熬着夜，对颈部的活动锻炼也渐渐少了。虽然偶尔还会感觉颈部不适，但是休息后很快就会缓解。2 个月后，正值七月炎夏，酷暑难耐，吴女士因贪凉吃冷饮、吹空调而再次发病，这次头颈部疼痛更加难忍，手指发麻的感觉也加重了。于是再次拜访李医生，李医生经过详细询问，结合发病诱因及病史说："你这次发病虽然诱因与上次不一样，但是上次的病仍是这次发病的根本原因，你必须改掉之前的不良习惯及作息，多多进行颈部功能锻炼，不能任意妄为啦！这次还是得针灸治疗，但是方法得变一变。在针刺的同时需要配合温针，对这一证型的治疗效果是很不错的。"在征得吴女士同意后，李医生在上一次治疗选取的穴位基础上，外加颈夹脊穴温针、背部闪罐疏通经络。吴女士治疗 1 个半月后疼痛再次缓解。这次她谨记上次的教训及李主任嘱咐：改变生活作息、劳逸适度、勤于锻炼，至今未发病。

（一）提供信息

1. 经 1 月积极治疗后，吴女士头晕、颈部疼痛的症状消失，手放电、发麻感也基本消除。

2. 吴女士病情好转后，将李主任的嘱咐全部抛掷脑后，因贪凉吹空调再次发病。

3. 第二次治疗过程中，在针刺治疗的同时配合温针、闪罐。吴女士经治疗 1 个半月后痊愈。

4. 吴女士谨记上次的教训与李主任嘱咐：改变生活作息、劳逸适度、勤于锻炼，至今未发病。

（二）学习重点

1. 吴女士再次发病的病因病机。

2. 颈椎病的其他治疗方法。

3. 分析颈椎病预防与调护的必要性。

（三）问题导向

1. 分析吴女士再次发病的病因病机是什么？与第一次有何不同？

2. 思考吴女士再次发病属于哪一证型，为何要加用温针？

3. 颈椎病的治疗除了针刺还有哪些方法？

4. 分析颈椎病应如何预防及调护？

📖 知识链接

1. 颈椎病的定义及病因病机

定义：颈椎病是指颈椎骨质增生、颈项韧带钙化、颈椎间盘萎缩退化等改变，刺激或压迫颈部神经、脊髓、血管而产生一系列症状和体征的综合征。

病因病机：颈椎病病因在内为肝肾亏虚、气血不足，以致颈脊筋骨萎软，腠理空疏；在外为外伤、积劳、外感风寒湿热之邪留滞经络所致。病机在于阳气亏虚，风寒湿热之邪留滞，痰瘀痹阻。

2. 常见的基本类型及其临床表现

（1）颈型颈椎病：临床上以青壮年居多，多与长期低头工作、颈部长时间屈曲有关。主要表现为颈部酸、痛、胀等局部症状，部分患者颈部活动受限。

（2）神经根型颈椎病：因髓核突出、骨赘形成、颈椎不稳等因素导致单侧或双侧神经根受压所致。临床表现为受累神经根分布区域的麻木、过敏、感觉减退。一般锥体束征阴性，臂丛神经牵拉试验大多阳性。

（3）脊髓型颈椎病：椎间盘突出、骨赘形成、后纵韧带和黄韧带骨化造成椎管的继发性狭窄，导致脊髓受压或缺血，引起脊髓损伤和传导功能障碍。临床表现为下肢无力、足踏棉花感、步态笨拙及束胸感等，四肢腱反射亢进或活跃，出现 Hoffmann 征、踝阵挛、髌阵挛及 Babinski 征等病理反射，重者出现排便功能障碍。

（4）椎动脉型颈椎病：由于钩椎关节退变刺激或横突孔增生压迫椎动脉引起脑供血不足和自主神经症状的一种类型颈椎病。临床表现多为偏头痛、迷路、前庭症状、视力障碍及猝倒等，个别病例可出现 Horner 征。

（5）交感型颈椎病：以中年妇女多见，由颈椎 3 个交感神经节受到刺激所致。临床表现多为头痛或偏头痛、头颈枕部麻木、张眼无力、眼睑下垂、视力下降等。患者常感觉胸前不适、胸闷和心前区疼痛。上肢可出现发凉，指端潮红、发热，可有疼痛或痛觉过敏现象。

（6）食管压迫型颈椎病：由于椎体前缘骨赘增生、刺激或压迫食管所致。临床表现为吞咽困难。

（7）混合型颈椎病：上述颈椎病类型中有 2 型以上同时存在则称为混合型颈椎病。临床上以病程较长的老年患者多见。

3.诊断要点及影像表现

颈椎病的临床诊断：根据其临床表现的部位、受压组织及受压迫的程度及临床症状，可分为颈型、神经根型、脊髓型、椎动脉型、交感神经型等。

（1）颈型患者，多不分年龄，常出现在头、颈、肩部疼痛，并伴有相应的压痛点，X 线片显示情况颈椎不稳，适当考虑与其椎间盘退行性变化而所致有关，在 X 线片不能确诊时，让患者在理解同意的情况下，进一步进行 CT 即可明确诊断。

（2）神经根型的颈椎患者，多见于 28 岁以上的人群，表现是发病急，多数患者有颈椎扭伤的病史，或有颈、肩疼痛向上肢放射痛，或枕部放射痛且伴有串麻感，疼痛麻木范围与颈脊神经支配的区域相一致，X 线片表现与临床相符合。

（3）脊髓型颈椎病患者，年龄一般是在 45 岁以上，有肢体或躯干麻木、无力及小运动神经元损害体征，其症状时好时坏，应考虑是不是脊髓型患者，不良的发展常会出现瘫痪等，X 线片常显示椎体后缘骨质增生，椎颈狭窄。在经济条件允许情况下，进行 CT、MRI 或脊髓造影，即可更明确其脊髓受压迫情况。

（4）临床上椎动脉型颈椎病患者，颈肩疼痛或颈枕痛与神经根型的症状大致相同，但常伴有头晕、恶心、呕吐、位置性眩晕、猝倒、持物障碍、耳鸣耳聋、视物不清等椎动脉供血不全的症状；一般颈部旋转试验阳性，X 线片显示节段性不稳定或钩椎关节骨质增生。

（5）交感神经型的患者，临床有交感神经的症状，同时合并有神经根型、脊髓型颈椎病的临床表现，颈性交感神经型通常有头晕、眼花、耳鸣、手麻、心动过速、心前区时有疼痛的感觉；X 线片示颈椎失稳，退行性表现；椎动脉造影多以阴性出现。

4. 中医分型

中医学将颈椎病分为落枕型、痹证型、萎证型、脊髓型和五官型。

（1）落枕型颈椎病以颈部症状为主，相当于西医颈型颈椎病，临床上最为常见。

（2）痹证型颈椎病即神经根型颈椎病，是以颈椎间盘退行性病变及其继发性病理改变，导致神经根受压，引起相应节段神经根刺激或功能障碍为临床表现的疾病，是颈椎病中比较多见的类型，是最常见的引起神经受压症状和体征的颈椎疾患之一。

（3）萎证型颈椎病即脊髓型颈椎病，是指以颈椎小关节及椎间盘退变为基本病理基础，继发形成椎体缘骨赘，并以此压迫脊髓或支配脊髓的血管，导致颈脊髓受压或（和）脊髓血供障碍，引起与之相关的脊髓功能障碍的脊髓病。

（4）五官型颈椎病即交感型颈椎病，是由于椎间盘退变和节段性不稳定等因素，从而对颈椎周围的交感神经末梢造成刺激，产生交感神经功能紊乱。

5. 治疗原则及选穴分析

治法：舒筋骨，通经络。取局部穴位及手足太阳经穴为主。

主穴：颈夹脊穴、天柱、后溪、申脉、悬钟。

配穴：风寒痹阻配风门、大椎；劳伤血瘀配膈俞、合谷；肝肾亏虚配肝俞、肾俞。上肢疼痛配曲池、合谷；上肢或手指麻木配少海、手三里；头晕、头痛配百会、风池；恶心、呕吐配中脘、内关。

方义：颈夹脊、天柱为局部选穴，可舒筋骨、通经络，疏导颈项部气血；后溪、申脉分属手足太阳经，且均为八脉交会穴，后溪通督脉，申脉通阳跷脉，两穴上下相配，功在疏导颈项、肩胛部气血；悬钟为髓会，可滋肾壮骨，以达治病求本之功。

操作：毫针泻法或平补平泻法。

6. 西医对颈椎病的治疗

（1）药物治疗：常见的西医药物治疗是服用缓解疼痛、局部消炎、放松肌肉的药物，还可以服用维生素 B_1 或者是维生素 B_2 等药物。西医的药物治疗只能针对颈椎病不是那么严重的患病群体，而且一些药物具有一定的副作用，对老人的身体健康也会产生危害。不过在西医颈椎病的治疗中，医生会根据病人的实际情况对症下药。

（2）牵引治疗和理疗：牵引治疗，顾名思义就是通过医学物理的原理，通过牵引力和反牵引力作用于患者的头颈部，让颈椎曲线达到平衡。但是牵引治疗只能针对患有较轻的颈椎病患者。理疗的作用可以防止颈椎病的进一步恶化，通过各种物理现象，例如电、热、磁等作用于人体，使人体的颈椎具有舒适感。可是理疗治颈椎病也有一定的限制，长期做理疗治疗颈椎病很容易对其他器官造成危害，比如皮肤灼热受损。

（3）手术治疗：对于长期患有颈椎病的人士来说，在西医的药物和其他非手术治疗中得不到有效的治疗，那么由于颈椎病所引起的一系列病痛是不能让人承受的。如果患者的颈椎神经压迫状况十分严重，或者是由于颈椎病可能造成瘫痪的后果，就会采取西医治疗中的手术治疗。在手术治疗中根据病人的 X 线片，确定手术治疗过程，采用前、后入路颈椎手术，稳定和减压病人的颈椎。使用内固定物法，对不稳关节进行融合稳定。

7. 其他疗法

（1）耳针：取耳穴颈椎、肩、颈、神门、交感、肾上腺、皮质下、肝、肾。每次选用 3~4 穴，毫针刺法，或埋针法、压丸法。

（2）穴位注射：取大杼、肩中俞、天宗。选用 1% 盐酸普鲁卡因或维生素 B_1 注射液、维生素 B_{12} 注射液，每穴注射 0.5~1ml。

（3）皮肤针：选取颈夹脊、大椎、大杼、天宗及压痛点。取七星针，局部用 75% 乙醇常规消毒，给予中度刺激（腕力稍重，局部有潮红，但不出血）。每日治疗 1 次。

（4）针刀：让患者俯卧，令其下颌部和床头边缘齐平，低头、下颌内收，在患椎上下棘间韧带和两侧后关节的关节囊处，严格按针刀手术操作四步八法进行针刀治疗，并配合施行针刀医学特有的推弹手法 1 次，每次不超过 2 秒钟，目的是将针刀已经松解的患椎体微小错位进一步回归原位。具体操作方法是，以手拇指压住患椎的棘突和横突，让患者摇头，当患者摇头达到相应角度时，医者顺势将棘突和横突弹压一下即可。

8. 颈椎病预防与调护

（1）坐姿正确：要预防颈椎病的发生，最重要的是坐姿要正确，使颈肩部放松，保持最舒适自然的姿势。办公室工作者，还应不时站起来走动，活动一下颈肩部，使颈肩部的肌肉得到松弛。

（2）活动颈部：应在工作 1~2 小时后，有目的地让头颈部向前后左右转动数次，转动时应轻柔、缓慢，以达到各个方向的最大运动范围为准，使得颈椎关节的疲劳得到缓解。

（3）抬头望远：当长时间近距离看物，尤其是处于低头状态者，既影响颈椎，又易引起视力疲劳，甚至诱发屈光不正。因此，每当伏案过久后，应抬头向远方眺望半分钟左右。这样既可消除疲劳感，又有利于颈椎的保健。

（4）睡眠方式：睡觉时不可俯卧睡，枕头不可以过高、过硬或过低。枕头：中央应略凹进，颈部应充分接触枕头并保持略后仰，不要悬空。习惯侧卧位者，应使枕头与肩同高。睡觉时，不要躺着看书。不要对着头颈部吹冷风。

（5）避免损伤：避免和减少急性颈椎损伤，如避免猛抬重物、紧急刹车等。

（6）防寒防湿：防风寒、潮湿，避免午夜、凌晨洗澡时受风寒侵袭。颈椎病患者常与风寒、潮湿等季节气候变化有密切关系。风寒使局部血管收缩，血流速度降低，有碍组织的代谢和血液循环。冬季外出应戴围巾或穿高领毛衫等，防止颈部受风、受寒。

（7）预防感染：积极治疗颈部感染和其他颈部疾病。

参考文献

［1］ 高树中，杨骏. 针灸治疗学［M］. 北京：北京中医药出版社，2012：207-208.

［2］ 王春晓，谢兴文，李宁. 颈椎病病因病机与中医分型［J］. 中国中医骨伤科杂志，2010，9：64-66.

［3］ 徐荣明，廖旭昱. 颈椎病的临床特点和治疗［J］. 中国骨伤，2012，9：705-707.

［4］ 孙永章，韦以宗，韦春德，等. 颈椎病病因探讨——颈曲与胸椎关系X线片测量分析［J］. 中华中医药杂志，2005，2：118-120.

［5］ 杜明，付丽. 颈椎病的X线诊断价值［J］. 健康必读（下旬刊），2011，（11）：69.

［6］ 宁政，莫瑞嘉. 高血压合并颈椎病的临床X线特点［J］. 现代中西医结合杂志，2009，22：2709.

［7］ 莫群兵，陈凯涛，黄立标，等. 健康人群颈椎X线摄片在体检中的应用分析［J］. 当代医学，2011，15：16-17.

［8］ 张泉宗. 颈椎病100例临床X线分析［J］. 中华医学实践杂志，2009，22（5）：78-79.

［9］ 张建波，张英俊，张伟东. 颈椎生理曲度改变的X线生物力学分析［J］. 现代中西医结合杂志，2010，4：423-424.

［10］ 张建波. 椎动脉型颈椎病的临床X线诊断［[J］. 中国航天医药杂志，2003，5：29-30.

［11］ 范国光，王书轩. X线读片指南［M］. 北京：化学工业出版社，2010：30-52.

［12］ 张恒志. 颈椎病的诊断和X线的关系研究［J］. 中国医药科学，2012，10：43-44.

［13］ 张丽美，师彬. 颈椎病中医辨证分型及中药治疗研究进展［J］. 中成药，2013，07：1522-1525.

［14］ 陈吉平. 颈椎病的中西医治疗研究［J］. 大家健康（学术版），2015，2：29-30.

［15］ 付美琴，何光明. 活血化瘀法治疗颈椎病150例［J］. 吉林中医药，2002，5：17.

［16］ 马驰. 针灸治疗颈椎病的临床进展［J］. 中医药临床杂志，2015，6：890-892.

［17］ 钟冲，韩淑凯. 经筋排刺法配合皮肤针治疗神经根型颈椎病80例［J］. 中国中医急症，2011，6：974.

［18］朱汉章，权伍成，张秀芬，等．针刀治疗颈椎病临床疗效评价［J］．中国针灸，2006，5：316-318．

［19］李春梅．颈椎病的预防与康复［J］．继续医学教育，2008，6：28-30．

第十一节　腰痛？腿痛？傻傻分不清楚——腰痛

教学目标

1. 通过案例分析，掌握腰痛的定义、病因病机、临床表现、临床检查和腰痛的针灸辨证治疗、选穴及方义，并能熟练掌握腰痛的针灸操作，来指导临床治疗。

2. 通过查阅文献和分析总结，了解腰痛的现代研究进展。

案例摘要

李女士是一名退休教师，今年67岁，最近一段时间来总是被腿部疼痛所困扰，服用消炎药和推拿治疗也未见好转。在老伴用暖水袋帮她热敷后，她觉得疼痛减轻。邻居来看望时告诉她，她得的是老寒腿。在朋友介绍下，她到中医院针灸门诊进行诊治，医生经检查后诊断为腰椎间盘突出症，而非膝痹（也就是大家常说的老寒腿），建议住院治疗。住院后给予针刺配合温针灸、拔罐、点刺放血等疗法，治疗后3天，疼痛减轻。20多天后出院，在1年的随访中未复发。

【关键词】腰痛；针灸治疗；寒湿痹阻；腰椎间盘突出。

教学安排

本案例有3幕场景，供3个学时讨论，每学时50分钟。

学时	场景摘要
第一学时	第一幕摘要（50分钟）：重点讨论腰痛的病因病机。李女士是一名退休教师，今年67岁，最近一段时间来总是被腿部疼痛所困扰，服用消炎药和推拿治疗也未见好转。在老伴用暖水袋帮她热敷后，觉得疼痛减轻
第二学时	第二幕摘要（50分钟）：重点讨论腰痛的临床诊断及腰痛与膝痹的鉴别诊断。邻居来看望时告诉她，她得的是老寒腿。在朋友介绍下她到中医院针灸门诊进行诊治，医生经检查后诊断为腰椎间盘突出症，而非膝痹（老寒腿）
第三学时	第三幕摘要（50分钟）：重点讨论腰痛辨证分型及针灸治疗。住院后给予针灸大肠俞、肾俞、阿是穴、委中、腰阳关并配合温针灸、拔罐、点刺放血等治疗后3天，疼痛减轻。20多天后出院，在1年的随访中未复发

设计思路

第一幕： 李女士腿部疼痛半月余，疼痛突然发作，得温痛减，劳累后加重。患者为老年女性，肾气虚损，风寒湿邪乘虚而入，结于筋脉肌骨不散，加之劳累过度，复致筋脉受损，闭阻不通，不通则痛，故见腿部拘急疼痛。虽没有给出舌苔和脉象，根据发病的特点可以大致判断出患者有可能是寒湿痹阻。

第二幕： 由于李女士医学知识缺乏，误将自己的腿疼当作人们口中的老寒腿，医生做过相应的临床检查后，告诉她应该是腰椎间盘突出症。她表示不解，对此医生做了详细的解答。根据故事的内容查询有关腰椎间盘突出症的临床表现、临床检查，及腰痛与膝痹的鉴别。

第三幕： 在拍过CT后根据检查结果，确诊为腰椎间盘突出症并伴有椎管狭窄，根据李女士寒湿痹阻的证型，治疗选用温针灸以散寒除湿，拔罐以疏通经络，委中点刺放血以活血通经。从故事情节中分析归纳腰痛不同证型的治疗原则及腰痛治疗时的选穴原则、方义解析等。

要点提示

1. 第一幕，重点讨论的是腰痛的病因病机，根据场景、查阅的文献和掌握的资料，发表腰痛的病因病机，讨论腰痛的证型，此外还涉及老寒腿的临床表现。

2. 第二幕，重点结合案例讨论膝痹与腰痛的鉴别及腰痛的临床表现及临床检查。并将知识扩展到腰痛与其他疾病的鉴别等以扩展学生的思路。

3. 第三幕，根据腰痛的证型选取穴位，总结出腰痛的选穴原则及辨证施治的方法。根据三个幕剧提供的信息，对患者做出诊断与治疗，重点结合腰痛的证型，对患者做出针灸治疗指导。最后由一名学生对本小组讨论结果进行梳理。

案例正文

第一幕

今年 67 岁的李女士是一名私立学校的退休教师，性格活泼开朗的她平时喜欢参加各种娱乐活动，广场上从来少不了她舞动的身影。退休后的李女士突然爱上了爬山，只要闲来无事便聚二三好友外出攀爬一番，时至现在，足迹已遍布许多名山大川。这一次李女士又喊着邻居要一起去爬黄山，山中美丽的风景每每让人惊叹不已，不知不觉间便忘记了攀爬的劳累。归途中李女士突然出现右下肢胀痛，疼痛剧烈，难以行走，多走几步便觉小腿沉重疲乏，需要休息片刻方能继续。她想应该是累着了，便就近买了一盒消炎止痛药，服后感觉疼痛也无明显减轻。好不容易坚持到家，赶紧在小区旁边找了一家推拿店，推拿了两次，效果也不是很好。在这期间，李女士的老伴每天都用暖水袋给她热敷，儿女们送来一套拔罐的器械，还给她买了个盐袋子以便和热水袋交替着用，这种热乎乎的感觉让人感觉很舒服，李女士觉得自己的腿痛减轻了一些。左邻右舍知道后，也多来看望，邻居刘大婶在听了李女士的描述后，不禁说道："你这是老寒腿吧，我有个亲戚就有这个毛病，不过他比你严重多了，不光小腿疼，膝盖也疼，多走几步就难受，怕冷。他后来嫌疼得太厉害了，就去了医院治疗，效果还不错，我也在那治过我的颈椎，确实治得挺好。"李女士听后不禁怀疑自己得的是老寒腿。想到这，在家休养了半个月的李女士向刘大婶打听了一下这位医生的地址，便在老伴的陪同下一起前往医院，寻求医生的帮助。

（一）提供信息

1.李女士，女，67 岁，是一名私立学校的退休教师。

2.李女士腿部疼痛半月多，期间自服消炎止痛药与推拿治疗后无效，热敷、休息后减轻。

3.刘大婶根据症状认为李女士是老寒腿，建议她前往医院就诊。

（二）学习重点

1.膝痹的定义。

2.掌握膝痹的临床症状。

（三）问题导向

1. 李女士是否患有大家俗称的老寒腿？
2. 李女士的腿疼有可能是什么疾病？
3. 李女士腿疼的病因病机是什么？

第 二 幕

李女士赶到医院后，找到刘大婶推荐的专家求医问诊。医生详细询问李女士的工作生活情况、家族史、既往史和现病史。李女士父母均无高血压、心脏病史，平时身体状况也不错；她自己除十几年前因劳累得过一次腰椎间盘突出外，也没有患过其他疾病。自患过腰椎间盘突出后，李女士十分注重背腰部的保护，防止受凉劳累，这么多年也一直没再犯。此次李女士前来就诊主要是腿疼，走路过多便觉得腿部沉重疲乏难以继续，需休息片刻，同时还伴有腿部的怕冷。听了李女士的问题，医生根据李女士的描述做了相关的体格检查，根据检查结果告知李女士这次疾病并非是老寒腿，并解释道："人们俗话常说的老寒腿属于中医的膝痹即膝骨性关节炎，临床上的主要症状是膝部酸痛、膝关节肿胀等。上下楼梯或坐立起立时明显，病情严重者可出现内翻或外翻畸形。"李女士听后恍然大悟，原来自己是搞错病了，不过随即她又问道："大夫，既然您检查完后确定我不是老寒腿了，那我这次应该是什么病呢？"医生想了想告诉她说："通过检查发现您腰 4、5 椎旁有压痛，直腿抬高试验阳性，所以怀疑是腰椎间盘突出症复发。"一听到医生这么说李女士立刻反驳到："不可能啊，我这次发病腰一点感觉都没有，就是腿疼不舒服怎么会是腰椎间盘突出呢？"医生听后解释道："你这应该属于隐性的腰椎间盘突出，一般情况下腰椎间盘突出最早、最主要的表现是腰痛，还有一些是腰痛伴有腿部的放射痛，只有极少数人只有腿部的疼痛不适。"医生建议让李女士住院治疗，并拍个 CT 以明确诊断。

（一）提供信息

1. 做过相关检查后，医生告诉李女士她得的不是大家俗称的老寒腿。
2. 医生认为李女士的这次发病是腰椎间盘突出症的复发。

（二）学习重点

1. 腰椎间盘突出症的诊断依据。
2. 腰椎间盘突出症的临床表现。

（三）问题导向

1. 腰椎间盘突出症的临床表现都有哪些？
2. 腰椎间盘突出症的常用临床检查有哪些？
3. 腰椎间盘突出症的定义？

第 三 幕

第二天，李女士的 CT 结果显示：腰椎退行性变，L4–L5/L5–S1 椎间盘突出并伴有椎管狭窄。医生结合李女士的临床表现及辨证分型，建议采用针灸治疗，针刺选取大肠俞、肾俞、阿是穴、委中、腰阳关等穴温针灸，配合委中点刺拔罐。治疗前医生解说道："中医认为急性腰痛诱因分为内因和外因，外因为外伤疲劳致痛，而内因为风寒湿邪阻于经络，内外因往往相伴相随，导致患者腰之经脉凝滞不通，进而引发剧烈的疼痛。针刺、艾灸及拔罐、放血等均为中医舒经活络、活血散结的主要疗法，当然除此之外还有腹针穴位埋线、浮针、中药熏洗等治法。但是单纯使用其中一种疗法，治疗效果并不理想。为此，我选用综合治疗的方法，以期达到治疗效果。治疗方案是针灸一天 1 次，6 天为一疗程，休息 1 天后再予以下一疗程的治疗，至少治疗 3 个疗程。"治疗了 3 天后，李女士便觉得腿部疼痛有减轻，治疗 1 个疗程后，感觉腿脚比以前轻快了许多，以前走两百米就要休息一下，现在能走三百多米了。李女士对这次的治疗充满了信心，连带着李女士老伴的笑容都比以前多了许多，见人就夸医生水平高。治疗 20 几天后医生就提议让李女士出院，并叮嘱她回去后多休息，睡硬板床，避免劳累与受凉等。李女士听后离开了医院，严格遵守医生的嘱托，在 1 年的随访中病情未复发。

（一）提供信息

1. 针刺治疗选用大肠俞、肾俞、阿是穴、委中、腰阳关等并配合温针灸、点刺放血等方法。

2. 治疗后效果显著，出院后李女士严格遵守医生的嘱托，在 1 年的随访中病情未复发。

（二）学习重点

1. 腰痛的针灸选穴原则。
2. 腰痛的防护原则。
3. 温针灸的作用。

（三）问题导向

1. 腰痛的中医证型有哪些？
2. 针灸治疗腰痛该如何选穴？
3. 李女士的腰痛选用温针灸法是否对症？

📖 知识链接

1. 腰痛的定义

腰痛又称"腰脊痛"，是指因外感、内伤或挫闪导致腰部气血运行不畅，或失于濡养，引起腰脊或脊旁部位疼痛为主要症状的一种病症。

2. 病因病机

腰痛病因分为内伤、外感与跌仆挫伤，基本病机为筋脉痹阻，腰府失养。内伤多责之禀赋不足，肾亏腰府失养；外感为风、寒、湿、热诸邪痹阻经脉；或劳力扭伤，气滞血瘀，经脉不通而致腰痛。

（1）病因

1）外邪侵袭：多由居处潮湿，或劳作汗出当风，衣着单薄，或冒雨着凉，或暑夏贪凉，腰府失养，风、寒、湿、热之邪乘虚侵入，阻滞经脉，气血运行不畅而发为腰痛。

2）体虚年衰：先天禀赋不足，加之劳役负重，或久病体虚，或年老体衰，或房事不节，以致肾之精气亏虚，腰府失养。

3）跌仆闪挫：举重抬物，暴力扭转，坠堕跌打，或体位不当，用力不当，屏气闪挫，导致腰部经络气血运行不畅，气血阻滞不通，瘀血留着而发生疼痛。

（2）病机

腰为肾之府，由肾之精气所溉，肾与膀胱相表里，足太阳经过之，此外，任、督、冲、带诸脉，亦布其间，所以腰痛病变与肾脏及诸经脉相关。

外感腰痛的主要发病机制是外邪痹阻经脉，气血运行不畅。

内伤腰痛多由肾精气亏虚，腰府失其濡养温煦。

经脉以通为常，跌仆挫扭，影响腰部气血运行，以致气滞血瘀，壅滞经络，凝涩血脉，不通而痛。

3. 中医辨证要点

主症：腰部疼痛。发病较急，腰痛明显，痛处拒按者为实证；起病较缓，腰部酸痛，遇劳加重，痛处喜按者为虚证。

寒湿腰痛：腰部冷痛重坠，遇阴雨寒冷加重。舌淡，苔白滑，脉弦迟。

瘀血腰痛：多有外伤史，腰部刺痛，痛处固定不移。舌质暗或有瘀斑，脉涩。

肾虚腰痛：腰部酸痛隐隐，喜按喜揉，遇劳加重。脉细。

疼痛部位在腰脊正中，病在督脉；疼痛部位在腰脊两侧，病在足太阳经。

4. 腰椎间盘突出症的临床表现

（1）腰部疼痛：多数患者有数周或数月的腰痛史，或有反复腰痛发作史。腰痛程度轻重不一，严重者可影响翻身和坐立。一般休息后症状减轻，咳嗽、喷嚏或大便时用力，均可使疼痛加剧。

（2）下肢放射痛：一侧下肢坐骨神经区域放射痛是本病的主要症状，常在腰痛消失或减轻时出现。疼痛由臀部开始，逐渐放射至大腿后侧、小腿外侧，有的可发展到足背外侧、足跟或足掌，影响站立和行走。如果突出部在中央，则出现马尾神经症状，双侧突出则放射可能为双侧性或交替性。

（3）腰部活动障碍：腰部活动在各方面均受影响，尤以后伸障碍明显。少数患者在前屈时明显受限。

（4）脊柱侧弯：多数患者有不同程度的腰脊柱侧弯。侧凸的方向可以表明突出物的位置和神经根的关系。

（5）主观麻木感：病程较长者，常有主观麻木感。多局限于小腿后外侧、足背、足跟或足掌。

（6）患肢温度下降：不少患者患肢感觉发凉，客观检查，患肢温度较健侧降低；有的足背动脉搏动亦较弱，这是由于交感神经受刺激所致。

5. 温针灸的适应证

温针灸法是借艾灸火的热力给人体以温热性刺激，通过经络腧穴的作用，以达到温通经脉、行气活血的功能。即针与灸的双重作用，适用于既需留针，又需艾灸之寒凝经脉、气血痹阻的各种寒证、虚证、痛证；如风寒湿痹、肩凝症、胃腹冷痛、痛经等。《医学入门》载："药之不及，针之不到，必须灸之。"温针灸疗法既有针刺时促使气血调和、通经活络的作用，又有艾灸调和气血、舒筋通络、解郁止痛等作用；因此温针灸疗法进一步提高了针灸的效果。

6. 腰痛的针灸基本治疗

治法：通经止痛。取局部穴位及足太阳经穴为主。

主穴：肾俞、大肠俞、阿是穴、委中。

配穴：寒湿腰痛配腰阳关；瘀血腰痛配膈俞；肾虚腰痛配大钟。病在督脉配后溪；病在足太阳经配申脉；腰椎病变配腰夹脊。

方义：肾为腰之府，取肾俞可壮腰益肾，祛除寒湿；膀胱之脉，夹脊抵腰络肾，循经远取委中，可通调足太阳经气，即"腰背委中求"之意；阿是穴为局部选穴，与大肠俞同用可以疏导局部经筋络脉之气血。

7. 其他治疗

（1）耳针：取患侧耳穴腰骶椎、肾、膀胱、神门。每次选用 2~3 穴，毫针刺法，或埋线法、压丸法。

（2）拔罐：取肾俞、大肠俞、阿是穴。瘀血腰痛和寒湿腰痛可行刺络拔罐。

（3）穴位注射：取肾俞、大肠俞、阿是穴。选用复方当归注射液或丹参注射液等，每次取 2~3 穴，每穴注射 1~2ml。

8. 腰痛的养护

（1）放松精神状态。

（2）坚持卧硬板床。

（3）局部应注意保暖。

（4）适当合理地运动。

（5）合理饮食。

（6）外治法。主要是自我按摩与外敷。

同时，西医学认为腰脊痛大多与不合理的站姿、坐姿有关。故应减少不正确姿势下固定体位的时间。这点也是很多人容易犯的毛病。

参考文献

[1] 高树中，杨骏．针灸治疗学［M］．北京：中国中医药出版社，2012：37-40.

[2] 罗才贵．推拿治疗学［M］．北京：人民卫生出版社，2006：91-99.

[3] 张超，毕文君，龚蕴蕴，等．刺络拔罐结合针灸治疗急性腰痛的疗效观察［J］．中国中医药现代远程教育，2016，14（7）：132-133.

［4］ 明发，雷慧妹．腹针穴位埋线治疗慢性腰痛疗效观察［J］．上海针灸杂志，2015，34（8）：779-780．

［5］ 宋卫良，张军，秦元星，等．盒灸结合浮针治疗慢性腰肌劳损的临床观察［J］．贵阳中医学院学报，2014，36（1）：91-92．

［6］ 伊政英．力源中药熏洗机熏洗配合针灸、推拿治疗腰痛的临床护理观察［J］．当代护士，2016，（7）：115-117．

［7］ 王建军．椎间盘突出症的临床表现及诊断［J］．中国临床医生，1999，27（8）：12-14．

［8］ 冯凤珍，李忠．温针灸治疗寒湿型腰腿痛的理论及临床研究［D］．南京：南京中医药大学，2010：42-43．

［9］ 杨辉．腰痛的中医辨证及针灸治疗［J］．中医临床研究，2011，20（3）：70-71．

［10］ 李科全．中医辨证针灸治疗腰脊痛的临床疗效分析［J］．现代医药卫生，2014，30（9）：1398-1399．

［11］ 彭桂艳．腰脊痛采用中医辨证针灸治疗的临床分析［J］．中国卫生标准管理，2015，（6）：77．

［12］ 郑建功．腰椎间盘突出症患者应重视自我养护［J］．养生月刊，2006，（9）：776-779．

［13］ 张治方．中医辨证配合针灸加拔罐治疗腰脊痛90例分析［J］．实用医技杂志，2011，18（12）：1330-1331．

［14］ 李兴君，舒开创，张健．隔药灸在治疗腰脊痛中的应用［J］．中国保健营养，2013，（6）：1233-1234．

［15］ 沈肖军．腰椎间盘突出症的预防和养护［J］．养生月刊，2012，（5）：398-401．

第十二节　缠腰火蛇——蛇串疮

教学目标

1.掌握蛇串疮的定义、病因病机、中医证型、临床表现、针灸治法等基本知识。

2.了解蛇串疮后遗神经痛的临床表现、针灸治法、处方、方义等基本知识。

3.通过查阅文献，更多地了解目前蛇串疮临床治疗新进展，以进一步加强临床知识和技能学习。

📝 案例摘要

朱阿姨，女，59 岁，平素喜食辛辣，因儿子婚事操劳过度，出现左侧腰部烧灼样疼痛，呈腰带状，经当地皮肤病医院诊断为带状疱疹，3 天后痛处皮肤出现疱疹，色鲜红，在医院用伐昔洛韦、炉甘石洗剂、甲钴胺片等治疗 7 天，疼痛没有减轻，转到省立医院，用更昔洛韦注射液、千安倍（注射用腺苷钴胺）、喷昔洛韦乳膏、尤靖安（重组人干扰素 α-2b 抑菌凝胶）等治疗 2 周，疼痛也没有明显改善，疼痛呈烧灼样、放电样。后经人介绍来针灸门诊，张大夫接诊后，详细了解了病情，先给朱阿姨在局部阿是穴点刺放血并拔罐，配合背部夹脊针刺，治疗后朱阿姨觉得疼痛减轻三四分，第二次针灸张大夫选择在局部毫针围刺治疗，因朱阿姨不能按时接受治疗，张大夫又选择了耳穴压豆法，治疗 6 次后，朱阿姨的疼痛明显减轻，遗留二三分带状疱疹后遗神经痛，张大夫选择中药加强治疗，10 天后疼痛消失，随访，至今未发作。

【关键词】蛇串疮；带状疱疹后遗神经痛；点刺放血。

教学安排

本案例有 3 幕场景，供 3 个学时讨论，每学时 50 分钟。

学时	场景摘要
第一学时	第一幕摘要（50 分钟）：本幕重点讨论蛇串疮的定义和病因病机。朱阿姨，59 岁，劳累后出现左侧腰腹部烧灼样疼痛，皮肤发红，医院诊断为带状疱疹，3 天后痛处皮肤开始出现疱疹，西药治疗 3 周后，疼痛减轻不明显
第二学时	第二幕摘要（50 分钟）：本幕重点讨论蛇串疮的中医病机、临床表现和临床治法。经人介绍朱阿姨来到针灸门诊，初诊时左侧腰腹部疼痛呈放电、烧灼、针刺样，不定时发作，胁肋处少量疱疹，张大夫详细了解病情后给予点刺放血配合针灸治疗
第三学时	第三幕摘要（50 分钟）：本幕重点讨论蛇串疮的针灸治疗及蛇串疮的病情发展变化。第二次来针灸时选择局部阿是穴围刺，配合针刺夹脊，6 次治疗后疼痛减轻明显，因时间较长，遗留后遗神经痛，再行中药加强治疗，10 天后疼痛消失，随访，至今未再发作

💡 设计思路

第一幕：讲述朱阿姨蛇串疮的发病原因、病情变化和治疗经过。朱阿姨，59 岁，因劳累后出现左侧腰腹部烧灼样疼痛，皮肤发红，医院诊断为带状疱疹，3 天后开始出现疱疹，经西药治疗 3 周后，疼痛减轻不明显。

第二幕： 讲述张大夫的接诊经过和治疗过程。经人介绍朱阿姨来到针灸门诊，初诊时左侧腰腹部疼痛呈放电、烧灼、针刺样，不定时发作，胁肋处少量疱疹，张大夫详细了解病情后给予点刺放血配合针灸治疗。

第三幕： 继续讲述张大夫的治疗，朱阿姨蛇串疮的病情进展和张大夫的应对措施。第二次来针灸时选择局部阿是穴围刺，配合针刺夹脊。6次治疗后疼痛减轻明显，因发病时间较长，遗留后遗神经痛，再行中药加强治疗。10天后疼痛消失，随访，至今未再发作。

⚠ 要点提示

1. 第一幕，蛇串疮的辨证分型、针灸治法、处方、方义及随证配穴是本案例讨论的重点。本幕主要叙述蛇串疮的定义和发病原因。

2. 第二幕，重点掌握蛇串疮的中医病机、临床表现、辨证分型，不同证型的针灸治疗。

3. 第三幕，重点掌握蛇串疮临床病情发展规律，了解蛇串疮后遗神经痛的临床表现和针灸治疗方法，通过查阅文献资料，自主学习这些基本知识，了解更多蛇串疮治疗方法和研究进展。

案例正文

第 一 幕

朱阿姨，今年59岁，是个急脾气，退休几年本该十分清闲，但是一直为小儿子的婚事操心着，年纪虽然大了，但是一点不改年轻时风风火火的脾气。今年秋天终于好事将近，自从儿子有了心仪的对象，朱阿姨就忙着张罗结婚，整天跑来跑去，平素又喜欢吃麻辣口味的东西。虽然近几年查体没有发现什么大毛病，但朱阿姨的老伴一直担心她的身体。结果，就在筹办儿子婚礼的时候，一天，朱阿姨突然觉得左边腰上有一个地方火辣辣的，像用辣椒水腌过似的，朱阿姨没在意。过了一天，疼得更厉害了，像用火灼烧一般。朱阿姨心想这不是一般的腰疼啊，让老伴掀开衣服一看，左侧的腰部和腹部上有一条红斑，像腰带一样，大约15cm长，皮肤颜色发红，有一点痒，也没有起水疱，老伴赶紧让朱阿姨去了当地的皮肤病医院，门诊上接诊大夫一看，说这是带状疱疹，不是什么大问题，开了甲钴胺片（口服一次1片，一日3次），炉甘石洗剂（外用涂抹），配合每天来门诊打点滴（伐昔洛韦注射液）。

到了第三天，朱阿姨没觉得疼痛减轻，左侧腰腹部的皮肤上却开始出现一簇簇透明的小疱疹，痒得更厉害了，朱阿姨忍不住去抓，把皮肤都抓破了。在门诊一共治疗了 7 天，朱阿姨觉得疼痛几乎没有减轻。于是朱阿姨又转到省立医院门诊，用更昔洛韦注射液、千安倍（注射用腺苷钴胺）、喷昔洛韦乳膏、尤靖安（重组人干扰素 α-2b 抑菌凝胶）等治疗了 2 周，疼痛也没有明显的减轻。朱阿姨说："有时候疼起来像放电一样，有时候像用火烧灼一样，疱疹结痂后又出现新的，成堆成簇的，颜色鲜红，开始只在左侧腰腹部，后来左侧的胁肋处也起了一些。"朱阿姨急了，这怎么越治越重。

（一）提供信息

1. 朱阿姨，59 岁，脾气急躁，常食辛辣，爱操心，平素体健。

2. 劳累加饮食辛辣后出现左侧腰部烧灼样疼痛。

3. 于当地皮肤病医院诊断为带状疱疹，用伐昔洛韦、炉甘石洗剂、甲钴胺等治疗了 7 天，疼痛没有减轻，左侧腰部开始起水疱，瘙痒加重。

4. 转省立医院，门诊用更昔洛韦注射液、千安倍（注射用腺苷钴胺）、喷昔洛韦乳膏、尤靖安（重组人干扰素 α-2b 抑菌凝胶）等治疗了 2 周，疼痛没有明显减轻，疼痛呈现放电样或者烧灼样，水疱反复出现，胁肋处也开始出现水疱。

（二）学习重点

1. 了解蛇串疮的定义、发病部位及发病特点。

2. 掌握蛇串疮的病因病机。

（三）问题导向

1. 什么是蛇串疮？

2. 导致蛇串疮的病因有哪些？你认为朱阿姨发病是什么原因？

3. 蛇串疮好发部位在哪里？

4. 结合教案，总结蛇串疮发病的特点有哪些？

第二幕

朱阿姨治病心急，听人介绍来到医院针灸科门诊，针灸科张大夫接待了她。还没等大夫开口，朱阿姨就火急火燎地问："大夫，针灸能不能治带状疱疹？得治疗多久？"张大夫从容地说："针灸可以治疗带状疱疹，您先别急，先跟我说说您的情况吧。"朱阿姨勉强坐了下来，指着自己的腰部，开始说："我现在主要是这儿疼，有时像针扎一样，有时像用火灼烧一样，有时像放电一样窜过去，开始的时候是一直疼，现在不知道什么时候会疼，晚上也睡不好。"说着就把衣服掀起来让大夫看，左侧的腰腹部有明显的一条疱疹带，疱疹基本全部结痂，胁肋处尚有一两簇新起的疱疹，颜色鲜红。张大夫又详细询问了朱阿姨的治疗经过和变化，思考了一下，问朱阿姨最近是否有口苦的症状，朱阿姨说有时候早晨起来会有一点。朱阿姨舌红，苔黄腻，脉弦数，经一番望闻问切诊后，张大夫心中已经有了治疗思路。张大夫决定先给朱阿姨实施点刺放血疗法。在给朱阿姨讲明病情，并征得朱阿姨同意后，张大夫让朱阿姨躺在床上，露出腰部及胁肋，张大夫先在局部按压，寻找最痛的点，在最痛点用采血针迅速点刺了几下，并于点刺处拔火罐，留罐5分钟，出了一些暗红色的血，治疗结束后朱阿姨觉得轻松了不少，感觉疼痛的层次没有那么深了。接着张大夫让朱阿姨趴在床上，露出背部，在背部的夹脊穴进行针刺，留针30分钟。起针后，朱阿姨觉得浑身都轻松了许多，疼痛减轻了三四分，朱阿姨很高兴。但是张大夫却说："您这个病快1个月了还没有治好，到了您这个年纪很容易遗留后遗神经痛。"朱阿姨一听，急问："什么是后遗神经痛？"张大夫详细地跟朱阿姨解释了一番，并叮嘱她不要用手抓疱疹，饮食要清淡，避免辛辣、油腻的食物，少生气上火。朱阿姨笑笑答应了。临走前，张大夫嘱咐朱阿姨隔天来针灸一次。

（一）提供信息

1. 朱阿姨来到针灸门诊，带状疱疹呈针刺样、烧灼样和放电样疼痛，胁肋处新起疱疹，颜色鲜红，其余疱疹全部结痂，平素口苦，眠差，舌红，苔黄腻，脉弦数。

2. 张大夫先在病人局部阿是穴点刺放血并拔火罐，然后在背部相应夹脊穴针刺，留针30分钟，结束治疗后朱阿姨症状减轻三四分。

（二）学习重点

1. 掌握蛇串疮的中医病机。

2. 掌握蛇串疮的中医辨证分型及特点。

3. 掌握蛇串疮的临床表现。

4. 掌握蛇串疮的针灸治疗原则。

（三）问题导向

1. 蛇串疮的中医病机是什么？

2. 蛇串疮的辨证分型及特点。你认为张大夫给朱阿姨诊断的是哪种证型？

3.蛇串疮的临床表现有哪些？不同部位的蛇串疮临床表现有什么不同？

4.蛇串疮最常用的治疗方法有哪些？针灸治疗蛇串疮的原则是什么？为什么张大夫先选择点刺放血疗法？

第 三 幕

过了两天朱阿姨又来针灸，进门朱阿姨就说最近自己实在太忙，不能每天都来针灸。张大夫了解情况后跟朱阿姨说道："根据您自己的时间来吧，隔天治疗效果可能慢点，但是一样能治好"。朱阿姨听后放下了心。第二次治疗张大夫让朱阿姨右侧卧，在疱疹带的头、尾处各平刺了一针，在疱疹带两旁各选择了三个点，毫针向疱疹带中央沿皮平刺，配合针刺相应的夹脊穴，并用神灯照局部，留针30分钟。起针后，张大夫又加了耳穴压豆疗法，选取的穴位是：肝、脾、神门、肾上腺、腰椎、胸椎等，让朱阿姨每天按揉3~5次，以耳朵发热为度。这样大约隔天或隔两天针灸治疗1次，一周放血拔罐1次，朱阿姨觉得疼痛程度逐渐减轻，每天疼痛的时间减少了。治疗了6次后，疼痛好了七八分，疱疹全部结痂脱落，也不痒了，疼痛的范围明显地减小了，只在腰上一片区域还剩二三分的疼痛，但是这点疼痛还是感觉在皮肤里面挺深的地方。接下来的治疗效果就没有那么明显了，剩下的二三分拖拖拉拉一直好不了。朱阿姨本想操心儿子的事，剩下的几分不治了，让它自己慢慢恢复，张大夫却说："最好完全治愈，您现在的情况就是我之前说的后遗神经痛，这个如果不能治好，可能会遗留长期的疼痛。"朱阿姨虽然心急，还是听从了大夫的建议。张大夫又根据朱阿姨的情况，给朱阿姨开了7剂中药（组成如下：当归15g，川芎15g，白芍12g，延胡索10g，柴胡12g，陈皮10g，黄芪30g，党参20g，鸡血藤15g，炙甘草6g。水煎服200ml，日1剂，分早晚温服）加强治疗，同时配合针刺。10天后，朱阿姨来到门诊，给了张大夫一些喜糖和喜饼，高兴地说："儿子的婚事终于操办完了，这次来复诊是为了感谢您，顺便让您看看我的情况是否还需要继续治疗，现在我的带状疱疹一点也不疼了，也没有再起新的疱疹。"张大夫检查后说已经完全好了，不用治疗了。朱阿姨很是开心："幸亏听了张大夫的话，坚持治疗，才能完全康复，真是太感谢您了。"后期随访至今，未再发作。

（一）提供信息

1.第二次治疗时毫针围刺局部阿是穴，针刺背部相应夹脊穴，配合神灯，留针30分钟。

2.张大夫了解朱阿姨不能按时来治疗后增加了耳穴压豆法，选耳穴肝、脾、神门、肾上腺、腰椎、胸椎等。

3.治疗 6 次后，疼痛明显减轻，遗留二三分疼痛，继续治疗效果不明显，后配合中药加强治疗，10 天后疼痛消失，随访未发作。

（二）学习重点

1.掌握蛇串疮的针灸治疗、处方、方义。

2.了解蛇串疮后遗神经痛的定义、中医病机及临床表现。

3.了解蛇串疮后遗神经痛的针灸治疗。

（三）问题导向

1.列一张张大夫治疗蛇串疮的针灸的处方，并分析此针灸处方。

2.蛇串疮后遗神经痛的定义、病机及临床表现是什么？

3.蛇串疮后遗神经痛的针灸治法、处方和方义是什么？

4.张大夫中药开的是什么方？并分析一下张大夫开的中药处方。

5.病人接受治疗时依从性差，该怎么办？张大夫是怎么做的？

知识链接

1. 蛇串疮的定义

蛇串疮是皮肤上出现一侧簇集性水疱，呈带状分布，痛如火燎的急性疱疹性皮肤病。本病相当于西医学的带状疱疹。

2. 病因病机

带状疱疹的发生与情志不畅、过食辛辣厚味、感受火热时毒有关。病位在肝脾两经，基本病机是火毒湿热蕴蒸于肌肤、经络。

3. 古代医家对蛇串疮的认识

（1）带状疱疹隶属于中医外科学"蛇盘疮""缠腰火丹"等疾病范畴，古代文献又称"火带疮""蛇串疮""甄带疮"及"蜘蛛疮"。

（2）中医古籍中对蛇串疮病因病机的认识

1）染毒论：主要文献见于清代，如清·高秉钧《疡科心得集》："蜘蛛疮，或衣沾蜘蛛遗尿，或虫蚁游走，染毒而生。"

2）火毒炽盛论：明·王肯堂《证治准绳·疡医·缠腰火丹》："急服内疏黄连汤。

活命饮加芩、连、黄柏，外用清热解毒药敷之。"

3）三因分治论：明清时期部分医家把本病归属于脾肺湿热论、心肝火热论、肝经郁火论而分型论治，以三因分治为主。

4）毒邪入心论：清·祁坤《外科大成·缠腰火丹》："俗名蛇串疮，如失治。则缠腰已遍，毒由脐入，膨胀不食者。不治。"

4. 蛇串疮的中医辨证分型

（1）肝经郁热：疱疹色鲜红，灼热刺痛，口苦，心烦易怒。舌红，脉弦数。

（2）脾经湿热：疱疹色淡红，起黄白水疱或渗水糜烂，身重腹胀，脘痞便溏。舌红，苔黄腻，脉濡数。

（3）瘀血阻络：疱疹消失后，遗留疼痛。舌紫暗，苔薄白，脉弦细。

5. 中医辨证分期治疗

（1）发疱期：证型为肝胆湿热。给予龙胆泻肝汤加减。

（2）结痂期：证型为肝郁脾虚湿重于热。给予丹栀逍遥散和除湿胃苓汤加减。

（3）脱痂期：证型为瘀血阻络，正虚邪恋。给予血府逐瘀汤加减。

6. 针灸治疗

（1）基本治疗

治法：泻火解毒，清热利湿。取局部穴位及相应夹脊穴为主。

主穴：阿是穴、夹脊穴。

配穴：肝经湿热配大敦、行间；脾经湿热配隐白、内庭；瘀血阻络配血海、三阴交。

方义：局部阿是穴围刺或点刺拔罐，可引火毒外出；本病是疱疹病毒侵害神经根所致，取相应的夹脊穴，直针毒邪所留之处，可泻火解毒、通络止痛，符合《内经》所言"凡治病者，必先治其病所从生者也"。

操作：毫针刺，用泻法。皮损局部阿是穴用围针法，即在疱疹带的头、尾各刺一针，两旁则根据疱疹带的大小选取 1~3 点，向疱疹带中央沿皮平刺，也可在阿是穴散刺出血后加拔火罐。大敦、隐白可点刺出血。

（2）其他治疗

1）皮肤针：取局部阿是穴。用于疱疹后遗神经痛。

2）耳针：取肝、脾、神门、肾上腺、皮疹所部位在相应耳穴。毫针刺法，或埋针法、压丸法。

7.西医对于带状疱疹的认识

（1）发病机制：水痘—带状疱疹病毒（Varicella — zoster virus，VZV）经呼吸道黏膜进入血液形成病毒血症，发生水痘或呈隐性感染同时病毒潜伏于脊髓后根神经节或颅神经感觉神经节内。当某些诱因（如创伤、疲劳、恶性肿瘤、病后虚弱、使用免疫抑制剂等）导致患者机体抵抗力下降时，潜伏病毒被激活，沿感觉神经轴索下行，到达该神经所支配区域的皮肤内复制，产生水疱，同时受累神经发生炎症、坏死，产生神经痛。本病愈后可获得较持久的免疫，故一般不会再发。

（2）临床表现：本病好发于成人，发病率随年龄增大而呈显著上升趋势。

1）典型表现：发疹前可有轻度乏力、低热、纳差等全身症状，患处皮肤自觉灼热或灼痛，触之有明显的痛觉敏感，持续1~5天，亦可无前驱症状即发疹。患处常先出现潮红斑，很快出现粟粒至黄豆大小丘疹，簇状分布而不融合，继之迅速变为水疱，各簇水疱群间皮肤正常。皮损沿某一周围神经呈带状排列，多发生在身体的一侧，一般不超过正中线。神经痛是本病特征之一，可在发病前或伴随皮损出现，老年患者常较为剧烈。病程一般2~3周，老年人为3~4周。

2）特殊表现：①眼带状疱疹。②耳带状疱疹。③播散性带状疱疹。④并发于HIV感染。

目前西医主要采用抗病毒、免疫制剂、糖皮质激素以及对症处理进行治疗，但远期疗效常不满意，尤其在后遗症的治疗方面。

8.中医外治法

（1）梅花针疗法：用梅花针沿发病分布区域叩刺后拔罐，留罐10~15分钟。

（2）三棱针疗法：取皮损患处区域及相对应的穴位，用三棱针点刺5~10点后拔罐，出血量约15~20ml。

（3）火针疗法：先把火针加热至红，快速点刺全部的水疱，以其破裂为度。

（4）艾灸法：艾条悬于皮损上方，距离适中，由周围慢慢地向中心进行艾灸治疗，热度要适当，每次20分钟。

（5）药线点灸法：药线点灸法是流行于壮族的一种民间疗法，苎麻线经过壮药炮制，点燃后可以直接点灸于患者体表的穴位或部位。

（6）TDP疗法：TDP治疗仪是一种红外线医疗设备，被广泛用于医院和诊所。或配合其他治疗，或单独应用，以减轻疼痛，减轻炎症，促进血液循环和新陈代谢。

9. 带状疱疹后遗神经痛

（1）中医带状疱疹后遗神经痛的认识：带状疱疹后遗神经痛，中医学称之为"蛇丹愈后痛"。目前所认识的病因病机主要有三方面：一是湿热毒邪留置不化，阻滞气血，故疼痛不消。其二是早期肝失疏泄，脾失健运，气血运行不畅，阻塞气机，不通则痛。三是年老体弱患者，正气不足，不荣则痛。

（2）西医对带状疱疹后遗神经痛（PHN）的认识：带状疱疹后遗神经痛的机制目前尚不清楚，但大多数学者认为与以下三方面有关。①中枢神经损伤：中枢机制为中枢神经元敏化以及神经元的抑制功能降低。②外周神经损伤：外周机制为外周损伤的纤维异常放电，外周神经的兴奋传递混乱，交感神经对其兴奋作用。③与神经因素有关。有些症状始终伴随着 PHN 病程，如失眠和精神痛苦（无助和沮丧）等。

10. 铺棉灸治疗带状疱疹后遗神经痛

《医学入门》云："热者灸之，引郁热之气外发。"铺棉灸疗法具有开门泻邪、以热引热、解毒止痛之功，兼具借火助阳、善行气血之功。通过铺棉灸"借火助阳"的作用，来扶正祛邪，尤其可减少气血相对不足的老年患者后遗神经痛的发生。

11. 近年来针灸治疗带状疱疹后遗神经痛的归纳

（1）普通针刺治疗：普通针法主要通过经穴配伍的针刺手法，达到调和阴阳、扶正祛邪、疏通经络的效果。

（2）体针联合刺络拔罐治疗：体针配合刺络拔罐，可活血通络，调和阴阳，扶正祛邪，达到活血通络止痛的效果。

（3）温针灸疗法：针灸并用，可增强温通经络、扶正祛邪、行气活血之用。

（4）火针疗法：《针灸聚英》云："盖火针大开其孔穴，不塞其门，风邪从此而出。"所以火针有促使邪气排出、疏通经络瘀滞之气血的作用，符合"汗而发之"之意。

（5）其他疗法：贺氏针灸三通疗法、浮针疗法等。

12. 鉴别诊断

热疮：多发于皮肤黏膜交界处，粟粒到绿豆大小的水疱，疱壁薄，易破裂，常聚集一处，1 周左右痊愈，但易复发，必要时可做病原学检查。

13. 预防与调摄

（1）慎起居，注意休息。

（2）调畅情志，保持良好的精神状态，情绪开朗、心气调和，忌恼怒。

（3）保持局部清洁，防止继发感染。

（4）对于重症者宜卧床休息，卧床期间要嘱其多饮水，保持大便以利毒邪的排出。

参考文献

［1］高树中，杨骏. 针灸治疗学［M］. 第3版. 北京：中国中医药出版社，2012：129-130.

［2］程宏斌，伍景平，王岷珉. 从中医古籍角度试论蛇串疮病因病机［J］. 四川中医，2016，34（10）：21-22.

［3］牛彩琴，张丽梅，张团笑. 中西医结合分期治疗带状疱疹的疗效观察［J］. 四川中医，2014，32（1）：97-98.

［4］张学军. 皮肤性病学［M］. 第8版. 北京：人民卫生出版社，2013：65-66.

［5］孙鹏. 梅花针放血疗法治疗带状疱疹［J］. 中医临床研究，2012，4（8）：49.

［6］郑智，魏文著，文胜. 放血疗法结合拔罐治疗带状疱疹临床观察［J］. 上海针灸杂志，2014，33（2）：135-136.

［7］滕松茂，宋文革. 火针点刺治疗老年性带状疱疹12例［J］. 上海针灸杂志，2005，（24）：21.

［8］郑春爱，徐立. 艾灸治疗带状疱疹的临床随机对照试验Meta分析［J］. 针灸临床杂志，2011，27（11）：48-50.

［9］肖廷刚. 壮医外科学［M］. 南宁：广西民族出版社，2006：16.

［10］黄玉鑫. 中医外治法治疗带状疱疹的研究进展［J］. 中国民族民间医药，2016，25（13）：41.

［11］刘春，张贵君. 近5年来带状疱疹后遗神经痛的中药治疗现状［J］. 中医药信息，2006，23（4）：12-14.

［12］Hutmacher MM，Frame B，Miller R，etal. Exposure-response modeling of average daily pain score，and dizziness and somnolence, for mirogabalin（DS-5565）in patients with diabetic peripheral neuropathicpain［J］. J Clin Pharmacol, 2016, 56（1）：67-77.

［13］田浩，田永静，王兵，等. 刺血拔罐对带状疱疹后遗神经痛患者血清P物质的影响［J］. 中国针灸，2013，33（8）：678-681.

［14］伍小敏，于泳健，蔡放，等. 带状疱疹后遗神经痛的发病相关因素分析［J］. 中华全科医学，2016，14（3）：354.

［15］薛志兴，樊碧发. 带状疱疹后遗神经痛治疗现状［J］. 中日友好医院学报，2006，20：187.

［16］李雪薇，左甲，黄卫玲，等. 铺棉灸操作规范及在皮肤病中的应用［J］. 中国针灸，2010，30（3）：218-220.

［17］赖新平. 中药配合针灸治疗中老年人带状疱疹后遗神经痛的临床观察［J］. 海南医学院学报，2010，16（7）：882.

［18］郭润，程斌，周杏. 以针灸为主治疗带状疱疹后遗神经痛的研究进展［J］. 中医药临床杂志，2014，26（12）：1341-1342.

［19］程宏斌，伍景平，王岷珉. 试析蛇串疮及后遗神经痛证治的古今差异［J］. 新中医，2016，48（12）：172.

［20］周冬梅，陈维文. 蛇串疮中医诊疗指南（2014年修订版）［J］. 中医杂志，2015，56（13）：1164-1168.

［21］王秋英. 蛇串疮的辨证施护［J］. 中国伤残医学，2014，22（1）：230.

第十三节　牙痛不是病，疼起来真要命——牙痛

教学目标

1. 通过学习，掌握牙痛的病因病机、辨证分型和基本针灸治疗。
2. 综合应用相关知识以指导临床治疗。

案例摘要

小王，29岁，几日前晚餐食用麻辣火锅后，即感觉咽干口燥，喝水以后稍加缓解，夜间痛醒，发觉左下后牙疼痛难忍，腮部红肿，不可触摸，得冷痛减。自服黄连上清片治疗，效果欠佳，冷敷疼痛稍有缓解。服用人工牛黄甲硝唑及布洛芬胶囊后牙痛好转，又经饮食不当再次诱发牙痛，遂寻求其针灸科朋友进行诊治，陈医生给予针刺治疗5天后，牙痛症状完全缓解。

【关键词】牙痛；饮食不当；针灸治疗。

教学安排

本案例有 3 幕场景，供 3 个学时讨论，每学时 50 分钟。

学时	场景摘要
第一学时	第一幕摘要（50 分钟）：重点讨论牙痛的病因病机及辨证要点。小王几日前食用麻辣火锅，夜间痛醒，感觉左后下牙痛甚剧，腮部红肿。自服黄连上清片治疗，疗效不佳。冷敷痛处稍有缓解
第二学时	第二幕摘要（50 分钟）：重点讨论牙痛中医辨证分型、针刺治疗处方及其方义。小王服用人工牛黄甲硝唑及布洛芬胶囊后牙痛好转，又经饮食不当再次诱发牙痛，遂寻求其针灸科朋友进行诊治
第三学时	第三幕摘要（50 分钟）：重点讨论牙痛其他治疗。小王在针灸科经局部电针、脐针治疗，5 天后症状完全缓解

设计思路

第一幕：小王因饮食辛辣之品，牙痛伴腮部红肿，得冷痛减。西药治疗疗效不佳，冷敷治疗稍加缓解。

第二幕：结合舌苔和脉象，根据发病的特点可以大致判断出患者是胃火上炎。恣酒嗜辛，肠胃积热，郁而化火，火毒循胃经上袭于齿所致，属实热证型，为胃火炽盛之牙痛。

第三幕：小王经过针刺治疗得以痊愈。患者胃火炽盛牙痛，治疗宜通调经气，清泻胃火。故事情节中分析针灸处方，并结合第一、二幕和查阅的相关资料进行深入讨论。

要点提示

1. 牙痛是本案例讨论的重点之一。第一幕，重点讨论的是牙痛的中医病因病机。根据每幕场景和查阅的文献，分析牙痛的病因病机和西医关于牙痛的认识。

2. 第二幕，重点讨论牙痛的中医辨证分型、针灸治疗处方及其方义，结合病案讨论针灸处方治则及其方义。

3. 根据三个幕剧提供的信息，对患者做出诊断和治疗，拓展针灸疗法中简便廉验的外治方法，对患者做出日常生活中预防调护的指导。

案例正文

第 一 幕

　　小王，男，今年27岁，体重85kg，长得虎背熊腰，平常工作应酬较多，可谓"鸡鸭鱼肉样样有，三种全会样样通"，好不快活。几天前的一个晚上，小王和几个朋友聚餐，在一家火锅店吃了麻辣火锅，八两白酒下肚，又喝了四瓶啤酒，当时"爽歪歪"，可回到家之后情况便不理想了。先是饭后感觉口中干燥，嗓子也干痛，喝水后口干稍有缓解。小王联想到原先也经常出现这种情况，一觉醒来口干便好了，就没放在心上。半夜睡梦中小王突然感觉左后下牙疼痛难忍，一摸疼痛更甚，照镜子发现左侧腮部已经肿胀，勉强张开嘴看到左后下牙齿周围红肿了一片。小王心想肯定是吃火锅上火了，于是翻看家里储备的药，找到了一盒黄连上清片，阅读说明书感觉挺对症，就按说明书要求吃了6片。半个小时过去了，疼痛却不见减轻。于是在忍受着阵阵牙痛和腮部肿胀带来不适的同时，小王把毛巾浸湿放在冰箱里冷冻几分钟，然后放在腮部肿胀处冷敷，冷敷的时候感觉凉飕飕的特别舒服，反复冰了3次，疼痛有所缓解，腮部肿胀也消了一些。但是，停止冷敷后牙齿还是觉得痛。一番折腾，天都亮了。早餐时小王眼瞅着美味佳肴却不敢轻易举筷，食物稍一碰到牙齿，疼痛便立马加剧。

（一）提供信息

1. 小王，男，27岁，几日前因食用麻辣火锅及饮酒后出现牙齿疼痛，腮部肿胀。
2. 在服用黄连上清片后牙痛未见减轻。
3. 用毛巾冷敷腮部后肿胀减轻，但是过后牙痛未见缓解。

（二）学习重点

1. 牙痛的中医病因病机。
2. 牙痛的诊断依据及临床表现。
3. 牙痛的辨证要点。

（三）问题导向

1. 牙痛的中医病因病机是什么？
2. 牙痛的诊断依据及临床表现有哪些？
3. 牙痛的辨证要点是什么？

第 二 幕

小王一大早就来到了社区门诊，门诊医生开了人工牛黄甲硝唑胶囊和布洛芬缓释片。小王服用了4天，腮部肿胀消退，牙痛基本消除。之前由于牙痛无法咀嚼，小王接连几天也没好好吃饭，这几天的折磨让他心有余悸，他可不愿再遭受一回。但是，恰巧一帮朋友约小王吃饭聚会，本来小王平时就喜欢吃辛辣油腻的食物，牙疼差不多好了，于是最终没经受住朋友的邀请和美食的诱惑，大吃了一顿，又喝了几两白酒。当晚小王的牙疼就复发了，而且比先前还要剧烈。小王的妈妈问清缘由后，便从厨房挑出了7粒花椒壳让小王含在嘴里，说这是一个治牙疼的偏方。俗话说偏方治大病，小王将花椒壳含在牙痛处慢慢咀嚼吞咽唾液，疼痛确实有所缓解，不过嘴里发麻的感觉也实在不好受，小王没坚持几分钟就吐出来了。小王想起有个朋友小陈，在当地中医院针灸科当大夫，便连忙咨询了他，问他有没有好的办法治疗牙疼。小王向陈医生诉说了这几天的牙痛经历，陈医生听后对小王说："针灸治疗牙疼效果挺好，你可以来试试。"于是又是一夜难眠。第二天小王来到中医院针灸科门诊。陈医生听完小王对整个病情的叙述，又对其进行望闻问切四诊检查，考虑到小王身体肥胖，平时嗜食辛辣、肥甘厚腻之品，并有多年的烟酒史，近日因饮食辛辣、饮酒过量而突发牙痛，痛牙有龋洞，齿龈处红肿，腮部有红肿压痛，夜间疼痛加剧影响睡眠，同时口干、口渴伴口中异味，小便黄，大便干，便后肛门灼热疼痛，舌红苔黄，脉洪数有力。

（一）提供信息

1. 小王在服用4天药物后牙齿疼痛缓解。
2. 小王在牙痛基本缓解后禁不住美食诱惑，饮酒并大吃一顿后，牙痛复发。
3. 在用小偏方7粒花椒咀嚼后，牙痛有轻微缓解。
4. 小王找到针灸医生小陈，小陈并对其进行望闻问切四诊检查。

（二）学习重点

1. 牙痛的中医辨证分型。
2. 牙痛的针刺原则及处方。

（三）问题导向

1. 中医认为牙痛有哪些辨证分型，根据案例分析，小王属于哪种证型？
2. 根据该案例证型针刺原则及处方是什么？

3. 其他证型牙痛针灸处方如何？

4. 西医是如何治疗牙痛的？效果如何？

第三幕

陈医生在经过一番询问查体之后，嘱小王平卧于治疗床上。在常规消毒后，针刺了左侧下关、颊车，双侧合谷、内庭，小王顿时觉得手上和脚上的酸胀感非常强烈，陈医生在得气后施以泻法，待针感向腮部疼痛部位扩散后，通以电针30分钟，选用疏密波，电流强度以耐受为宜；陈医生让小王静下心来守神慢慢体会针感。起针后，陈医生让小王袒露后背俯卧在治疗床上，在大椎穴、至阳穴点刺放血拔罐，留罐5分钟。最后陈医生又给小王做了耳穴压丸治疗。在耳穴牙、下颌、神门、胃处做了压丸，并嘱咐每天按揉3~5次，每次以耳朵发热为度，3~5天后便可自行揭下。治疗结束后，小王跟陈医生说："牙痛有减轻。"第二天小王又来到了针灸科找到陈医生，对陈医生说："昨天针灸后牙痛明显减轻，吃饭喝水也不剧烈疼痛了，晚上也睡了个安稳觉，就是一想到昨天针灸时电针一下一下地震动，心里有点发怵，可不可以不用电针治疗啊。"陈医生想了想，让小王仰卧在治疗床上并袒露肚脐，陈医生在小王肚脐周围触摸按压，在其脐周左下部位触摸到条索结节状物，稍加用力小王直喊疼。陈医生在局部常规消毒后用针刺入压痛点，并在其痛点处行大幅度提插捻转泻法，小王只觉针下抽搐明显，并放射到远处，陈医生在此穴持续行针几分钟后直接取出。小王没想到这次治疗这样简单，疗效却很明显。经过连续5天的针灸治疗，小王觉得神清气爽，牙齿、牙龈及腮部肿胀、疼痛症状已全部消失，口不再干渴，二便正常，便后也无灼热感。治疗结束后，陈医生嘱咐小王以后要清淡饮食，少吃辛辣煎炸之物，忌烟酒，多喝水，多运动，作息要规律，尽量最晚23点入睡。小王连连称是，暗暗记在心里。在随后的生活中，小王谨记陈医生医嘱，规律饮食作息，1月后随访，未再复发。

（一）提供信息

1. 陈医生在进行局部取穴，并通以电针，加用耳穴治疗后牙痛明显缓解。

2. 之后，陈医生在小王脐部周围进行针刺，4天后，牙痛痊愈。

（二）学习重点

1. 脐针的理论。

2. 其他疗法的拓展。

（三）问题导向

1. 脐针理论基础是什么？
2. 治疗牙痛还有哪些有效的方法？
3. "正气存内，邪不可干"，对于我们平素生活饮食习惯有何提醒？

📖 知识链接

1. 牙痛的病因病机

（1）牙痛多与外感风火邪毒、过食膏粱厚腻、体弱过劳等因素有关。

（2）基本病机是风热、胃火、虚火上炎所致。

风热侵袭：风热邪毒外侵，伤及牙体及龈肉，邪聚不散，气血凝滞，瘀阻脉络，不通则痛。

胃火上蒸：足阳明胃经循行入齿，胃火素盛，又嗜食辛辣，或风热邪毒外袭，引动胃火循经上蒸，伤及龈肉，损及脉络。

虚火上炎：肾主骨，齿为骨之余。肾阴亏虚，虚火上炎，灼烁牙体及牙龈，令骨髓空虚，牙失濡养，致牙齿浮动而疼痛。

2. 诊断依据及临床表现

牙痛是一个症状，凡以牙痛为主要症状者，均可诊断为牙痛。牙痛可发生于单个牙或数个牙，可呈固定性或游走性。由牙齿及牙周疾病引起的牙痛，在检查时，可发现龋洞，牙龈红肿，溢脓渗血，龈萎齿豁等。

牙痛是口腔科临床上最常见的症状。关于牙痛本身，应询问牙痛的部位、性质、程度和发病时间。疼痛是尖锐剧烈还是钝痛、酸痛；是自发痛还是激发痛、咬合时痛；自发痛是阵发的还是持续不断；有无夜间痛；疼痛部位是局限的还是发散的，能否明确指出痛牙等。疼痛是一种主观症状，由于不同个体对疼痛的敏感性和耐受性有所不同，而且有些其他部位的疾病也可表现为牵涉性牙痛，可由牙齿本身的疾病、牙周组织和颌骨的某些疾病，甚至神经疾患、某些全身疾病及在特殊环境下所引起。

3. 辨证要点及分型

（1）风热牙痛：发作急骤，牙痛剧烈，呈阵发性，游走性，牙龈红肿，遇风、遇热加重，兼发热。舌红，苔薄黄，脉浮数。

（2）胃火牙痛：牙痛剧烈，牙龈红肿甚至出血，肿连腮颊，遇热加剧，伴口渴、口臭、便秘，小便色黄。舌红，苔黄，脉浮数。

（3）虚火牙痛：牙齿隐隐作痛，时作时止，午后或夜晚加重，日久不愈可见齿龈萎缩，甚则牙齿浮动，常伴有腰膝酸软、手足心热、头晕眼花。舌红，少苔或者无苔，脉细数。

4. 针刺治疗原则及方义

治法：祛风泻火，通络止痛。取手足阳明经为主。

主穴：下关、颊车、合谷、内庭。

配穴：风火牙痛配翳风；胃火牙痛配厉兑；虚火牙痛配太溪；龋齿牙痛配偏历。

方义：下关、颊车属于局部取穴，可疏泄足阳明经之经气，消肿止痛；合谷为四总穴之一，"面口合谷收"，为治疗牙痛的要穴；内庭为足阳明胃经的荥穴，可清泻阳明之火热。

操作：毫针常规刺，泻法。内庭可点刺出血。疼痛剧烈者每日治疗2次。

5. 牙痛分区辨证

有医家根据牙痛分区辨证配穴治疗，取所属经络的荥穴，以泻脏腑之火，去除牙痛之病因。

牙区与脏腑归属：上前中属心，下前中属肾，两侧上属胃，两侧下属脾，左上后属胆，左下后属肝，右上后属大肠，右下后属肺。总体上讲，上属阳、属腑，下属阴、属脏。如牙痛若以上边门牙痛为主属心火上炎，取手少阴心经的荥穴少府以清心火；以下边门牙痛为主属肾经虚火上炎，配太溪以滋阴降火；以两边上牙痛为主属胃火熏蒸，泻胃经荥穴内庭以清胃热；以两边下牙痛为主属脾内伏火，当取脾经荥穴大都以疏散脾热；以上左边牙痛为主属胆火上扰，泻胆经荥穴侠溪以息胆热；以下左边牙痛为主属肝火上炎，取肝经荥穴行间以泻肝火；以上右边牙痛为主属大肠郁火，配大肠经二间以泻手阳明之热；以下右边牙痛为主，多因肺热引起，配肺经荥穴鱼际以清肺泄火。

6. 西医治疗牙痛

（1）牙体疾病：由于炎症刺激，导致髓腔内压力增高而疼痛。深龋用口腔科综合治疗机去除腐质，然后用氧化锌丁香油黏固粉安抚垫底，数日后充填治愈。急慢性牙髓炎先露髓后，用失活、取髓、暂封、充填等一系列方法，最终治愈。根尖周炎则用开放、取根髓、反复清洗根管、暂封、充填等治疗方法，以彻底消除根尖炎症；

牙齿敏感症选用棉球蘸氟化钠甘油反复在病牙上摩擦，脱敏后充填治疗。

（2）牙周疾病：牙周疾病由牙石、牙菌斑引起牙周炎、牙龈炎，用洁治机祛牙石，行牙周洁治术；若牙周脓肿，牙周袋较深，则应开放引流，牙周刮治，手术切除等方法治疗，并反复换药消炎，促进牙周组织生长；若牙齿阻生所致智齿冠周炎，宜先局部消炎，待炎症控制后再决定是否拔除阻生齿。

7. 脐针的理论基础及进针定位原则

脐针，就是在脐部实施针术，从而达到平衡阴阳、祛除疾病的目的。脐中央朝外凸出的瘢痕状组织为脐蕊，脐孔的周缘壁为脐壁，脐壁与脐蕊相连的皮肤凹陷为脐谷。这三个地方都是脐针疗法的进针区，而以脐壁在临床上使用最为常见。现就脐针的进针定位原则叙述如下。

（1）压痛点定位进针法

约有 20% 左右病人可以在脐壁找到十分敏感的压痛点，越是急性病，压痛部位越明显。只要用探针找到压痛点，一针即可见效。而寻找压痛点则是按照洛书定位，即"戴九履一，左三右七，二四为肩，六八为足（在临床治疗中实为股），五居于中。"根据疾病发生的部位在相应的脐壁上寻找压痛点，然后用针灸毫针以脐蕊为中心，向外呈放射状刺入压痛点，留针数分钟。进针深度为 0.5~1 寸。

（2）寻找皮下结节法

有许多慢性病人可以在脐壁上找到皮下结节，按之有疼痛，颜色与皮肤相同，结节硬，一般活动度差，大小如同小米粒。当发现结节后，只需用手指按压，让病人感到疼痛就可以了，每日数次，数周后结节消失，疾病也就治愈了。

（3）八卦定位进针法

这种方法是利用易学中的后天八卦图的五行生克制化创立的，也是脐针治疗应用最多的方法。将人体脐部看作一个后天八卦图，将脐蕊为中心向四周八方扩散形成八卦的方位。就此方位将上、下、左、右、左上、左下、右上、右下分别按后天八卦定下离、坎、震、兑、坤、乾、巽、艮八个方位，并通过八卦方位找出相应的疾病对应关系，然后进行治疗。比如呼吸系统的疾病，我们一般取兑位（即右位），就是将针在脐部的右壁刺入，方向朝外，呈放射状，留针数分钟。如肝病则取震位（即左位）。

（4）五行生克制化法

在临床实践中常遇到同种疾病的各种不同类型的病人，可采用中医的八纲辨证法，分清阴阳、虚实、表里、寒热，采用虚则补其母、实则泻其子法，利用木、火、土、金、水五行之中相生相克方法来补其不足，泻其有余。其中又分比合之法、我生之法、克我之法、生我之法等四种。针往下垂直一扎，平补平泻，五土居中，归于脾胃；若针往上斜就着重治心脏或眼睛的病症；针向下斜着重治肾治膀胱；向右斜着重治肺的病症，依次类推。

脐针的特点是一穴多治，一穴多针，一穴多效，内外兼治，操作简便，治病范围广，经济实惠。

8. 治疗牙痛的有效方法

（1）牙痛穴：位于掌面第 3、4 掌骨距掌横纹 1 寸处。

（2）前三齿上牙痛取迎香、人中，下牙痛取承浆。后三齿上牙痛取下关、颧突凹下处，下牙痛取耳垂与下颌角连线中点、颊车、大迎，以指切压，用力由轻逐渐加重，施压 15~20 分钟。

（3）用子午流注纳法择时及选穴：上牙痛者，于气血流注胃经最盛的辰时（即上午 7：00~9：00）取胃经子穴历兑点刺放血；下牙痛者，于卯时（即上午 5：00~7：00），气血流注大肠经最盛时，取大肠经子穴二间穴刺血。

（4）取颊车穴处施以隔生姜片灸治疗齿槽脓肿初期。

（5）治疗牙痛施以壮医药线点灸，取颊车、地仓、下关、合谷、解溪等穴。

（6）在牙痛局部用艾条施雀啄灸。

（7）行麦粒灸将黄豆大小的艾炷粘放在病牙上直接烧灼。

（8）手持艾灸器送入患者口内，对准患牙牙面持续熏灸 3 壮。

（9）取下关及阿是穴，行激光针灸，其也是一种用能量点灼的方法，可视为艾灸的发展。

（10）穴位贴敷：将大蒜捣烂，于睡前贴敷双侧阳溪穴，至发疱后取下，用于龋齿疼痛。

（11）耳针：取耳穴口、上颌或者下颌、牙、神门、胃、肾。每次选用 3~5 穴，毫针刺法，或埋针法、压籽法。

（12）穴位注射：取颊车、下关、合谷、翳风。选用 1~2 穴，用柴胡注射液，每穴注入 0.5~1ml。或用鱼腥草或柴胡注射液，注入合谷或患侧下关，每穴 0.5~1ml。

（13）冰硼散、竹叶膏外搽，适用于风火牙痛。

（14）黄芩 10g、玄参 15g、地丁 30g，煎水含漱，适用于胃火牙痛。

（15）龙眼白盐方外贴痛处，或用杜仲、青盐、制大黄、炒牛膝各等量，共研细末外搽，适用于虚火牙痛。

（16）如意金黄散或醋调外敷，适用于牙痛肿连腮颊者。

参考文献

［1］ 高树中. 针灸治疗学［M］. 上海：上海科学技术出版社，2013：143-144.

［2］ 毋桂花. 中医耳鼻喉科学［M］. 北京：科学出版社，2005：239-250.

［3］ 张韶君，彭凤梅，宗敏. 现代口腔病学［M］. 天津：天津科学技术出版社，2010：6-8.

［4］ 刘平. 根据"牙脏相合，输荥相配"法治疗牙痛61例［J］. 中国针灸，2002，22（7）：450.

［5］ 林保民. 牙痛治疗与脏腑归属及经络的关系［J］. 江苏中医药，1993，（7）：25.

［6］ 杨鸿飞，唐慧莲. 中西医结合治疗牙痛120例临床体会［J］. 中医药信息，2009，26（6）：104.

［7］ 董志航，齐永. 脐针疗法［J］. 中国针灸，2002，22（8）：67-68.

［8］ 零月丽，谢雍宁. 择时穴位刺血治疗胃（肠）火牙痛的疗效观察［J］. 中国当代医药，2012，19（9）：106-108.

［9］ 魏明丰. 谈43种病症的针灸临床用穴［J］. 中级医刊，1980，（8）：4-5.

［10］ 韦立新. 壮医药线点灸加萹蓄治疗牙痛20例［J］. 针灸临床杂志，1999，15（9）：38.

［11］ 胡晓敏. 针灸治疗牙痛57例［J］. 上海针灸杂志，1987，6（3）：47.

［12］ 李尊桂. 灸法治疗牙痛［J］. 四川中医，1987，（11）：34.

［13］ 伍安军. 牙痛灸疗新法［J］. 针灸临床杂志，1995，11（2）：39.

［14］ 邢平，张淑忆，魏彩华. 激光针灸治疗牙痛65例［J］. 中国民间疗法，2003，11（6）：26.

［15］ 杨茂敬. 从"正气存内邪不可干"谈养生［J］. 光明中医，2009，24（10）：1981-1982.

第十四节　小雨的针灸减肥之路——肥胖

教学目标

1. 掌握肥胖病的病因病机、中医证型、临床表现、诊断依据和鉴别方法。

2. 熟悉针灸治疗肥胖的机制、治法治则、处方、方义及选穴原则，了解穴位埋线、耳穴等用于减肥。

3. 通过查阅文献，综合运用相关知识了解针灸治疗单纯性肥胖的现代研究进展。

📝 案例摘要

　　小雨，女，22 岁，是一名大学一年级学生，她形体肥胖 6 年，最近 1 年来体重增加特别明显，上楼梯都觉得气喘吁吁的。入学后，小雨开始接触越来越多的人，心里有些自卑，但自己尝试了多种减肥方法都没有效果。小雨来到中医院针灸科门诊进行诊治，针灸科门诊张医生用针刺治疗 1 周后，小雨体重减掉了 2kg。由于小雨平时没有控制饮食，也没有配合适当运动，在第 3 周来就诊时发现体重略有反弹。看到体重控制不理想，又考虑到针灸花费比较高，作为没有经济收入的学生，小雨对针灸治疗有点动摇。后来张医生提出可以使用穴位埋线疗法，这样可以每半个月治疗 1 次，也可以通过皮肤针或耳穴等疗法，这三种疗法所用时间和治疗费用都比较少，可以减轻小雨的压力。同时，张医生叮嘱小雨平时生活中应该注意适当控制饮食，并配合运动。小雨通过针灸治疗，配合合理饮食，加上适当运动等，治疗 1 年半，体重一直缓慢下降，最终保持在 55kg，减肥成功后小雨从一个人人嘲笑的大胖子变成了一位风采迷人的女神，开始积极参与各种校园活动，不仅成了优秀学生，还为班级争了光。

　　【关键词】肥胖；针灸；穴位埋线。

教学安排

　　本案例有 3 幕场景，供 3 个学时讨论，每学时 50 分钟。

学时	场景摘要
第一学时	第一幕摘要（50 分钟）：重点讨论肥胖的病因病机，小雨今年 22 岁，大学一年级学生，她形体肥胖 6 年，最近 1 年体重增加非常明显。2013 年她到针灸门诊初诊时身高 160cm，体重 83kg，体型肥胖，头痛，头部昏沉，爬楼梯时总觉得喘不过气来，自己通过多种方法减肥未成功
第二学时	第二幕摘要（50 分钟）：重点讨论针灸减肥的优势及机制。经诊断小雨为脾虚虚弱型肥胖，于是张医生给她针灸治疗，一周后减掉 2kg
第三学时	第三幕摘要（50 分钟）：重点讨论穴位埋线及耳穴等疗法的优势。由于每次花费比较高，再加上长期养成的饮食习惯难以一时改变，小雨体重有些反弹，所以有点灰心，感觉坚持不下去了。经张医生介绍，可以采用穴位埋线疗法及耳穴等，这样可以减少费用和治疗频次，减轻小雨的压力。最终小雨减肥成功，重新获得了自信和笑容

💡 设计思路

第一幕: 小雨是一名大学一年级学生,今年22岁,她最近6年来形体逐渐肥胖,最近1年来体重增加特别明显,还经常拉肚子,两条腿跟灌了铅似的,上楼梯都气喘吁吁,老是觉得头很重,昏昏沉沉的,根据小雨的发病特点可以诊断为脾胃虚弱型肥胖,长期的饮食不节损伤脾胃,不能布散水谷精微运化水湿,致使湿浊内生,故而肥胖;脾虚失运,水湿下注肠道则大便溏稀。探讨肥胖的病因病机及辨证分型。

第二幕: 张医生根据诊断,辨证选穴,实施毫针刺法治疗,1周后有明显效果,由原来的83kg减至81kg。说明针灸治疗肥胖取得初步的效果,通过查阅资料结合病案谈谈针灸治疗肥胖的选穴原则。

第三幕: 看到体重控制不理想,又考虑到针灸花费比较高,作为没有经济收入的学生,小雨对针灸治疗有点动摇,之后张医生提出可以使用埋线及耳穴等疗法,这样可以减少治疗频次和花费,减轻小雨的压力。经过长期的合理饮食及适当的运动和针灸治疗和其他治疗,小雨减肥成功。讨论一下埋线及耳穴等疗法减肥的优势。

⚠️ 要点提示

1. 肥胖的病因病机,针灸减肥的机制及埋线的优势是本教案讨论的重点之一。第一幕重点讨论的是肥胖的病因病机,并根据临床表现进行辨证。同时,通过查阅资料掌握肥胖的中医辨证分型。

2. 第二幕,患者接受针灸治疗取得明显效果,结合病案及查阅资料讨论针灸治疗肥胖的机制。

3. 第三幕,拓展穴位埋线及耳穴等减肥的方法,掌握针灸减肥的选穴原则及熟悉其他治疗方法。根据提供的信息,尝试对患者做出诊断并制定治疗方案,进一步掌握针灸治疗肥胖的操作。

案例正文

第 一 幕

小雨,22岁,身高160cm,大学一年级学生,形体肥胖近6年,体重一直在80~85kg之间波动,从来没降下来过,坐下时能明显看到肚子上重叠的"游泳圈"。小雨经常暴饮暴食,喜欢吃甜的,最喜欢吃鸡腿,而且喜欢睡懒觉,一天到晚都睡不醒，现在吃饭也没有胃口，口里觉得淡，双腿有点肿，走路的时候特别累，两条腿像灌了铅一样，之前还有一段时间拉肚子。为此，小雨不爱说话，总是愁眉苦脸的，心里压力很大。入学后，小雨开始接触更丰富的生活，周围的同学各有优点，有的多才多艺，有的身量苗条，由于肥胖，小雨觉得自己一无是处，还经常遭到身边同学的调侃。有次去买衣服，刚进店门就听到服务员说："不好意思没有适合您的号码。"当时小雨内心感觉受到了"一万点伤害"，之后她再也没有勇气逛街买衣服了。学校体检时小雨永远排在队伍的最后，体检表上最后的那一栏填的永远是超重，小雨终于明白什么叫"一胖毁所有"了。小雨被这种痛苦折磨得够多了，于是鼓起勇气开始减肥。但小雨晚上控制不住自己，喜欢吃夜宵，有时她就通过扣吐来减轻负罪感。时间久了，小雨开始出现厌食心理，看见美食没胃口，还经常头晕眼花，上网查过后知道这叫神经性厌食，最终会瘦下来，但会瘦成骷髅一样恐怖，吓得小雨立刻就不再用这种减肥方法了。舍友说运动是最健康的减肥方法，于是小雨开始跑步并配合不吃晚餐，由于运动太辛苦了，难以坚持，节食也特别难受，所以小雨坚持了1周就放弃了。之后小雨又从网上购买了多种减肥茶及减肥药，服用一段时间后，体重减轻了一些，但是经常拉肚子、感冒，慢慢月经周期也有些不正常了，小雨害怕就没有继续服用，停药后体重反而增加了几斤。小雨曾说自己不是一夜之间胖起来的，但是仿佛在一夜之间被肥胖给毁掉了。

（一）提供信息

1. 小雨，女，22岁。
2. 近6年来形体逐渐肥胖，身体困重，劳累后明显加重。
3. 近日体重增加明显，常感乏力，不思饮食，身体困重，泄泻。

（二）学习重点

1. 肥胖的病因病机及分型。
2. 肥胖的诊断依据。
3. 肥胖的临床表现。

（三）问题导向

1. 肥胖的定义是什么？中医基础理论对肥胖的认识是怎样的？
2. 肥胖对身体健康有哪些危害？
3. 小雨是哪一型的肥胖？如何诊断？
4. 肥胖对内分泌及水液代谢有什么影响？

第 二 幕

　　小雨从网上查到针灸减肥效果很好，还没有什么副作用，于是抱着试试看的心态，来到中医院针灸门诊，门诊的张医生接待了她。张医生仔细地询问了小雨的饮食和生活，张经检查排除了水肿的可能，说小雨这是由于长期湿浊积聚体内，化为膏脂，湿浊化热，胃热滞脾，形成肥胖，由于长期的饮食不节，再加上长时间不当的减肥方法损伤脾胃，不能布散水谷精微运化水湿，致使湿浊内生，故而肥胖，脾虚失运，水湿下注肠道则大便溏稀，所以这是肥胖病，会影响身体健康，给身体各脏器增加负担，肥胖既是一个独立的病，又是多种慢性病如糖尿病、高血压、血管病等发生、发展的危险因素。患了该病后，应该积极治疗，治疗肥胖的方法很多，其中包括针灸疗法。

　　小雨的病情，经四诊合参后为脾胃虚弱型肥胖，治疗选取曲池、阴陵泉、丰隆、足三里、大横、天枢、脾俞等穴位针刺，留针 30 分钟。每天针灸 1 次，一周针灸 5 天，经过 1 周的治疗后，小雨整个人精神状态好了很多，不再拉肚子，两条腿感觉没那么沉了，体重由原来的 83kg 减到了 81kg，同时，腰围减少了 3cm。看到减肥的效果后，小雨非常高兴，她告诉张医生，对于肥胖的人来说减掉 1 斤都会给她带来莫大的希望，希望张医生继续给她做针刺治疗。张医生提醒小雨，减肥是个漫长的过程，要摆正心态，不可以急于求成，同时需要配合适当的运动以及饮食控制。小雨在开心的同时又有些担忧和犹豫不决，由于针灸一次的治疗费用比较高，有些不能坚持，但是为了自己能瘦下来，为了能自信的生活，小雨决定继续下去。

（一）提供信息

1. 经诊断小雨所患为脾胃虚弱型肥胖。

2. 针刺治疗取得明显疗效。

（二）学习重点

1. 针灸减肥的优势。

2. 针灸减肥机制及辨证选穴。

3. 肥胖病的鉴别诊断。

4. 针灸治疗肥胖的治则治法及方义。

（三）问题导向

1. 针灸为什么能减肥?
2. 针灸减肥的选穴原则是什么?
3. 肥胖与水肿病是如何鉴别的?
4. 造成肥胖的原因有哪些?
5. 除了针刺治疗外你还能想到哪些方法?

第三幕

可是小雨的减肥之路并不是一帆风顺，小雨总是控制不住美味夜宵的诱惑，所以没有遵循医嘱改掉每天晚上吃夜宵的习惯。而且吃饱了就犯困，老想躺着，不想动弹。治疗 2 周后，小雨体重有点反弹，体重一下回到了 83kg，她有些沮丧，跟张医生说坚持不下去了。张医生和蔼地对小雨说："即使没有做到，也不用有负罪感，开开心心就是最美的，开始的时候运动可以是小幅度、短时间的有氧运动，要让自己喜欢上运动，早餐、午餐和平时一样即可，但是晚餐尽量清淡，吃夜宵也不要吃太油腻的就行。"小雨听了张医生的话很感动，觉得自己不应该放弃，于是又坚持做治疗。这一次小雨没有退缩，按照医生的叮嘱，配合针灸治疗，就这样坚持了半年。小雨发现自己拉肚子的次数减少了，腿上有劲了，上楼梯喘得不那么厉害了，每次吃饭也不是非吃鸡腿不可了，开始习惯清淡饮食了。每一天的小变化，每一周的大变化都是小雨减肥的动力。但是临近期末，学业繁重，小雨实在是无法保证每天 1 次的针灸治疗，加上针灸价格不菲，对于没有经济收入的学生来说，半年的治疗花费不小，小雨觉得有些负担不起，这一次她真的很难再坚持下去了。但是张医生依然没有放弃她，告诉小雨说："除了针灸之外，还有很多方法可以减肥，比如埋线、耳穴等，这个治疗费用没有那么高，穴位埋线初期可以半个月治疗 1 次，简便方便，效果也好；再给你配合耳穴压丸法。"小雨听后很感动，决定继续接受治疗，并放松心态，好好听医生的话。期末考试结束后，再看到小雨时，她脸上充满了笑容，并告诉医生自从接受穴位埋线、耳穴治疗后，谨遵医嘱，戒掉夜宵和那些美味的肥肉，再合理搭配三餐以及适当运动，减肥效果明显，现在体重 70kg，腹围也有减少，而且头部昏沉的感觉明显改善，虽然体重减得并不是很明显，但是小雨自我感觉轻松了不少，而且小雨再也不被拉肚子困扰了，现在还可以坚持早起锻炼，不再像以前一样总是睡不醒了，她对减肥更加有信心了。小雨又坚持治疗 1 年之后，"游泳圈"消失了，脸也瘦下来了，每天早起锻炼感觉两条腿健步如飞，看书也觉得头脑清醒，小雨感到非常满意。体重最终降至 55kg，减肥成功后，她从一个人人嘲笑的大胖子变成了风采迷人的女神，并开始积极参加校园内各种活动，报名参加十佳歌手，还荣获冠军，成为校级优秀三好学生，让同学们重新认识了她，而她也开始了新的人生。

（一）提供信息

1. 小雨由于学业繁重及经济负担过重难以继续坚持。
2. 控制饮食及适当运动有助于减肥。
3. 治疗期间，小雨体重稍有反弹。

（二）学习重点

1. 针灸减肥的优势及作用机制。
2. 皮肤针及耳穴治疗肥胖的原理。
3. 穴位埋线减肥的操作方法及注意事项。

（三）问题导向

1. 怎样使穴位埋线达到最佳效果？
2. 阿是穴的概念及选穴原则？
3. 肥胖症如何预防？
4. 除了文中提到的，你还能想到哪些有效的减肥方法？
5. 单纯性肥胖的西医治疗是怎样的？

知识链接

1. 单纯性肥胖的危害

单纯性肥胖是世界范围内最受关注的营养性疾病之一，它不仅极大程度地危害着青少年身心健康的成长，而且还是成人高血压、糖尿病、心血管疾病、脑血管意外等多种疾病的重要危险因素，已经引起广泛重视，无论在发达国家还是发展中国家，肥胖的发病率都呈上升趋势。

2. 定义及判定标准

肥胖症，是指人体脂肪积聚过多，体重超过标准体重的 20% 以上。根据肥胖的起因可分为单纯性肥胖及继发性肥胖两种。前者不伴有明显内分泌系统功变化，临床上最为常见；后者常继发于神经、内分泌和代谢疾病，或与遗传、药物有关。目前世界卫生组织的分类标准以 BMI 25.0~29.9 为超重，BMI ≥ 30 为肥胖。根据不同肥胖程度，30.0~34.9 为 1 级肥胖或轻度肥胖，35.0~39.9 为 2 级肥胖或中度肥胖，≥ 40.0 为 3 级肥胖或重度肥胖。这个分级主要根据欧洲白种人的研究数据制定的。WHO 西太区和国际肥胖工作组（IOTF）建议在亚洲人群以 BMI 23.0~24.9 为超重，≥ 25 为肥胖。由于不同种族人群在相同的 BMI 下，肥胖相关疾病的发病、患病及死亡的风险不同，2004 年 WHO 专家组建议各国制定适合本国的标准，2002 年，中国肥胖问题工作组的专家在对中国肥胖相关研究数据进行 Meta 分析的基础上，结合中国国情，提出我国成人 BMI 切点为：BMI 24.0~27.9 为超重，≥ 28 为肥胖，该标准已经由卫生部疾病预防控制局在中国成人肥胖预防控制指南中发布，并广泛应用于肥胖相关流行病学调查。

3. 病因病机

病因：①年老体弱。②饮食不节。③安逸少动。④情志不舒。⑤先天禀赋。

病机：总属阳气虚衰，痰湿偏盛。脾气虚弱则运化转输无力，水谷精微失于输布，化为膏脂和水湿，留滞体内而致肥胖；肾阳虚衰，则血液鼓动无力，水液失于蒸腾汽化，致血行迟缓，水湿内停，而成肥胖。

4. 诊断依据

（1）有饮食过多，恣食肥甘厚味等不良饮食习惯，或缺乏运动，或有肥胖家族史。

（2）体重明显超过标准体重，或有身体沉重、头晕乏力、行动迟缓，甚或动则喘促等症状。

（3）排除水肿等器质性病变。

5. 病证鉴别

（1）肥胖与水肿：水肿严重时，体重也增加，也可出现肥胖的伴随症状，但水肿以颜面及四肢浮肿为主，严重者可见腹部胀满、全身皆肿，与本病症状有别。水肿经治疗，将病理性水湿排出体外后，体重可迅速减轻，降至正常，肥胖患者体重减轻相对较缓。

（2）肥胖与黄胖：黄胖由肠道寄生虫与食积所致，以面部黄胖肿大为特征，与肥胖迥然有别。

6. 针灸减肥的优点

针灸减肥针刺治疗单纯性肥胖具有疗效显著持久、不良反应小等特点，被越来越多的肥胖病患者所接受。针刺对机体的体重、脂代谢、胃电图、血液流变学及神经系统等方面都有良性调整作用，通过多系统、多功能的综合作用实现减肥效果。针灸减肥，不需过分控制饮食及做剧烈运动。因过分节食，轻则造成人体代谢功能降低，这是进一步致肥胖的潜在因素，重则可能导致厌食症。运动减肥者运动停止后体重容易反弹。所以，针灸减肥是一种安全有效且不易反弹的减肥方法。

7. 针刺治疗的选穴原则

治法：祛湿化痰，通经活络。取手足阳明经、足太阴经穴为主。

最常用主穴为天枢、中脘、气海、丰隆。

天枢位于脐旁，为上下腹之分界，是气机升降的枢纽，可调畅一身气机，同时又为大肠募穴，阳明脉气所发，可调理胃肠，又可助肺通调水道。中脘，胃之募穴，八会穴之腑会，善调脾胃、化湿降逆，配天枢，通腑气使食无积、秒得除。气海，先天之原气汇聚之处，刺之可津顺痰消，即丹溪所谓"善治痰者，不治痰而治气，气顺则一身之津液亦随气而顺矣"之意。以上穴位皆位于腹部，布于脐周，内可调理脏腑功能，外可消除局部肥脂。丰隆，足阳明胃经的络穴，别走足太阴脾经，可调理脾胃，疏布津液。主穴中募穴使用最多。募穴是脏腑气血结聚于胸腹部的腧穴，分布规律与五脏六腑所在的位置关系密切，在临床上最能反映五脏六腑的虚实盛衰。脾胃虚弱再加上脾俞、胃俞、足三里，俞募穴配合应用，募穴多用治腑病，"合治内腑"，六腑皆享于胃，足三里穴在调理胃肠功能中起关键作用，以发挥其协同作用。胃肠积热加上巨虚、内庭、曲池。

主穴位于胸腹部最多，腹部为脂肪最易堆积处，又是任脉、脾经、胃经走之处，故在肥胖部位选穴，可通经脉、行气活血、通壅化滞。

8. 肥胖的辨证分型

参照 1997 年全国第五届肥胖病研究学术会议标准将肥胖症分为 5 型：脾虚湿阻、胃热湿阻、脾肾阳虚、肝郁气滞和阴虚内热型。

（1）脾虚湿阻：纳呆乏力，肢体困重，腹胀，便溏，尿少，浮肿；舌淡胖，苔腻，脉沉或细。

（2）胃热湿阻：多食善饥，口干舌燥，怕热多汗，小便偏赤，大便秘结；舌红，苔黄，脉数或滑。

（3）脾肾阳虚：形体肥胖，颜面虚浮，神疲嗜卧，气短乏力，腹胀便溏，自汗气喘，动则更甚，畏寒肢冷，下肢浮肿，尿昼少夜频；舌淡胖，苔薄白，脉沉细。

（4）肝郁气滞：性情急躁，胸胁胀满，月经不调，闭经；舌苔薄，舌质暗红，脉细。

（5）阴虚内热：头昏眼花，头胀头痛，腰酸膝软，五心烦热，低热；舌尖红，苔薄，脉细数。

诊断证候 2~3 项以上，舌、脉象基本符合者，即可诊断为该型。

9. 穴位埋线的优势

穴位埋线治疗单纯性肥胖具有疗效显著持久、毒副反应小等特点，被越来越多的肥胖病患者所接受。埋线疗法的整个操作过程包括了针刺疗法、刺血疗法、组织疗法、割治疗法，同时也包含了埋针效应及后作用效应，是多种方法和效应的集中和整合，是针灸的改良与延伸。穴位埋线疗法不仅可减重降脂，而且改善单纯性肥胖患者脂肪肝等相关的并发症，使机体恢复健康。

10. 埋线操作方法

埋线操作方法：患者取卧位，嘱其放松，平稳呼吸，用碘伏常规消毒所取的腧穴，然后按无菌操作将 3~0 胶原蛋白线剪成 0.5cm~0.8cm 长短不一的线，用无菌镊子夹取胶原蛋白线，从 8 号埋线针头前端推入针管。腹部及腰部穴位直刺快速进针，深浅根据患者局部脂肪的厚度判断，然后缓缓边推针芯边退针，把胶原蛋白线留在穴位内。出针后，用消毒棉球按压针孔 30 秒以防出血及局部血肿。之后，用碘伏再次消毒，予以创可贴贴于针眼，并嘱患者于治疗后 24 小时内不能洗澡。

11. 单纯性肥胖西医学治疗方法

（1）一般治疗：包括饮食治疗、运动疗法和行为矫正疗法。

1）饮食治疗是在平衡膳食基础上控制热量摄入，有饥饿疗法、超低能量饮食疗法、低能量饮食疗法等，其优点是体重减轻快而明显，但患者依从性差，难以坚持，且易反弹。

2）运动疗法的基本原理在于使脂肪中储存的三酰甘油分解，作为能量被消耗，单独运动疗法对减重作用不大，但一旦减重，它却有助于维持体重。它也是单纯性肥胖治疗的基本措施之一。目前有较多研究，显示运动结合饮食控制是较理想的减肥方式。

3）行为矫正疗法，又称行为疗法，包括改善患者对肥胖的认知，矫正不良的进食方式和活动方式，具体为指导病人制定减肥计划、改变饮食习惯、避免饱食暴食、增加咀嚼次数、减慢进食速度、养成良好的生活习惯、参加适当的体力劳动等。此外，令患者增强减肥信心、克服运动惰性及自卑感、取得亲属的支持与配合对治疗肥胖亦有帮助。一般疗法均需长期坚持才能达到稳定效果。

（2）药物治疗：目前用于治疗肥胖的药物主要有作用于中枢的食欲抑制剂和作用于外周的脂酶抑制剂。作用于中枢的食欲抑制剂可通过增强中枢的肾上腺素能神经功能，从而发挥抑制食欲、减少食物摄取的作用。由于减肥药都有不同程度的副作用，而且迅速减肥对患者身体影响较大，弊大于利，因此，减肥药在临床上应用受到限制。

（3）外科治疗：外科治疗肥胖的方法主要为胃肠改建术，可分为限制性手术和阻碍吸收手术两种类型。胃肠道改建手术被认为是目前治疗重症肥胖症最为有效的方法。另外，目前外科减肥方法还有吸脂、切脂。这两种方法能较快地达到减少局部外周脂肪、减重目的，但是国内外一致认为，仅仅通过吸脂、切脂疗法减肥，并不能防止各种代谢异常的发生，腹部吸脂切脂术不应该作为肥胖症的治疗方法。

参考文献

［1］ 于向华，何齐芳，陈文通. 穴位埋线治疗单纯性肥胖的研究现状［J］. 中华中医药学刊，2013，31（3）：94.

［2］ WHO. Obesity: Preventing and managing the global epidemic-Report of a WHO consultation on obesity［M］. Geneva: WHO, 1998.

［3］ WHO. The Asia-Pacific perspective: redefining obesity and its treatment［M］. Geneva: WHO, 2000.

［4］ WHO Expert Consultation. Appropriate body-mass index for Asian populations and its implications for policy and intervention strategies［J］. Lancet, 2004, 363: 157-463.

［5］ 中国肥胖问题工作组数据汇总分析协作组. 我国成人体重指数和腰围对相关疾病危险因素异常的预测价值：适宜体重指数和腰围切点的研究［J］. 中华流行病学杂志，2002，23（1）：5-10.

［6］ 中国肥胖问题工作组数据汇总分析协作组. 我国成人适宜体重指数切点的前瞻性研究［J］. 中华流行病学杂志，2002，23（6）：431-434.

［7］ 周仲瑛. 中医内科学［M］. 北京：中国中医药出版社，2007：440-446.

［8］ 符佳，陆志明，张彩荣，等. 近年来针灸治疗肥胖病的作用机制研究概况［J］. 四川中医，2007，25（11）：38-40.

［9］ 金君梅. 穴位埋线减肥的疗效观察［J］. 中国中医药科技，2009，16（6）：488-489.

［10］ 唐华生. 针灸治疗单纯性肥胖症相关问题的探讨［J］. 中国针灸，2008，28（7）：522-524.

［11］李倩倩，王晓燕，孙焱，等. 穴位埋线治疗单纯性肥胖取穴规律的研究［J］. 针灸临床杂志，2014，30（6）：64-66.

［12］张晔. 实用临床针灸学［M］. 上海：上海医科大学出版社，1988：265.

［13］危北海，贾葆鹏. 单纯性肥胖病的诊断及疗效评定标准［J］. 中国中西医结合杂志，1998，18（5）：317-318.

［14］He XP. Clinical study on thread-embedding therapy for insomnia due to heart-spleen deficiency［J］. J Acupunct Tuina Sci, 2012, 10（4）: 223-226.

［15］Monteverde M, Noronha K, Palloni A, et al. Obesity and excess mortality among the elderly in the United States and Mexico［J］. Demography, 2010, 47（1）: 79-96.

［16］陈茹，丁德光. 电针配合穴位埋线治疗单纯性肥胖并发脂肪肝临床观察［J］. 湖北中医杂志，2013，35（6）：61-62.

［17］郑肖，吉海春. 穴位埋线治疗单纯性肥胖 40 例［J］. 中医外治杂志，2015，24（6）：28-29.

［18］WonkJA. Exercise for overweight Patient［J］. The Physician and SPots Med, 1990, 18: 113.

［19］Kral JG. Preview of Surgical tecniques for treating obesity［J］. An J clinicNutr. 1992, 55: 552.

［20］裴海成，刘志民. 实用肥胖病治疗学［M］. 北京：人民军医出版社，2006：356-366.

第四章

现代针灸模块

第一节　一条神奇的线——循经感传

教学目标

1. 通过案例分析，掌握循经感传的定义、基本特征及测定方法。
2. 掌握影响循经感传的因素，并了解产生循经感传现象的机制。
3. 通过对影响循经感传因素的分析，来指导临床治疗。

案例摘要

罗小贝是中医学院的一名医学生，在陪奶奶去中医院治疗腰痛后，对针灸产生浓厚的兴趣。一次牙疼针刺合谷后，出现了局部酸、麻、胀沿胳膊外侧向上传的感觉，她开始接触循经感传这一现象。在一次同学聚会上，有个同学也碰巧牙痛，小贝尝试给他针刺合谷治疗，但是并没有出现循经感传的现象，也没有收到良好的效果，她发现循经感传的出现存在个体差异。小贝了解到能够通过一些适当手法激发循经感传，她为同学施行了一些提插捻转的针刺手法，这位同学出现了循经感传的现象，牙痛好像也缓解了一些。

【关键词】循经感传；基本特征；影响因素；作用机制。

教学安排

本案例有 3 幕场景，供 3 个学时讨论，每学时 50 分钟。

学时	场景摘要
第一学时	第一幕摘要（50 分钟）：重点讨论循经感传的定义、基本特征。罗小贝陪奶奶去中医院针灸治疗腰痛，对针灸产生浓厚的兴趣。一次治疗牙痛的经历让她开始了解到循经感传的神奇现象

学时	场景摘要
第二学时	第二幕摘要（50分钟）：重点讨论循经感传的测定及分型，在一次同学聚会上，有个同学也碰巧牙痛，小贝尝试给他针刺合谷治疗，但是并没有出现循经感传的现象，也没有收到良好的效果，她发现循经感传的出现存在个体差异
第三学时	第三幕摘要（50分钟）：重点讨论循经感传的影响因素，如何激发循经感传，以及循经感传的机制。小贝了解到健康体强的人不易出现循经感传现象，但是能够通过一些适当手法激发循经感传，她为同学施行了一些提插捻转的针刺手法，这位同学出现了循经感传的现象，牙痛好像也缓解了一些

设计思路

第一幕： 罗小贝陪奶奶去中医院针灸治疗腰痛，对针灸产生浓厚的兴趣。一次治疗牙痛的经历让她开始了解到循经感传的神奇现象。重点讨论什么是循经感传以及循经感传的基本特征。

第二幕： 在一次同学聚会上，有个同学碰巧牙痛，小贝尝试给他针刺合谷治疗，但是并没有出现循经感传的现象，也没有收到良好的效果，她发现循经感传的出现存在个体差异。小贝通过查阅书籍了解到循经感传的测定及分型，从故事情节中分析归纳循经感传的测定及分型有哪些。

第三幕： 小贝了解到健康体强的人不易出现循经感传现象，但是能够通过一些适当手法激发循经感传，她为同学施行了一些提插捻转的针刺手法，这位同学出现了循经感传的现象，牙痛好像也缓解了一些。重点讨论影响循经感传的因素有哪些，如何激发循经感传，以及循经感传的机制。结合一、二幕资料，来指导临床。

要点提示

1. 循经感传的定义、基本特征是本案例讨论的重点之一。第一幕，重点讨论的是循经感传的基本特征。可以根据场景和掌握的资料，发表循经感传的基本特征有哪些。

2. 第二幕，结合案例讨论循经感传怎样测定，及测定结果怎样评定。根据两个幕剧提供的信息，讨论影响循经感传的因素有哪些，并结合循经感传的影响因素，给患者做出治疗指导。

3. 第三幕，重点讨论如何激发循经感传现象，讨论循经感传的机制，通过资料了解循经感传的现代研究，最后由一名学生对本小组讨论结果进行梳理。

案例正文

第 一 幕

今天是罗小贝同学第一次踏入中医学院的校门，她与中医结缘，要从两年前说起。那时 16 岁的小贝还是一名高中生，一次寒假在家，她陪奶奶去医院针灸治疗腰痛。第一次接触到针灸，她还有些害怕，看到医生拿着一根银针扎在奶奶腰上，却听到奶奶说传到腿上了，这让她感到非常奇怪。在陪奶奶治疗了一段时间后，奶奶的腰痛缓解了好多，从此她就对中医产生了莫名的好感。高考填志愿，她义无反顾地选择了针灸推拿学，来到了中医学院开始学习。

经过一段时间的中医基础学习，她开始对中医有了一些基本的了解。很快到了第二学年，开始学习经络腧穴的小贝显得格外兴奋，她感觉终于要开始真正接触到针灸了。在学习过程中，老师经常会讲一些临床知识来帮助他们理解。老师告诉他们，针刺穴位不是简单地扎进去就可以，临床上要求针刺时要得气，就是使局部有酸麻胀的感觉，效果才会好。有一次她突然犯了牙痛的毛病，想着老师曾经讲过一句"面口合谷收"，她就带着这个问题去请教老师，老师先在她的合谷穴处按压了几下，她感到胀胀的，接着老师又在她合谷穴刺了一针，顿时局部就有一种既酸又麻又胀的感觉，她想着这可能就是老师之前提过的得气，随后这种感觉沿着胳膊外侧向上走，不一会儿，牙痛的感觉也缓解了。好奇的她马上又请教老师为什么会有这种感觉，老师告诉她这是一种循经感传的经络现象。第一次听到这些专业术语的她并不能理解，但回想那次奶奶扎针时，医生明明扎的腰部，但奶奶却说腿上也有感觉，这让她觉得自己似乎对中医针灸又有了一些新的了解。

（一）提供信息

1. 罗小贝陪奶奶针灸治疗腰痛，对针灸产生兴趣。
2. 一次牙痛治疗经历让她开始了解循经感传现象。

（二）学习重点

1. 循经感传的定义。
2. 循经感传的基本特征。

（三）问题导向

1. 什么是循经感传？

2.循经感传有哪些特征？

3.循经感传与得气有什么关系？

第 二 幕

带着那些问题，小贝开始查阅一些古籍文献，她发现我国古代医家很早就认识到了"循经感传现象"，并且认识到循经感传现象在不同患者身上表现的形式不同，治疗效果也有很大差异。一次暑假的同学聚会让她对此深有感悟。一位健康强壮的高中男同学也牙痛，小贝趁此机会想要检验一下自己的学习成果，也为他针刺了合谷穴，可是这位同学仅仅在局部产生了酸、麻、胀的感觉，并没有沿着经脉传导，牙痛也没有得到很好的缓解。小贝感到失望的同时，也在寻找各方面的原因，她在征求了同学的意见之后，又针刺了他的曲池、足三里，可是这两个穴位同样只是在局部产生感觉，并没有循着经脉传导，小贝发现他很难出现循经感传的现象。带着这个问题，小贝再次查阅书籍，从古代文献到现代研究，只要是有关循经感传的内容，她都不放过。

一次偶然的机会，小贝认识了一位师姐，她向师姐请教循经感传的问题，师姐建议她从基础的问题开始研究。于是她就借来书本，在翻阅过程中，她看到，1973 年，国家卫生部就颁布了测定循经感传的统一标准及方法，并开始了大规模的调查工作，是用一种低频脉冲电刺激器刺激受试者所测经脉，记录受试者所出现的感觉传导路线和距离，规定了一系列的循经感传距离的标准，以及循经感传显著程度的分型。这个发现让她开始理解了为何她的同学不容易出现循经感传现象。循经感传的出现存在个体差异，小贝的这位同学，可能是不显著的循经感传类型。

（一）提供信息

1.小贝为同学治疗牙痛，该同学很难出现循经感传现象，治疗效果不佳。

2.小贝发现循经感传的出现存在个体差异，显著程度不同。

（二）学习重点

1.循经感传的测定方法。

2.循经感传的测定结果评定。

（三）问题导向

1.分析如何进行循经感传的测定。

2. 循经感传距离的标准是什么?

3. 循经感传显著程度的分型有哪些?

4. 分析该同学很难出现循经感传现象的原因。

第 三 幕

　　小贝从书本上了解到每个人循经感传显著程度是不同的。有一次暑假回家,她又陪奶奶去医院针灸调理身体,这一次她不再感到害怕,而是有一种熟悉的感觉。她看到医生娴熟的手法,问奶奶是否有感觉,奶奶说有传导的感觉并且还挺明显,她又询问了一下旁边一起针灸的叔叔,那位叔叔却说只在局部有感觉,并没有传导,她看那位叔叔还挺年轻的,通过聊天知道叔叔平时身体挺健康,就是这次打球把腰给扭了一下。小贝发现循经感传现象在身强体壮的同学和这位叔叔身上很难出现,他们都属于不显著的类型,而自己和奶奶都比较容易出现循经感传现象,应该是较显型的感传类型。

　　小贝查阅资料后,了解到能够通过一些适当手法激发循经感传。于是她又邀请她的那位同学来协助自己研究这个问题,她依旧在同学的合谷穴针刺,不过这次小贝施行了一些提插捻转的针刺手法。通过这位同学的舌苔脉象,小贝分析是实热引起的牙痛,所以小贝为他施行了泻法操作。这次操作,小贝有了很大的收获,因为在她反复捻转提插的操作下,这位同学神奇地出现了循经感传的现象。同学说,他感到一条神奇的线顺着胳膊向上传,牙痛好像也缓解了一些。小贝感到开心激动的同时,新的问题也出现了,为什么会出现循经感传的现象呢,到底是什么导致这种感觉呢,这些新问题的出现,也激励着小贝向着新的知识领域进发。

(一) 提供信息

1. 再次陪奶奶针灸,小贝发现身体健康的人不易出现循经感传现象。

2. 小贝发现能够通过一些适当手法激发循经感传。

3. 邀请同学再次治疗,激发出循经感传,治疗效果较好。

(二) 学习重点

1. 循经感传的影响因素。

2. 激发循经感传的方式。

3. 循经感传的机制。

（三）问题导向

1. 影响循经感传的因素有哪些？

2. 如何提高循经感传的出现率？

3. 循经感传的出现与治疗效果有什么关系？

📖 知识链接

1. 循经感传的定义

循经感传现象系指针刺、电脉冲或其他方法刺激穴位时，人体出现一种酸、麻、胀等特殊感觉，从受刺激的穴位开始，沿古典医籍记载的经脉循行路线传导的现象。能由受试者指明传导途径者称为显性感传，受试者不能直接感知而无法指明传导途径者称为隐性感传。

2. 循经感传的特征

（1）循经感传的循经性：感传通常多与古典经络主干循行路线基本相符，但在不同个体、不同经脉、不同线段常发生偏离，总的来说，四肢部基本一致，躯干部常有偏离，而在头面部则差异较大，表现为不及、超过、串行或不循经等。但同一个体的感传路线则基本上是稳定的，可重复的。循经感传有时还可出现沿十二经脉顺序衔接流注和经脉间交会、交叉的现象，其中任督二脉感传交会的现象比较多见。

（2）循经感传的性质：针刺得气时，大多数受试者可有以酸、胀、麻为主的混合性感觉循经传导；少数受试者可出现流水感、蚁行感、冷感及热感等。感觉的多样性常与刺激方法、部位、个体差异有关。比如：①艾灸时多出现温热感沿经传导；电刺激时则出现麻感沿经传导；毫针刺激时多以酸胀感沿经传导；指压刺激多以胀感为主；手法运针时"烧山火"产生热感；"透天凉"产生凉感。②针尖到达皮内时常引起痛感，且定位明确，多无感传现象；针尖深入皮下及肌层的时候，常以胀感为主，针尖进入更深的部位时，则出现酸、麻、重、胀或这几种感觉的混合感，并有明显的感觉传导。

（3）循经感传的速度：循经感传的速度一般约 1~10cm/s。另外循经感传的速度在个体间差异很大，不同经脉或同一经脉的不同部位其感传速度也各不相同，如前臂、小腿部位比上臂、大腿、躯干、头面部位快。经过肘、肩、膝、髋等大关节或主要穴位时，可出现速度减慢或停顿，停顿时间多为数秒至 1 分钟，少数可达几分钟。有的受试者，经过一定时间刺激后，方感知感传的出现，一般潜伏期为几秒至十几秒，此期的长短与传导速度呈正比，即传导的速度越快其潜伏期就越短。同一个体感传的速度则大体上是稳定的。

（4）循经感传的宽度：循经感传路线的宽度因人而异，在大多数人感传路线不是一条线而是一条带，通常感觉带的宽度范围在 0.5~3cm 之间。在四肢多呈现细线状，一般仅数毫米，而在躯干则呈宽带状，可达 10cm。感传带有中心部和边缘部之区分，中心部较细，感觉强烈、清晰，边缘部分感觉模糊。感传带的宽度在不同个体和经脉间各不相同，也与刺激的方式、方法和强度有关。

（5）循经感传的深度：感传路线所处的深度随机体部位而有不同，在四肢末端较浅，似乎位于皮下，随着向心传导，肌肉逐渐丰厚，感传深度也逐渐变深，到达躯干时似乎进入了体腔，到达头面部时似乎仍在皮下。

（6）循经感传的方向：循经感传的传导方向与经脉循行方向一致，但由于刺激的穴位不同，其传导分单向及双向。如刺激井穴、原穴时，感传向躯干方向传导；刺激头面部或躯干部的穴位时，感传向四肢传导；刺激经脉中途的穴位，则感传呈离心性和向心性传导即双向传导。在感传延伸过程中，刺激停止，感传并不消失，而是沿着原路向刺激点回流，到达该穴后才逐渐消失，这种现象称为回流。如果针刺时间较长，尽管刺激并未停止，有些人的感传也自动向针刺穴回流，最终消失。而且在此后的一定时间内再刺激经穴，即使施以更强的刺激亦不会再引起感传，这种现象有人称之为"乏感传期"。

（7）循经感传的阻滞：循经感传可以被多种方法阻滞。

1）机械压迫：有效阻滞压强一般为 49~98kPa，其特点是即效性。施加压迫，感传立即被阻断；解除压迫，感传又立即恢复，短时间内可多次重复。压迫感传线上的任何部位，不论是在针刺穴的向心端或离心端，同样都可以使感传阻滞，对十四经脉的观察结果也完全一致。绝大多数受试者，循经感传均可被机械压迫所阻断，但压力必须施加在感传线上。压迫感传线两侧旁开的对照点和对侧身体的对称部位对循经感传都没有明显的影响。无论是手法运针、电刺激穴位，或艾灸引起的感传均可被机械压迫所阻断。从效果来看，没有显著差别。但向肢体末端快速放射的针感或电击感，以及直接刺激神经干所引起的感觉投射则不能被机械压迫所阻断。

2）局部深层组织冷冻：降温至 21.6 ± 0.4℃时循经感传被慢慢阻断，消除降温后，随着温度的上升，感传则逐渐恢复。

3）局部注射生理盐水及盐酸普鲁卡因阻断感传，其特点是：感传的阻滞是即时性的，但感传的恢复则是渐进性的；在未被阻滞的部位（即近针刺穴一侧），感传的增强特别明显，可持续几小时至十几小时之久。有人对注射生理盐水和普鲁卡因的效果进行了比较，二者的作用是相同的。不仅对离心性和向心性感传都有阻滞作用，而且都是即效，没有潜伏期。生理盐水或药物注入 2~25 秒钟感传即被阻滞，有效阻滞时间 10~25 分钟，同一个体大致相同。这一时程较普鲁卡因麻醉作用的时间短，说明局部注射普鲁卡因和生理盐水对循经感传的阻滞作用，同样都是由于注入的溶液使局部组织内压增高导致的"压迫"所引起，而不是因为普鲁卡因对外周神经的药物作用所造成。

4）局部注射 M 受体阻滞剂、α 受体阻滞剂或兴奋 β 受体可以阻断循经感传。有学者在一些有循经感传的病人身上观察到，皮内注射阿托品可以立即阻断循经感传，而新斯的明可以翻转阻断作用，使传导逐渐恢复。

5）皮肤触觉刺激法：用毛刷在拟阻断部位轻轻刷动15分钟左右，也可阻滞感传。其中有一些受试者，在触觉刺激作用下，还可出现类似"跨越传导"的现象，即被施加触觉刺激的部位，感传消失，其他部位的感传保持不变。

（8）循经感传的效应：感传不仅可循体表经脉线传导，还能引起相关脏腑的内脏效应。这种效应可以是良性的，也可以是非良性的，但多数是和针灸效应一致的。例如：针刺足三里等穴位感传上达腹部时，即出现肠鸣音的显著改变，胃蠕动增强，胃电图的波幅增大；针刺内关或中冲等穴位感传上达胸部时，可使心脏收缩力增强，心输出量和心脏指数显著增高，射血前期与左心室射血时间的比值减小，左心室功能明显改善；刺激合谷等穴位感传上达胸部时，哮喘患者的哮鸣音迅即显著减少，甚而消失。在针刺阵痛试验中，当感传到达疼痛部位时，痛阈和耐痛阈均提高，但感传被阻滞后针刺镇痛作用即显著降低，当阻滞解除，感传一经恢复时，其镇痛效果又迅速表现出来。

（9）循经感传的激发：人群中循经感传出现率仅 20% 左右，适当采用一些方法，可激发感传。①反复轻微捻针，伴以小幅度快速提插或辅以沿经撮、提、循、按，可使90%的患者出现感传，其中感传通达经脉全程者占30%以上。②采用电锟针刺激井穴，出现短程感传时即在其终止处再加刺激，如此多次接力刺激，使感传达到全程，最后仅刺激井穴，感传即可贯穿全程。有报道此法可使感传出现率提高到84.4%，其中通达全程者占22.1%。③有人对67名受试者应用ATP、CoA、细胞色素C、活血化瘀中药等，通过肌内注射、口服或静脉给药，发现这些药物都可在一定程度上提高循经感传的显著程度。又有人比较了三种药物穴位导入激发感传，共测试185人次，以乙酰胆碱激发的作用最佳，三磷酸腺苷次之，肾上腺素则不能提高感传出现率。乙酰胆碱导入之后，沿经的皮肤血管扩张，出现一条醒目的红线。④采用入静诱导结合压穴刺激，可提高感传出现率。入静诱导的效果与入静深度呈平行关系，深度入静的受试者感传显著型转化率近 100%。

（10）循经感传的趋病性：在病理状态下，当感传自四肢出现后，进入躯干有趋病所性，即所谓的"气至病所"。针刺不经过病所的经脉的穴位时，有一些受试者，感传首先沿针刺穴所属经脉的路线循行至病所附近，然后即偏离该经脉转向病所。有的即终止于病所，有的则通过病所继续循行，表现了一定程度的变异。

3. 循经感传的测定

（1）调查方法：受试者安静平卧 10~20 分钟后，用低频脉冲电刺激器的刺激电极置于所测经脉的井穴（或原穴）上，参考电极固定于一侧小腿部（测上肢感传时）或前臂（测下肢感传时），刺激强度以受试者对电脉冲产生明确的麻胀感为度（电流强度约 1mA）。记录从刺激开始后受试者所出现的感觉传导路线和距离。测完十二条经脉后，按记录结果将其分型列入统计。

（2）循经感传距离的标准：根据感传的不同距离，对循经感传的类型进行了规定。

1）感传不超过腕、踝关节者，"−"表示。

2）感传超过腕、踝关节，但不超过肩、髋关节者，"+"表示。

3）感传超过肩、髋关节，但不能到达经脉终点者，"++"表示。

4）感传能贯通经脉全程者，"+++"表示。

（3）循经感传显著程度的分型：根据刺激穴位时出现循经感传的经数和传导的距离，可将循经感传显著程度分为四型。

1）Ⅰ型：显著型，受试者有 6 条以上经脉感传距离达到"+++"，其余经脉均达到"++"的标准。

2）Ⅱ型：较显型，受试者有 2 条以上经脉感传距离达到"+++"，或 3 条经脉均达到"++"的标准。

3）Ⅲ型：稍显型，受试者有 1 条经脉感传距离达到"++"，或 2 条经脉均达到"+"的标准。

4）Ⅳ型：不显型，受试者只有 1 条经脉感传距离达到"+"，其余经脉均为"−"的标准。

4. 循经感传的影响因素

（1）遗传因素：循经感传调查结果表明，循经感传的出现率与种族有关。黑色人种出现率最高，白色人种次之，黄色人种再次之。在一项对循经感传者的家族调查中发现，父母双方为感传显著型的一组，其子女共 24 人中感传出现率为 87.5%（21人），其中显著型者占 45.8%（11 人）；而父母双方为感传不显著型的一组，其子女共 11 人中感传出现率为 45.4%（5 人），其中显著型者占 9.1%（1 人），两组差异非常显著，提示循经感传可能有遗传的特点。

（2）年龄因素：年龄对循经感传出现率的影响，研究结果并不一致。有研究显示，低频电脉冲诱发的循经感传出现率，中老年高于青少年，而在 40 岁以下人群中，随着年龄的增长，感传的出现率有增高的趋势。但是经过多次针刺或入静诱发循经感传，青少年的感传出现率大幅增长，高于成年人。

（3）健康因素：健康因素对循经感传出现率的影响，研究结果尚有分歧，但多数调查资料表明患有疾病的人群感传出现率高于健康人。如患有脑血管病、脑炎、截瘫、脊髓灰质炎后遗症、甲状腺功能亢进、高血压病、神经症、精神病等的患者感传出现率高于健康人。某些在疾病过程中出现的自发性感传，往往与疾病的转归相关，即恶化时感传增加，好转时感传减少，痊愈时感传消失。故而认为感传的出现与发病的病理过程有关系。

（4）温度因素：温度对循经感传的出现率有明显影响，一般来说，温度较高，感传出现率也升高，降温则相反。例如，夏秋季感传出现率高于冬春季；室温升高，可使感传速度加快、距离延长，感传出现率也增高。有研究显示，在室温 15℃时不能激发感传，16℃~20℃时较难激发感传，21℃~25℃时较易激发感传，26℃时最易激发感传。在刺激的穴位周围或循经线上加温，也可使感传出现率提高。

（5）刺激方法与参数：应用低频脉冲电诱发循经感传时，脉冲电的强度和频率对循经感传的出现率有明显影响，强度过大或过小都难以诱发感传，在一定范围内，刺激强度越大，感传越强，行程越长，但刺激过强则引起疼痛，甚至阻滞感传。从刺激频率上说，低频刺激时感传形成较快，高频刺激时感传形成较慢。从刺激方法上说，手法运针快于电针，电针快于压迫穴位，艾灸的感传较慢，在受试者能耐受的范围内，加大刺激强度或增加艾灸壮数可以增加感传速度。

5. 循经感传的机制

（1）传统研究理论

1）体液论：张维波对经络低电阻通道特性和体液（组织液）运动的大量研究，从体液角度揭示了经络的规律，解释了物质移行转运问题和循经感传的机制。

2）电磁振荡与电化学震荡论：李定忠等通过大量的理论实践研究，认为经络与先天基因固有程序和规律有关，是客观动态存在的，实质是电磁振荡和电化学震荡的循行流，载体是人体物质系统。

3）电生理路线系统论：田存好等多方面论证了人体电生理路线的存在，认为其物质载体是微量金属元素链，传递由脑发出的电能和信息，保证全身各个组织的正常运行。

4）藕联带结构论：周立华对国内外经络实质研究现状进行了分析研究，从多学科的角度提出与经络相关的蛋白质分子及其组成的藕联带结构可能是经络实质关键物质基础的假说。

5）管道系统论：樊旭认为自然界分为实物质和虚物质，经络系统属于虚物质一类，穴位是经络系统中虚物质的凝聚，针刺若想取效应刺在虚物质上。就人体而言，经络系统的实质是虚物质运行的管道系统。

6）生命场论：周磊等认为经络没有具体的形态结构，对于经络的研究应与生命场的观点相联系，利用信息控制论的理论和方法去思考，即生命场要和外在能量场达到统一。

7）321集成理论：印大中等通过将生物体信息传导系统分为"三个系统""两个类型"，简称"321集成理论"进一步解读了经络本质及循经感传现象的生物学本质。

（2）现阶段研究观点

1）基因层面"缝隙连接"观点：王琪等使用新型组织氧分压传感针等仪器对阻断缝隙连接的山羊和基因敲除的小鼠膀胱经经穴及旁开非经穴处的氧分压进行检测，得出结论认为缝隙连接在针刺信号传递的过程中具有重要作用，并提出假设：缝隙连接可能是经络的形态学基础，钙振荡是经络传导现象重要的功能学基础。缝隙连接在机体组织内广泛存在，将缝隙连接阻断，不仅会对针刺信号的传递产生影响，也会对其他系统的信息传递造成不同程度的阻碍，因此将缝隙连接解释为经络的形态学基础并不确切。

2）分子层面

①"纤维状蛋白"观点：冯盛才认为人体内纤维状蛋白分子内和分子间的能量传递是经络循经感传现象的机制。纤维状蛋白通过吸收外来能量，改变自身的构象构型，进行能量的再转化并且输出释放，以完成能量传递的全过程。能量互相传递的过程也是信息传递的过程。并且可以通过改变局部皮肤的压力和低温来调节改变甚至阻断循经感传的传递。并认为能将传递速度对外力和温度较为敏感这一特性应用于临床，在临床治疗时配合最佳的局部压力和适宜的温度来最大程度发挥针灸的疗效。

②"受体mRNA表达"观点：郑淑霞等经过大量相关的实验研究得出结论，针刺内关穴可以对心肌M3受体mRNA的表达产生影响，如果屏蔽掉针刺的效果，M3受体mRNA的表达还会有所恢复。王淑兰等通过实验观察认为，针刺督脉穴位对MAP-2和NF-L的mRNA表达产生影响，使神经元树突及轴突产生了再生性变化，发挥神经保护的作用。桑鹏等也在针刺脑卒中偏瘫痉挛大鼠实验中得出结论，认为

通过对不同经穴的针刺治疗可以对 GABAB 受体 mRNA 的表达产生影响，显著增大受体蛋白表达的面积和积分光密度值，增加受体的表达。

③"三磷酸腺苷"观点：陈波等通过大量研究发现，三磷酸腺苷（ATP）与经络的循经感传有着密切的联系，经穴局部的 ATP 含量增加有助于循经感传的出现。即通过针刺等外界手段的刺激，使局部部位以及脏腑等其他部位 ATP 含量产生变化，是经络循经感传的实质。但对于具体数据的量化却未能给出确凿的科学证据。

参考文献

［1］ 张维波．古代经络概念与现代经络研究［J］．中国中医基础医学杂志，2003，（12）：44-47．

［2］ 李定忠，博松涛，李秀章．关于经络实质的探讨——关于经络的理论与临床应用研究之三［J］．中国针灸，2005，（1）：57-63．

［3］ 田存好，朱汉章．关于经络实质的探讨［J］．科学之友（B 版），2007，（4）：58-59．

［4］ 周立华．经络实质研究的反思解析与构想——靠理论临床与实验研究相结合揭开经络实质奥秘［J］．中华中医药学刊，2008，（5）：925-927．

［5］ 樊旭．关于"经络实质"问题的探讨［J］．中华中医药学刊，2007，（3）：482-483．

［6］ 周磊，唐昌建．关于人体经络实质认识与研究方法的探讨［J］．中国医学物理学杂志，2006，（3）：41-43．

［7］ 印大中，赵林立．从"自主神经生物学"和动物神经进化看经络的生物学本质［J］．世界科学技术（中医药现代化），2009，（5）：670-678．

［8］ 王琪，余炜和，蒋红芝，等．阻断缝隙连接对膀胱经腧穴组织氧分压的影响［J］．中国针灸，2010，30（12）：1011-1014．

［9］ 冯盛才．能量传递系统理论揭示经络实质——机体内纤维状蛋白分子内分子间能量传递系统理论概要［J］．中国中医药报，2013，（4）：1-31．

［10］郑淑霞，许金森，陈凌，等．经络阻滞现象中家兔心脏 M3 受体含量变化的初步观［J］．中华中医药杂志，2013，8（10）：2869-2872．

［11］王淑兰，倪光夏．针刺督脉经穴对局灶性脑缺血再灌注大鼠缺血半暗带 MAP-2、NF-L 的 mRNA 表达的影响［J］．上海针灸杂志，2013，32（3）：221-223．

［12］桑鹏，王顺，赵佳辉．不同经穴针刺对脑卒中偏瘫痉挛大鼠脑组织 GABAB 受体表达的影响［J］．中国中医药科技，2012，19（6）：522-523．

［13］陈波，郭义，赵雪，等．三磷酸腺苷与针刺效应相关性研究评述［J］．针刺研究，2012，37（4）：338-344．

［14］崔洪健，李春日．论经络循经感传机制［J］．辽宁中医药大学学报，2016，18（3）：54-57．

［15］郭义．实验针灸学［M］．北京：中国中医药出版社，2016：38-52．

第二节　小薇的探穴之路——穴位的现代研究

教学目标

1. 掌握穴位的定义与功能，了解穴位功能的特点。

2. 熟悉穴位病理反应的形式及规律。

3. 通过对穴位产生作用的机制，发现穴位与非穴位之间的关系，来指导临床治疗。

案例摘要

德国科学家的一项研究结果表明针灸的位置是否准确对治疗疾病并不是非常重要。一位通过针灸治疗腰痛取得良好疗效的患者——小薇，看到这篇报道，开始考虑，什么是穴位，为何德国科学家的研究与平常自己所了解的针灸穴位治疗相差甚远。小薇通过自身经历了解了有关穴位的知识——穴位既可以治疗疾病，又是疾病的反应点。她通过查阅资料发现，大量临床研究表明，穴位在治疗疾病方面还是有很大优势的，并寻找其中的机制。

【关键词】穴位；功能；治疗疾病；反映病证。

教学安排

本案例有 3 幕场景，供 3 个学时讨论，每学时 50 分钟。

学时	场景摘要
第一学时	第一幕摘要（50 分钟）：重点讨论什么是穴位以及穴位的功能。德国科学家的一项研究结果表明针灸的位置是否准确对治疗疾病并不是非常重要。一位通过针灸治疗腰痛取得良好疗效的患者——小薇，看到这篇报道，开始考虑，什么是穴位，为何德国科学家的研究与平常自己所了解的针灸穴位治疗相差甚远

学时	场景摘要
第二学时	第二幕摘要（50分钟）：重点讨论穴位功能的特点。小薇通过自身经历了解了有关穴位的知识，她发现每种治疗方法的感受都不同，针刺得气的感觉比艾灸出现得快，并且接电针后及艾灸时会出现适应的现象
第三学时	第三幕摘要（50分钟）：重点讨论穴位病理反应，包括其形式及规律，以及穴位作用的机制。小薇发现在穴位处拔罐后罐印颜色会有变化，穴位既可以治疗疾病，又可以反映病证，思考通过穴位如何治疗疾病，以及疾病如何通过穴位表现出来

设计思路

第一幕： 德国科学家的一项研究结果表明针灸的位置是否准确对治疗疾病并不是非常重要。一位通过针灸治疗腰痛取得良好疗效的患者——小薇，看到这篇报道，开始考虑，什么是穴位，为何德国科学家的研究与平常自己所了解的针灸穴位治疗相差甚远。由此重点讨论什么是穴位，理解穴位在临床的含义以及功能。

第二幕： 小薇通过自身经历了解了有关穴位的知识，她发现每种治疗方法的感受都不同，针刺得气的感觉比艾灸出现得快，并且接电针后及艾灸时会出现适应的现象。重点讨论穴位功能的特点。

第三幕： 小薇发现在穴位处拔罐后罐印颜色会有变化，穴位既可以治疗疾病，又可以反映病证，思考通过穴位如何治疗疾病，以及疾病如何通过穴位表现出来。重点讨论穴位病理反应，包括其形式及规律，以及穴位作用的机制。

要点提示

1. 穴位的含义与功能是本案例讨论的重点之一。第一幕，重点讨论的是什么是穴位。可以根据场景、查阅的文献和掌握的资料，发表有关穴位含义的观点。

2. 第二幕，同样结合案例讨论穴位的功能及其特点。根据两个幕剧提供的信息，讨论穴位的功能有哪些，并结合穴位功能的特点，给患者做出治疗指导。

3. 第三幕，重点讨论穴位病理反应的形式及规律，并通过资料了解穴位作用机制的现代研究，最后由一名学生对本小组讨论结果进行梳理。

案例正文

第一幕

2005 年 05 月 18 日科学时报刊登了一篇关于德国科学家最近完成的一项研究。德国慕尼黑技术大学的临床流行病学家 Klaus Linde 对针灸治疗偏头痛的效果进行了研究。这一研究结果表明针灸治疗偏头疼确实相当有效，至于针灸的位置是否准确似乎并不是非常重要。美国哈佛大学医学院的临床心理学家 Robert Jamison 认为，这项研究表明，针灸所强调的特效部位可能并非像之前认为的那样有效，Jamison 在用针灸治疗慢性颈椎疼痛的过程中也得到了类似的结果。

小薇，一位通过针灸治疗腰痛取得良好疗效的患者，看到这篇报道，不禁产生了疑惑。她在与针灸长期的亲密接触下，对针灸也产生了浓厚的兴趣，回想自己在接受治疗时，她曾问过医生，针灸是怎样治病的，医生回答她是通过刺激穴位，调理经络脏腑气血来治病的。而这篇文章，让小薇开始考虑，什么是穴位，为何德国科学家的研究与平常自己所了解的针灸穴位治疗相差甚远。她曾经看过有关穴位的书，人体从上到下有很多穴位，她问医生是怎样记住这么多穴位的，医生给她的回答让她对穴位的理解又深入了一些。"那些有具体位置的穴位只是基础，在现实生活中，很多穴位是没有具体位置的，它可能是一个点，也可能是一个区域，很多时候都是患者自身疾病的反应位置，因为中医有一句话是'不通则痛'，针刺这个位置就能疏通经络，从而达到治疗病痛的目的。"小薇听到这些解释，感到很神奇。长时间的针灸治疗，小薇发现，医生在给她扎针的时候，也会先按一下她疼的位置再扎，而这个位置，扎上以后感觉特别舒服，效果也好。

（一）提供信息

1. 德国科学家发现，针灸治疗疾病时，针刺位置并不是非常重要。
2. 小薇根据亲身经历，对穴位有了新的认识。

（二）学习重点

1. 穴位的定义。
2. 穴位的功能。

（三）问题导向

1. 什么是穴位？

2. 穴位具有哪些功能?

3. 思考德国科学家的研究与临床疗效产生分歧的原因有哪些?

第二幕

小薇在治疗腰痛的时候,医生每次扎完针会给她做做艾灸,她发现每种治疗方法的感受都不同,扎针时会感到针刺的地方有一种酸麻胀痛的感觉,而艾灸的时候会有一种热热的向里渗透的感觉,她经常和医生开玩笑说,比起扎针来,还是喜欢做艾灸。虽然医生知道小薇怕疼,但每次扎针时,医生还是要不断地捻转针体,并且要求小薇要有酸麻胀痛的感觉,因为这就是中医所说的得气,只有产生得气的感觉,疗效才会好。扎针时,每次只要稍微捻转一会儿,小薇就龇牙咧嘴的,很快就有感觉,但做艾灸的时候,要等一会儿,才能感觉到热感向身体里渗透。

针灸的时候,医生还会选几个穴位接上电针,小薇最害怕接电针,因为电针会让穴位那种酸麻胀痛的感觉持续很久,但想到医生说这样做疗效好,她就忍着害怕,接上电针做治疗。不过她发现,接上电针刚开始还挺有感觉,做个 10 分钟左右,就只感觉针在动,酸麻胀痛的感觉就不是很明显了,有时她会让医生帮她调大一点,再过一会儿,依然是这样。做艾灸的时候也是这样,做久了就觉得不那么热了,感觉像是已经适应了那种热度。

小薇的这些感受让她对针灸产生更加浓厚的兴趣,工作之余她经常翻阅一下有关针灸的书籍,和医生交流一下感受。她觉得准确的选取穴位还是有良好的治疗效果的。德国科学家可能是在对穴位的理解上有一些偏差,并且在针刺治疗时缺少一些辨证论治,才产生这样的实验结果。针灸与中医是一脉相承的关系,脱离中医理论的指导,则难以达到治疗效果。

(一)提供信息

1. 小薇发现每种治疗方法的感受都不同。

2. 针刺得气的感觉比艾灸出现得快。

3. 接电针后及艾灸时会出现适应的现象。

(二)学习重点

1. 穴位感受刺激的特点。

2. 穴位感受器的适应现象。

（三）问题导向

1. 穴位感受刺激的特点有哪些？
2. 什么是穴位感受器的适应现象？
3. 不同治疗方法的穴位感受有什么不同？

第 三 幕

通常在扎完针后医生会给小薇拔罐。每次拔完罐，她都会让医生给她拍张照片，以此来观察自己的病情。她发现，在腰痛部位拔的罐，罐印的颜色比较深，而在腰痛不严重的部位，罐印的颜色很浅。并且经过一段时间的治疗，腰痛的症状明显缓解了，原来颜色深的部位颜色也慢慢变浅了。有一次骑自行车，由于穿的衣服没有很好地保护腰部，受了一点风寒，晚上回家她觉得腰部特别难受。第二天到医院和医生说了下情况，医生在她的腰部按揉了几下，找到了一个最痛的点，在那个地方扎上了一针，她突然就觉得特别舒服。随后拔罐，这个地方罐印的颜色也特别深。

小薇通过查阅资料发现，大量临床研究表明，穴位在治疗疾病方面还是有很大优势的，针刺穴位一般具有良好的治疗效果，而且穴位也会反映疾病，并可以由此来诊断疾病、选取穴位。小薇在思考什么是穴位的同时，也对通过穴位是如何治疗疾病，以及疾病如何通过穴位表现出来的产生了好奇。她发现西医解剖学上并没有发现经络穴位的实体，而针灸治疗疾病的效果却实实在在地体现在自己身上。她非常想知道这其中的奥秘，而这又将是一条神秘、崎岖的探索之路。

（一）提供信息

1. 小薇发现在穴位处拔罐后罐印颜色会有变化。
2. 穴位既可以治疗疾病，又可以反映病证。
3. 思考通过穴位是如何治疗疾病，以及疾病是如何通过穴位表现出来的。

（二）学习重点

1. 穴位病理反应的含义。
2. 穴位病理反应的形式及基本规律。
3. 穴位作用的机制。

（三）问题导向

1. 什么是穴位病理反应？

2.穴位病理反应的形式有哪些?

3.穴位病理反应的基本规律有哪些?

4.穴位是如何治疗疾病、反映病证的?

📖 知识链接

1.穴位的定义

穴位是人体脏腑经络气血输注出入于体表的特殊部位,既是气血汇聚、转输与出入的特定处所,又是与脏腑经络之气相通并随之活动、变化的感受点、传导点和治疗点,具有感受刺激与反映病证两大功能。

2.穴位的功能

《黄帝内经》称穴位为"气穴",是"脉气所发"和"神气之所游行出入"的部位。根据穴位的基本含义,穴位的功能主要表现在两个方面,即感受刺激和反映病证。

(1)感受刺激

针灸推拿等治疗方法必须作用于一定的穴位才能产生作用,这是因为这些刺激作用于穴位后,能够激发经气的运行,以达到宣通气血、调整阴阳、扶正祛邪的目的。所以,穴位具有感受刺激的功能,是感受针灸、推拿等诸多刺激的感受装置。穴位感受刺激的特点如下。

1)穴位感受的适宜刺激:一种感受器通常只对某种特定形式刺激引起的能量变化最敏感,这种形式的刺激就被称为该感受器的适宜刺激。如毫针的机械刺激、艾灸的温度刺激、电针的电流刺激、磁穴疗法的磁场刺激、推拿按摩的触压刺激、激光的照射刺激等,这些刺激形式对穴位来讲都是适宜刺激。组织学已经证实,穴位区域的皮下及深部组织中有多种感受器,如痛、温、触、压觉感受器等,这些感受器可分别接受不同能量形式的刺激,并将这些刺激通过换能转变为感受器电位或直接产生传入神经冲动。由于穴位部位的感受器丰富多样,故穴位能感受多种形式的刺激,并产生酸、麻、胀、重等多种针刺感觉。

2)穴位感受的适应现象:当某一恒定强度刺激作用于感受器时,虽然刺激仍在继续作用,但感受器对刺激的敏感性会逐渐降低,发放冲动的频率逐渐减弱,感觉也随之减弱,这种现象称为感受器的适应。适应是所有感受器的一个功能特点,但它出现的快慢在不同感受器上有所不同。穴位处有多种多样的感受器,所感受的刺激形式各自不同，因此适应的发生有快有慢。例如，穴位对电针刺激发生适应相对较快，而对于毫针的机械刺激发生适应相对较慢。

3）穴位的感觉阈：作用于感受器的适宜刺激必须具有一定的刺激强度才能引起感觉。引起某种感觉所需的最小强度称为感受阈。

（2）反映病证

《灵枢·九针十二原》载："五脏有疾也，应出于十二原。明知其原睹其应，而知五脏之害矣。"《灵枢·邪客》指出："肺心有邪，其气留于两肘；肝有邪，其气留于两腋；脾有邪，其气留于两髀；肾有邪，其气留于两腘。"张介宾《类经》注说："凡病邪久留不移者，必于四肢八溪之间有所结聚，故当节之会处索而刺之。"说明古人早已认识到穴位是与脏腑经络之气相通，并随之活动变化的反应点。机体在病理状态下，体表穴位具有反映病证的作用，脏腑器官疾病通过经络，在体表某些穴位出现各种异常变化的现象，称为穴位病理反应。

1）穴位病理反应的形式

①感觉异常：内脏患病时，常在一定的穴位或某条经脉的多个穴位处出现感觉异常。最常见的感觉异常是痛觉过敏，即穴位处出现疼痛，或按压穴位时出现明显的压痛。尤其是急性病时，压痛明显，其程度因病情而异，压痛阳性的穴位有时还有酸、麻、胀等感觉异常。有学者提出，脏腑病变时相应经脉的井穴或原穴对热的敏感度发生变化，称为知热感度变化。正常人左右同名穴的知热感度基本对称，脏腑病变时则不对称，或升高或降低、失去平衡。

②组织形态改变：脏腑病变时有些人穴位处病理反应表现为局部皮肤色泽改变或形态改变，如出现瘀点、白斑，或出现皮肤局部凹陷或隆起、丘疹、脱屑等，或在穴位皮下出现硬结、条索状反应物等，后者需要用按压、循摄等方法才能触摸到。

③生物物理化学特性改变：脏腑病变时，穴位处的生物物理特性会出现一系列改变，主要有穴位皮肤温度的改变和穴位处皮肤的导电量（电阻）及电位改变等。有人认为原穴和背俞穴皮肤温度改变可作为反映内脏病变的客观指标，而且原穴更为灵敏。例如，对 60 例肝实热证患者的双侧太冲、肝俞穴的皮肤温度进行测试，发现比健康人组均有所升高。脏腑发生病变时穴位皮肤导电量和电位也会发生改变，一般认为穴位皮肤导电量与穴位皮肤电位呈平行关系，即导电量降低时，电位也降低。穴位皮肤导电量或电位下降常见于虚证，而穴位皮肤导电量或电位升高则常见于实证。

2）穴位病理反应的基本规律

①穴位病理反应的主要部位多为特定穴：穴位病理反应主要集中发生在背俞穴、

募穴、原穴、郄穴及其他特定穴和个别经外反应点（阿是穴），在耳郭出现在与患病脏腑有联系的耳穴反应区。

②穴位病理反应与脏腑病症存在相对特异性：穴位病理反应在体表分布区域和部位与患病脏腑之间有一定对应关系。例如，胃病患者在胃俞的反应远较肝病患者多而明显，反之，肝病患者在阳陵泉的反应比胃病患者多。胆病患者主要在足临泣穴、外丘穴及阳陵泉下1横指出现反应。心脏病人以心经腧穴或心俞穴为主要反应点。

③穴位病理反应同脏腑疾病进程的有关：穴位病理反应的性质、强弱常随病情变化发生相应变化。病变轻时阳性反应的穴位数量少，结节性病理反应质地较软；病变加重时出现阳性反应的穴位数量多，反应结节质地硬。例如胃癌或肝癌患者，阳性反应穴位的反应物总数可达25~50个，此时分别在胃俞或肝俞见到病理反应物。胃功能紊乱或轻症肝吸虫病人则无结节性反应物出现，仅在胃俞或肝俞穴出现松弛感或凹陷反应。穴位皮肤色泽、形态改变也有类似规律，慢性病时相关的穴位多以形态改变为主，皮肤色泽的改变则既可见于急性病也可见于慢性病。如急性炎症或慢性炎症急性发作时，穴位区出现点片状充血红晕、红色丘疹、脂溢和光泽；慢性器质性疾病则多出现点片状皮肤变白、白色丘疹、点片状隆起增生等。点片状凹陷、线状凹陷可见于慢性炎症、溃疡病等；结节状隆起或点片状暗灰色等则多见于肿瘤疾病。穴位病理反应变化的快慢依病情而异，病情轻、好转快，病理反应物消失快；病情重、好转慢，则病理反应物消退慢。由此根据病理反应穴位多少、反应轻重及反应形式的变化可提示病情轻重缓急及进退消长。

3）穴位病理反应的临床意义

穴位病理反应是机体内部病变在体表特定部位的外在表现，它揭示了穴位与脏腑之间存在着某些特定的相互关系。所以，临床上常把穴位病理反应应用于两个方面，一是协助诊断疾病，二是帮助选取穴位。

①协助诊断疾病：穴位病理反应的临床意义，就在于它能够比较准确地提示疾病的发生、发展和病变的性质、部位等，甚至可以提示疾病的转归或预后，因而具有协助诊断的作用。临床上常用的穴位诊断法有以下几种。

A.穴位压痛诊断法：基本方法是先按病人主诉初步分析预测部位，然后用右手拇指指腹或点压工具逐次点压进行测定，寻找敏感点。若发现敏感点，可结合其他临床表现和体征推测病变的虚实轻重和转归预后。例如传染性肝炎在中都穴和耳穴肝区多有敏感点；肾病者在肾俞穴和三焦俞穴出现痛敏点；心脏及胸腔疾病的敏感点在郄门穴最显著；胃病则在足三里穴和梁丘穴出现敏感点；肠道疾病敏感点在足三里、上巨虚、阴陵泉、地机等穴；肝胆疾病在右期门、日月、膈俞、胆俞等穴出现敏感点等。

B. 经穴触诊诊断法：是通过循、摸等特定的手法在经络线上或其特定穴上寻找阳性反应物或反应点作为客观指标，来诊断经络脏腑疾病的诊断方法，较之穴位点压诊断法有更强的客观性。诊察手法分为滑动法、按揉法、移动法和推动法。检查部位和顺序主要是背部俞穴和胸腹部募穴以及四肢部郄穴和循经线上的阳性反应物，结合外观、形态、色泽、肌肤凹凸变化，通过循摸触诊进行判断。其顺序一般先查背第一行线（旁开脊柱 0.5 寸，包括各夹脊穴），若有异常则多为脏腑炎症；其次查第二行线（旁开脊柱两侧各重 1.5 寸）各脏腑背俞穴所在部位，若有反应物常是相应脏腑有病的标志；再查第三行线（上线再向外 1.5 寸），沿膀胱经背部线上相应各穴寻找病理反应点，若有异是相应脏腑有病的标志；再查第三行线（上线再向外 1.5 寸），沿膀胱经背部线上相应各穴寻找病理反应点，若有异常则提示相应脏腑病变；第四查胸腹部各募穴；第五查四肢郄穴；最后查与主诉有关选定穴等。认真诊察穴位下有无圆形、扁平状、条索状结节或敏感点，并注意其质地软硬、光滑度、活动度与皮下粘连情况，以及压痛、胀、传导感的有无等等，依阳性反应点所在穴位及其脏腑络属关系确定病位，结合四诊及西医学检查，全面分析，做出诊断。

C. 穴位异常现象诊断法：是根据俞穴、募穴、下合穴、耳穴及阿是穴等处出现的异常现象协助诊断。例如据胃俞穴对压痛敏感性可测知胃及十二指肠病变；根据肺俞、膏肓俞穴的酸痛引背可推断肺及气管疾病；志室、肾俞穴疼痛或叩痛常提示泌尿生殖系疾病；八髎穴酸楚、钝痛又常与妇女生殖系疾病有关。募穴则适宜于六腑病变之诊断，如中府穴（肺募穴）有压痛者常与肺部疾病（如肺脓疡、肺结核等）有关；期门穴（肝募穴）隐痛胀满提示肝病等。

D. 耳穴诊断法：这种诊断法认为，当人患病时在耳郭上相应的耳穴部位就会产生各种病理反应，如变色、变形、丘疹、血管充血和脱屑五种类型。诊断方法是先根据病理反应发生部位所在的耳穴区域来判断病位，再按变色的深浅来分急性、慢性或亚急性，还可根据阳性反应发生部位之形态或其他特性来确定器质性病变或肿瘤的良性与恶性程度。

②帮助选取穴位：临床上经常利用检查穴位的病理反应作为针灸取穴的一种依据，如《灵枢·背腧》指出"按其处，应在中而痛解，乃其腧也"。临床研究证明，不少压痛点与穴位及分经有一定的关系，如坐骨神经痛患者于臀、腘、腓骨头、腓肠肌等处可找到明显的压痛点，这些点大多是环跳、秩边、委中、阳陵泉、承山等穴的所在处，而疼痛部位是在下肢后侧面或在下肢外侧面而分为足太阳经和足少阳经两型。临床上另一应用的例子就是"阿是穴"，取穴依据完全是"以痛为腧"的原则。

在临床实践中人们常应用这一原则发现新的治疗穴位。如内脏有病时，往往会在耳郭的一定部位出现压痛点并伴有电阻降低等现象，人们就把耳郭上的这种反应点称为耳穴。

综上所述，当内脏有病时常常会在体表相应穴位处出现阳性病理反应，观察这些阳性病理反应有助于疾病的诊断，并且这些反应点会随着病情进展、脏腑功能状态变化而变化，临床上选取那些反应最为明显的点作为首选的穴位施治，常可以取得满意的疗效。

3. 穴位功能的特异性

穴位的功能有其特异性理论源于《黄帝内经》，如《灵枢·九针十二原》篇就有"五脏之有疾，当取十二原，……，五脏之有疾，应出十二原，而原各有所出，明知其原，睹其应，而知五脏之害矣"的描述。迄今，众多研究人员对穴位效应进行了广泛和深入的研究，得到了许多新的科学证据，以证明穴位效应特异性的存在。早年有人观察到，不用劲按压，轻触体表皮肤或毛发就可以在牵涉痛区域引起疼痛。荣培晶等通过对心经经脉、心因性牵涉痛与心脏相关联系的机制研究，得出心经与心脏特异性联系的基础，是神经节段的相同性和神经纤维分布相对密集性的结论。其后进一步观察到心经与心脏相关的形态学联系。心经循行线与心脏之间的脊神经节细胞分支支配现象更明显。提示心源性牵涉痛与心脏的联系有相对特异性，这种特异性联系的神经基础是神经节段的相同性和神经分布的密度。比较穴位和非穴位一氧化氮（NO）含量及导电量，针刺可使穴位NO含量及皮肤导电量升高。正常情况下，穴位具有潜在的活跃性，但与非穴位比较差异不明显。在针刺作用下，穴位的活跃性有了明显表达，类似于穴位被激活，从而发挥治疗疾病的作用。

4. 针灸疗法为什么要以穴位为刺激点

要解释"针灸疗法为什么要以穴位为刺激点，而不是人体其他部位"的科学原理，首先需要证明穴位不同于非穴部位的特异性治疗作用。穴位作为脏腑经络气血的输注部位，其刺激效应具有特异性，即刺激穴位可特异地对相应脏腑器官产生调治效应。穴位的治疗作用主要包括近治作用、远治作用以及特殊作用。近治作用即穴位都能治疗其所在部位及邻近部位的病变；远治作用指部分穴位能治疗经脉循行所过远隔部位的病症；特殊作用包括某些穴位对于机体不同的病理状态，可以起到两种相反而同样有效的双向调节作用和相对的特异治疗作用。古代医家认为在正常的生理情况下，机体处于经络疏通、气血畅达、脏腑协调、阴阳平衡的状态；而在病理情况下，则经络壅滞、气血不畅、脏腑失调、阴阳失衡。近年来学者普遍认为穴位是"活"的，即人体健康时穴位属于"沉寂"状态，生病时则为"激活"状态。针灸治病就是通过针刺或艾灸穴位，激活穴位的治疗作用，达到疏通经络气血、调节脏腑阴阳的作用，从而排除致病因素，治愈疾病。

5. 影响穴位特异性作用的因素

针灸的治疗作用实际上是对机体的一种良性调节作用——调节经络气血、调节脏腑阴阳，而穴位发挥特异性效应与多种主客观因素密切有关。

（1）穴位配伍：穴位配伍是指两个或两个以上的穴位按照一定的规律配合使用，从而发挥治疗作用，穴位配伍对针灸疗效的影响不容忽视。现代研究发现，电针"曲池"或"丰隆"对急性实验性大鼠模型具有明显的降压作用，而两穴配伍的降压作用明显优于单穴效应。

（2）操作方法：针灸常用操作方法包括针刺、艾灸、拔罐、穴位埋线、穴位注射等。即使选取同样的穴位，当给予不同的刺激方法和刺激量时，其产生的治疗效应也具有差异。如昆仑穴治疗急性佐剂性关节炎大鼠的研究发现，电针升高大鼠 β-内啡肽的作用优于手针组、穴位组和刺血组。

（3）得气与否：从古至今，得气一直是判断针刺是否有效的重要标志。得气是指毫针刺入穴位一定深度后，施以提插捻转等行针手法，使针刺穴位获得经气感应。当患者得气时，刺激穴位会有酸麻、胀重等自觉反应，有时还会出现热、凉、痒、痛、抽搐等感觉。

（4）操作时间：针灸操作时间包括治疗介入时机，每次治疗持续时间，两次治疗间隔时间以及治疗疗程等。一般而言，针灸治疗早期介入有利于经穴效应的发挥。

（5）机体状态：机体的状态（包括体质、年龄、性别、心理素质、病变表现等方面的个体差异）也是影响经穴效应特异性的重要因素

参考文献

［1］ 郭义. 实验针灸学［M］. 北京：中国中医药出版社，2016：82-86.

［2］ 赵敬军，李少源，荣培晶，等. 针灸穴位的作用及功能机制探讨［J］. 世界科学技术，2014，16（10）：2076-2082.

［3］ 彭荣琛. 论腧穴的三维结构［J］. 中医药通报，2011，10（4）：1-2.

［4］ 李艳，卞金玲. 浅析德国林德博士《针刺治疗偏头痛》［J］. 光明中医，2009，24（1）：36.

［5］ 荣培晶，朱兵. 心经经脉、心因性牵涉痛与心脏相关联系的机制［J］. 中国科学（C辑），2002，32（2）：63-68.

［6］ 杨洁，余思奕，杨明晓，等．穴位具有特异性作用——"973 计划"经穴特异性项目概览［J］．成都中医药大学学报，2015，38（2）：93-95．

［7］ 梁繁荣．经穴特异性研究与应用［M］．北京：人民卫生出版社，2014．

［8］ 赵凌，任玉兰，梁繁荣．基于数据挖掘技术分析历代针灸治疗偏头痛的用穴特点［J］．中国针灸，2009，29（6）：467-472．

［9］ 荣培晶，朱兵，黄启福．高位颈髓：体表与内脏伤害性传入的整合器［J］．生理学进展，2004，35（2）：152-154．

［10］ 荣培晶，朱兵．心经经脉与心脏相关联系的形态学研究［J］．针刺研究，2005，30（6）：97-101．

［11］ 贲卉，李亮，高昕妍，等．穴位和非穴位一氧化氮含量及导电量的比较［J］．针刺研究，2009，34（12）：383-386．

［12］ 陈俊琦，廖韩波，王娇，等．黄泳针刺神门穴与非穴对心率及心率变异性影响的比较研究［J］．中国中医基础医学杂志，2011，17（11）：1248-1249．

［13］ 李宇清，荣培晶，徐卫东，等．条件刺激引起脊髓神经元外周感受野的变化［J］．中国神经科学杂志，1999，15（4）：316-319．

［14］ 漆学智，吉长福，石宏，等．功能性肠病患者敏化穴位的分布［J］．世界中医药，2013，8（3）：259-262．

［15］ 陈日新，康明非，陈明人．《内经》腧穴概念在热敏灸中的重要指导作用［J］．江西中医学院学报，2010，22（3）：36-38．

第三节　考镜源流，了解得气——文献检索

教学目标

1. 掌握文献检索的基本过程。
2. 熟悉常用数据库的内容和使用方法。
3. 掌握针灸类古代、现代文献的检索方法。

案例摘要

19 岁的中医药大学在校女生小刘，夏季进食凉饮和冰激凌之后胃部疼痛难忍，

前往医院针灸科就诊，被诊为"胃痛"。医生给小刘实施针灸治疗，毫针刺入穴位后，小刘觉得针刺穴位处酸胀感明显，而且这种酸胀感还向下沿着小腿外侧前缘一直窜行到脚面上，向上沿着大腿外侧前缘窜行到腹部，20 分钟之后小刘觉得胃部不疼了。为了进一步认识和了解这一现象，小刘在老师的指导下查阅了古代和现代的文献资料进行学习。

【关键词】得气；文献检索；数据库，针灸文献。

教学安排

本案例有 3 幕场景，供 3 个学时讨论，每学时 50 分钟。

学时	场景摘要
第一学时	第一幕摘要（50 分钟）：通过临床实例，介绍得气这一针灸临床常见的现象，重点讨论文献检索的基本过程
第二学时	第二幕摘要（50 分钟）：重点讨论古代针灸文献检索方法和过程。学习几种常见的古代针灸文献检索的工具书
第三学时	第三幕摘要（50 分钟）：重点讨论现代文献检索方法和过程。学习常用检索工具和数据库的使用流程

设计思路

第一幕：通过小刘治疗胃痛的病案，引入得气这一针灸临床常见的现象，重点讨论文献检索的基本过程。

第二幕：以小刘学习的具体场景引入，重点讨论古代针灸文献检索方法和过程。学习几种常见的古代针灸文献检索的工具书。

第三幕：以小刘学习的具体场景引入，重点讨论现代文献检索方法和过程。学习常用检索工具和数据库的使用流程。

要点提示

1. 为了更好地激发学生的兴趣，应该设置一个真实场景，让学生亲身体会得气的感受。

2. 本教案的实施，需要在图书馆检索工具书，应该提前与图书馆相关部门做好沟通。

3. 在学生检索文献过程中，给予指导。

案例正文

第 一 幕

小刘，女，19岁，是一名山东中医药大学针灸推拿专业的在校本科生，今年上大学一年级。未上大学之前，她对中医和针灸了解不多，自从进入山东中医药大学学习之后，逐渐对中医和针灸产生了浓厚的兴趣，认为中医和针灸博大精深，治病副作用小、疗效肯定，她立志要把专业知识学好，将来做一名"很厉害"的针灸大夫，用自己所学的知识为别人解除痛苦。她每天上课、学习，忙得不亦乐乎，过得既充实又快乐。时间进入6月份，天气越来越热，眼看快要期末考试了，复习功课也很累，小刘就到校园超市买了一杯冰镇橙汁，喝冷饮降降暑，身体清凉，心情清爽，学习起来效率也高。一杯冷饮下肚，确实凉爽很多。看了看烈日当空，酷暑难耐，小刘接着又买了个冰激凌，一边吃着一边往自习室走去。把冰激凌解决掉，进教室上自习，小刘坐下不一会儿，上腹部开始一阵阵的痉挛，疼痛难忍，趴在书桌上休息一阵也无济于事。于是，她决定去校医院找大夫看看，既然信任针灸，那就去看针灸科吧。到了校医院针灸科，和蔼可亲的孙老师接诊了她。在进行详细的问诊和检查之后，孙老师给小刘诊断为"胃痛"，接着给小刘实施针灸治疗，选用梁丘、足三里、中脘穴，毫针刺入梁丘和足三里后，孙老师给小刘行针过程中，小刘觉得针刺穴位处酸胀感明显，而且这种酸胀感还向下沿着小腿外侧前缘一直窜行到脚面上，向上沿着大腿外侧前缘窜行到腹部，20分钟之后小刘觉得胃部不疼了。小刘被针灸治病的神奇效果深深地折服了，这种酸胀感她之前没有体会过，她认为这种感觉的出现在针灸发挥疗效中功不可没，她把这种感觉告诉了孙老师。孙老师是学校的针灸专业的老师，还是针灸学专业硕士研究生导师呢，就告诉她这就是我们常说的针灸中的得气感，看她对得气这一现象有浓厚的兴趣和求知欲，孙老师就引导她多去查查文献资料，更深入地了解这种现象。同时欢迎她有问题随时可以来诊室讨论。

（一）提供信息

1. 因"胃痛"实施针灸治疗，针刺过程中穴位处酸胀感明显，而且酸胀感沿着经脉循行路线传导。

2. 小刘希望深入、系统地了解针刺得气的知识，孙老师引导她用文献检索的方法来学习相关内容。

（二）学习重点

熟悉文献检索的基本过程。

（三）问题导向

文献检索的基本步骤是什么？

第 二 幕

小刘回到宿舍，胃痛完全消失，一身轻松。她首先到图书馆借了一本《刺法灸法学》课本，了解了得气的概念，"得气是指医者将毫针刺入腧穴一定深度后，施以一定的行针手法，使针刺部位产生经气感应，这种针下的经气感应又称'气至'或'针感'"。书中记载得气一词首见于《素问·离合真邪论》："吸则内针，无令气忤，静以久留，无令邪布，吸则转针，以得气为故。"而且，书中记载得气是针刺产生治疗作用的关键，是判定医生针刺操作正确与否、患者经气盛衰、疾病预后转归、临床治疗效果有无的重要依据，也是针刺过程中进一步实施手法的基础。小刘想，在《内经》时代的先人们就已经观察到得气的存在，并了解到得气对针刺产生治疗效果起关键作用，那么，哪些因素会影响得气？如何在针刺实施过程中促使得气？在《内经》以后的数千年的发展中，历代医家对得气的认识有哪些变化？有哪些发展？了解这些问题对理解针刺得气的作用会有更好的帮助。可是，如何来找到这些问题的答案，小刘考虑不出来解决办法，她带着这些问题再次找到了给她治病的孙老师。孙老师依然是很亲切地接待了她，当她说明来意后，孙老师告诉她应该查阅古代针灸类文献以获取这些知识，常见的工具书有《中国针灸大辞典》《中医大辞典》《中国医籍大辞典》《中国医学大辞典》。常见的古代针灸文献主要有相关专著和一些综合性针灸著作，如《针灸甲乙经》《针灸资生经》《针灸聚英》《针灸大成》《针灸逢源》《医宗金鉴·刺灸心法要诀》。这些书籍可以买到或者到校图书馆借阅。小刘得到这些指导后，就找到这些书籍，开始查阅与得气相关的内容。

（一）提供信息

1. 手工检索文献常用的工具书有《中国针灸大辞典》《中医大辞典》《中国医籍大辞典》《中国医学大辞典》。

2.《针灸大成》《针灸甲乙经》《针灸资生经》《针灸聚英》《针灸逢源》等综合性针灸著作是常用的古代针灸文献的检索工具。

（二）学习重点

1. 掌握检索常用工具书和针灸类文献的方法。
2. 了解几本常见工具书的特点和内容。

（三）问题导向

1. 常见的中医检索工具书有哪些？各有什么特点？
2. 常见的古代综合性针灸著作有哪些？主要内容有哪些？对针灸的贡献如何？

第 三 幕

　　小刘同学感觉很充实、很高兴，因为在孙老师的指导下，她到图书馆运用手工检索的方式，查阅了大量资料，掌握了历代医家关于得气的论述，学习了很多在教科书上没有的知识。不过，思维活跃的小刘又有了新的问题，她想，古代医家对得气的认识很全面、很深刻，那么，当代的医生怎么认识得气呢？怎么在临床实践中运用得气为病人治病呢？是不是在继承的基础上有所创新和发展呢？有了这些新问题，小刘又一次找到了孙老师。当小刘说出自己的困惑后，孙老师对这个学生的求知欲和探索精神大加赞赏，孙老师决定详细地指导她去探求新的知识。孙老师告诉小刘，随着计算机、网络通信和存储技术的发展，文献检索已由传统手工检索发展到了以计算机检索为主的阶段，针对数字化文献信息资源的检索工具，目前已成为人们获取文献信息资源最重要的手段。要想了解得气在现代社会的应用概况，计算机检索方式是必不可少的。在信息技术发达的当今年代，文献资料的获取可以借助计算机为工具，通过计算机检索系统或网络检索的方式来收集资料。随着信息新技术的更新发展，越来越多的数字化参考工具书和数据库实现了更大范围、更快捷的网络查询。目前比较常见的信息源有这样几类：综合检索、生物医药文献检索、中医药文献检索、网络学术信息资源检索与利用、引文检索以及专利检索、循证医学文献检索等。"今天就以中国知网为例，来介绍数据库的内容和使用方法。"孙老师一边介绍一边打开一台电脑，连接上网络后，孙老师打开中国知网的网页，开始了讲解。

（一）提供信息

1. 计算机检索是获取文献的重要手段。

2. 网络信息源分类。

3. 以中国知网为例的常见的数据库。

（二）学习重点

1. 了解计算机网络是现代获取文献信息资源最重要的手段。

2. 掌握医学相关文献网络信息源的分类。

3. 掌握利用知网检索文献的方法。

（三）问题导向

1. 网络信息源的分类情况。

2. 常见的医学相关文献网络信息源有哪些？具体内容和检索方法如何？

3. 利用知网检索得气相关文献的方法和步骤是？

4. 运用本课学到的文献检索方法，确定一个专题，进行文献检索，写出检索报告。

📖 知识链接

1. 文献研究的方法

文献研究方法可分为 4 个步骤：确定研究问题并拟定研究计划，收集和评价文献资料，综合分析文献内容，形成结论。

（1）确定研究问题并拟定研究计划：包括明确研究目的和意义、研究的主要内容、研究阶段、收集文献的途径和方法、研究工作进度安排和时间分配、研究人员分工、研究经费预算、研究成果的形式等。

（2）收集和评价文献资料：主要是针对文献资料进行研究的方法，因此文献的收集和评价是非常重要的环节。全面、准确、迅速地收集真实可靠的文献，是决定文献研究质量的关键。文献研究只要有可能，尽量使用第一手资料即一次文献。

在文献的收集过程中，需要对文献资料进行外在评价和内在评价。

1）外在评价：是指对文献的有效性进行评价，主要确定文献是否真实、可靠。

2）内在评价：是指对文献内容的意义、精确度和可信程度进行评价，主要确定文献内容的科学性。

文献研究中两种评价常结合进行。评价结果若材料来源不真实，就不能被运用；若内容真实，但与研究问题无关，也不能运用。

（3）综合分析文献内容：具体方法包括定性分析和定量分析。

1）定性分析：是指将所收集文献进行归类处理后，选择其中的典型文献加以分析。由于文献研究定性分析方法对所收集的文献资料有所取舍，文献选择的主观性可导致信息的片面性和不完整性，因此，一般不主张采用该分析方法。

2）定量分析：是指将所收集的文献转换成数学表达，有利于借用现代统计方法对文献做出分析研究。定量分析主要包括趋势分析、比较分析等。趋势分析，主要通过对不同时期某一内容资料量化结果的比较，分析该现象的发展过程、演变规律及今后趋势。例如，通过收集某一时期针刺镇痛研究文献，做出内容分析，可以发现针刺镇痛研究的变化过程及研究趋势。比较分析，主要通过对同一问题不同研究方法结果的对比，明确其差异特征。例如，比较针刺和艾灸镇痛作用的效应差异、不同经穴调整胃肠功能的差异等。

（4）形成结论通过文献分析，得出最后结论。在结论中，应以客观的态度进行解释。

2. 文献检索的基本步骤

文献检索：即查找文献资料，具体来讲，就是利用检索工具或参考工具，运用一定的方法和技巧，从众多文献中，找出符合读者特定需要的文献信息的过程。

文献检索的基本步骤：

（1）分析研究，明确检索需求

在进行文献检索之前，要对检索内容进行深入分析，这样才能有的放矢，制定出正确的检索策略。一般的检索内容大致有三种类型。

1）特定文献的检索：根据已知的信息，具体查找每一篇文章、某一部著作、某一著者的著作、某一数据等。

2）特定主体的检索：根据检索词，查找关于某一主体（即某一方面）的文献资料。

3）特定课题的检索：在开展科学研究或申报研究课题时，用以检索相关领域的学术研究进展。由于检索内容广泛而复杂，可能涉及多个学科，也可根据研究水平不同限定在国内还是国际的范畴。所以在课题检索之前需要了解与本课题相关的技术资料，如研究方法、研究内容、主要技术手段、创新点等。

（2）检索工具的选择

选择正确的检索工具是提高检索质量和检索效率的重要前提，一般要遵循如下原则。

1）全面性：即该检索工具收集资料比较齐全，收录范围覆盖全面，能够客观、公正地反映业内的研究成果。

2）即时性：即该检索工具能够第一时间发布研究成果，报道时差较短。

3）方便性：即检索方法多样、灵活，有丰富的辅助系统。

（3）确定检索途径，编写检索式

根据信息需求、检索的已知条件和检索要求来确定适宜的检索途径，如主题途径或分类途径等。检索途径确定后，将作者姓名、主题词、关键词以及各种符号如分类符号等，用各种检索算符（如布尔算符、位置算符等）组合，形成既可为计算机识别，又能体现检索要求的检索式。如"便血 AND 黄土汤"，"感冒 AND（有汗 OR 无汗）AND 中医药疗法"。

（4）获取文献信息

根据课题的需求筛选检索结果，选取最合适的文献信息，获取原始文献信息。

3. 古代中医药文献信息源

古代中医药信息源是指辛亥革命（1911 年）以前记录有中医药知识的一切载体。由于古代中医药文献承载着宝贵的中医药学术思想与临证经验，迄今为止仍然有着重要的研究与应用价值。

古代中医药信息源的分布：

（1）传世文献资源

中医药专著：这一类文献资源通常称为中医古代文献，包括医经与基础理论、内、外、妇、儿、骨伤、五官、针灸、本草、方书、综合性医术、医案医话、医史等著述。这些专著囊括了中医药体系形成与发展的绝大部分内容与信息，是保存中医学遗产的最直接载体，也是古代中医药的主体。

非医学文献中的医学资源：在古代文献中，有许多古籍虽不属于中医专著，但其中篇节专论中医，或所述内容与中医有着千丝万缕的联系，这类非医学文献中的医学资源，是古代中医药文献中不可或缺的重要部分。

综合性类书：大型的古代综合性类书有许多独立论述中医药的部分，是散在的中医药文献资源。如唐代的《初学记》《艺文类聚》，宋代的《太平御览》，明代的《永乐大典》，清代的《古今图书集成》等。其中，明代的《永乐大典》辑录了包括医经、著名医籍、临床各科证治资料、法医学、中药、养生、卫生保健、医药官阶、名医传记、医疗掌故在内的 110 万字的中医药文献。清代的《古今图书集成》的中医部分，共 520 卷，约 950 万字，内容包括医经注释、诊断、各科疾病的理论和经验，以及有关医学艺文、记事和名医传记等，所收录的医学文献极为广泛，内容极为丰富。

综合性丛书：大型的古代综合性丛书中收录了许多具有重要参考价值的中医药文献，完整的保存了中医药信息资源。如明代胡文焕的《格致丛书》收录了宋代的《养生类纂》等医书6种；明代《奚囊广要》收有《保产育婴录》等医书4种；清代《四库全书》收录《续名医类案》等医书百余种。

经典古籍：古代文献分为经、史、子、集四大类，蕴藏了无数与医学相关的信息。

在"经"部文献中，《诗经》《尔雅》记载有数百种草、木、动物的形态、产地；儒家经典《周礼》中记载有"草、木、虫、石、谷"五药并且在《周礼·天官》中记载有"凡民之有疾病，分而治之，死终则书其所以而入于医师"，这是中国有关书写病历制度的最早记录。另外《礼记》中也有关于采药季节的记载。《左传·昭公元年》中记载："晋侯求医于秦，秦伯使医和视之。曰：'疾不可为也，是为近女室，疾如蛊。'赵孟曰：'何谓蛊？'对曰：'淫溺惑乱之所生也。'于文，皿虫为蛊，谷之飞亦为蛊。"这也是属于中医对疾病的一种认识。

在"史"部文献中，许多医家传记和历代医学制度、法令、教育、考试、疾疫流行、中外医学交流资料被收录其中。不少宝贵的临床资料和大量的医学史料不仅见于历代医书中，而且广泛存见于各种史书与其他非医书中。古代正史、野史及史学杂记中，记载或辑录了诸多有关医事制度、医林人物、医学书目等方面的文献。其中医事制度、医林人物多见于正史的"百官志"或"职官志"及各朝《会要》，如《唐六典》《周官》；另医学书目多取自"艺文志"或"经籍志"。地方志如历朝各省编纂的省志、府志、州志、县志等，其中多有艺文、文献、方技、著述等类，并有医学文献书目，而且这些方志书目数量极多。如先秦古籍《山海经》中就已经记载药物达120种以上，其中动物药67种，植物药52种，矿物药3种。我们熟知的《二十四史》中也有关于刺法、灸法工具和使用方法，以及相关病案的详细记载。

在"子"部文献中，医家类含有丰富的中医药内容。除此之外，道家类图书《道藏》收罗了数十种导引、气功、养生方面的书籍；在"农家"和"谱录"类中有大量的本草资料，在"兵家"类中有疗伤治病的药方记载；在"杂家"类中有病因、生理、药理等内容的记载，如沈括的《梦溪笔谈》卷二十六即为"药议"。

"集"部文献收载了许多完整的医学文献，如《六臣文选注》中收有《素问》《神农本草经》《名医别录》等多种古医书。在集部文献中，有许多历代小说、笔记也载录医学文献数量颇多，涉及面广，且多有医学著作中未载的内容，如钱远铭主编的《经史百家医录》，从经史百家三万余卷中辑录医学文献110余万字。陶御风等编纂的《历代笔记医事别录》，收唐至明清历代笔记300余家，辑录医学文献近50万言。清代后期名臣梁章钜所著《浪迹丛谈》11卷，杂记清末时事、人物，其中也旁及方药。我国经典的四大名著《红楼梦》中，涉及疾病与医药卫生的描写有 291 处，5 万余字：书中写到各类医疗人员 14 人，疾病 114 种，方剂 45 个（包括丸、散、膏、丹等成药），药物 127 种，使用各类医学术语达 160 多个，有完整或比较完整的医案 13 则。中医学各方面的知识，从基础理论到临床疾病诊疗、方药、针灸、推拿、保健养生，以及与医药有关的风俗习惯等等，都在这部书中得到了反映，甚至还写到了当时刚在我国出现不久的西药。同时，诗歌中也蕴含着较为丰富的医药学内容。例如：在白居易的诗歌中就能看出其中中医药思想，包括重视养生、阐释医理、涉及治疗等。其中《眼暗》一诗："早年勤倦看书苦，晚岁悲伤出泪多。眼损不知都自取，病成方悟欲如何？夜昏乍似灯将灭，朝暗常疑镜未磨。千药万方治不得，唯应闭目学头陀。"既找出了眼病的原因，又说明了治疗上的难度。

参考工具书：工具书中如字书、辞书、韵书等，均含有或援引了诸多医学文献，如《释名》中的"释形体""释疾病"，《说文》《广韵》中的医学专用字等。清代顾炎武的《音学五书》、朱骏声的《说文通训定声》等，都有引用医学文献或结合医学文献进行研究的内容。参考工具书也包括了目录、图谱等内容，清代朱沛立著《华洋藏象约纂》，汇集《内经》《难经》《医林改错》等有关人体形态、脏腑图像内容，结合西医解剖生理知识及其图谱予以阐述。

（2）辑佚文献资源

由于封建帝王对文化之禁锢、对图书的查抄、焚毁以及残酷的文字狱、历代战火的劫难和保管不善以及自然原因等，尤其是帝国主义侵略的掠夺，造成了中医药古籍大量流失亡佚。经过后人的整理还原，才形成相对完整的古籍。《神农本草经》就属于中医辑佚文献，历代曾有多种不同辑本。清代赵学敏《本草纲目拾遗》引书 260 余部，距今不过 210 余年，失传者已近半数。有的虽然尚有书在，但其善本却为他人所占，如唐代昝殷的《经效产宝》现保存在日本。还有一些经过整理的中医药辑佚文献，如东晋的《范东阳方》、唐代的《近效方》等，此多属未刊印之辑复者。这些珍贵的文献都是古代中医药文献研究和检索的重要信息资源。

（3）出土文献资源

从目前来看，出土的古代中医药文献资源主要来自唐朝以前。其中，早期原始的医学文献多存在于与医学有关的甲骨文和某些早期金石文字中。如江陵张家山汉简《脉书》，在第一部分叙述了人从头至足的各种疾病近 70 种；安徽阜阳汉简《万物》中就有一些关于医药卫生、物理、物性的残简；敦煌医学卷子中，有《杂聊病药方》在内的 20 余种医方卷子大都属于医药方剂类，所涉内容包括内、外、妇、儿、五官、皮肤、养生、房中以及传染、急救、兽医和美容方等。湖南省长沙东郊马王堆汉墓出土的有关医学方剂的著作共 15 种，其中《足臂十一脉灸经》书中简要而完整的论述了全身 11 条经脉的生理、病理和治疗方法。《五十二病方》所收药方颇多，现存医方 283 个用药达 247 种之多，其中有将近半数是《神农本草经》中所没有记载的。清代张登撰的《伤寒舌鉴》书中，在刻印时有彩图，显示白、黑、灰、红、紫等多种舌苔图 120 幅，并附有说明。

（4）海外文献资源

收藏于海外的中医古代文献：自古以来，中医药一直受到海外尤其是周边国家的青睐、重视和崇尚，对于中医学的探索和学习也从未间断。不论是战争还是文化交流，有很多中医古籍漂洋过海，在异域他国历代流传。这些文献中有很多宝贵的中医药信息资源。迄今为止，在日本国内除了在各大藏书单位保存与出版的各种传世中医古文献外，还有一些是近代在日本一些古旧遗址中通过考古发掘的零残中医药古代文献。例如：与世永家的中医古书《大成论》1 册、《医方集解》6 册、《寿世保元》4 册等，均是我国不同朝代医家的作品。

海外作者撰写的中医著作：中医古籍海外流传，带动了域外中医的发展，历史上日本曾出现研究中医的著名家族如丹波氏、半井氏，其著作又传回国内，对国内中医发展产生积极影响，如《医心方》等。此外《金兰方》《顿医抄》《福田方》等均是日本中医古籍影响较大者。朝鲜的著名中医古籍《乡药集成方》《医方类聚》《东医宝鉴》等也被称为学术成就甚高的学术著作，这些都是中医药重要的海外文献资源。

4. 现代中医药文献信息源

现代中医药文献与医学文献一样，具有数量庞大、增长迅速、文献分散等特点，需要借助相关的工具才能查找和获取所需的资料。随着计算机技术的逐渐渗透和网络检索的日益普及，检索工具日益被计算机检索系统所替代；而参考工具数字化的数量也越来越多，网络词典、维基百科、百度百科以及中医药事实型、结构型数据库，由于具有存储容量大，内容更新及时，查询速度快，检索途径多，且部分兼有音频、视频等多媒体效果的特点，因此有着强大的发展后劲，越来越频繁地被使用。

5. 中国知网中文数据库检索系统

（1）资源概括

1）收录范围

中国知网（即中国基础设施工程 National Knowledge Infrastructure，CNKI）涵盖了

我国自然科学、工程技术、人文与社会科学期刊、博硕士论文、报纸、图书、会议论文等公共知识信息资源。以《中国学术文献网络出版总库》为例，介绍其中的重点数据库。

中国学术期刊网络出版总库：收录我国正式出版发行的、涵盖各个学科的学术期刊（含英文版）全文文献。收录过往学术期刊 7800 种，其中创刊至今出版的学术期刊 4600 余种，最早回溯至 1915 年，文献总量达 3200 多万篇。

中国优秀硕士学位论文全文数据库：内容覆盖基础科学、工程技术、农业、哲学、医学、人文、社会科学等各个领域。

中国博士学位论文全文数据库：收录国内具有博士学位授予权的学科点的全部博士学位论文（涉及国家保密的论文除外），内容覆盖基础科学、工程技术、农业、哲学、医学、人文、社会科学等各个领域。

中国重要会议论文全文数据库：重点收录 1999 年以来，中国科协系统及国家二级以上的学会、协会，高校、科研院所，政府机关举办的重要会议以及国内召开的国际会议文献。

中国年鉴网络出版总库：收录我国各类年鉴 2000 余种，共计 1.4 万余册，1200 多万篇条目，并对国内权威性统计年鉴、各类统计资料、最新季度数据等进行数据挖掘分析。

中国工具书网络出版总库：收录我国近 200 家出版社正式出版的工具书，包括语言词典、专科词典、百科全书、年表、手册等各类工具书。

此外，中国知识资源总库还有中国专利全文数据库、国家科技成果数据库、国家标准全文数据库、国外标准数据库、中国引文数据库等多个专题数据库。

2）资源特点

中国知识资源总库收录资源十分丰富，根据其收录资源的文献特点分为 11 个文献总库和 7 个知识仓库。每个总库都独立为一个资源超市，涵盖文献的内容广泛，包含了不同文献类型的单库，并提供基于总库特征的跨库统一检索、统一知网节和统一导航。行业知识仓库根据不同需求，提供不同的行业知识仓库。

（2）检索方式与步骤

基于学术文献的需求，平台提供了简单检索、标准检索、高级检索、专业检索、引文检索、学者检索、科研基金检索、句子检索、工具书及知识元搜索、文献出版来源 10 种面向不同需要的跨库统一检索。

简单检索：提供类似搜索引擎的检索方式，查检者只需要输入所要找的关键词，点击"简单检索"就可查到相关的文献。

标准检索：系统默认的检索方式。

高级检索：向导式的检索方式。

专业检索：专业检索用于图书情报专业人员查新、信息分析等工作，根据系统提供的检索表达式语法，使用逻辑运算符和关键词构造检索式进行检索。

引文检索：以检索参考文献为出发点，根据文献的引用关系，找到引用文献。引文数据库中的所有文献都与其他文献具有引用或被引用的关系，引文检索是通过这些关系检索到文献。

学者检索：是通过学者姓名、单位、研究方向的关键词等信息，查找学者发表的全部文献及被引下载等情况，能够为确定某个领域核心作者提供帮助。对检索到的同名学者，查检者可通过同名学者进行合并，合并后学者信息可以定制到个人馆中。

科研基金检索：科研基金检索是通过科研基金名称，查找科研基金资助的文献。通过对检索结果的分组筛选，还可全面了解科研基金资助学科范围、科研主题领域等信息。

句子检索：句子检索是通过查检者输入芙蓉两个关键词，查找同时包含这两个词的句子。由于句子中包含了大量的事实信息，通过检索句子可以为检查者提供有关事实的问题答案。

工具书及知识源检索：知识元是指不可再分割的、具备完备知识表达的知识单位。知识源检索是将文献总库中的作者、学术术语、概念、数字、图形、表格等知识元信息抽取出来，为查检者提供有关知识元的事实检索。

文献出版来源：文献出版来源检索包括检索学术期刊、博士学位授予点、硕士学位授予点、会议论文集、报纸、年鉴（种）和图书出版社。通过确定这些文献来源。可查找到其出版的所有文献。再利用分组、排序等工具，对这些文献进行进一步分析和调研。

查检者还可以利用统一导航功能控制检索范围检索文献来源；也可以使用检索筛选历史返回前次检索结果。

（3）检索结果

检索结果界面以列表形式展示检索结果。查检者可对检索结果进行分组分析和排序分析，通过反复的精确筛选得到最终的检索结果。同时也为查检者提供检索平台、统一导航，方便查检者进行二次检索。根据查检者在检索内容特征条件输入的关键词，系统提供该词在工具书中的解释、相似词、相关词及相关网址推荐等。

检索结果分组：包括学科类别、来源数据库、研究层次、文献来源、文献作者、作者单位、中文关键词、研究获得资助、发表年度。点击检索结果上方的分组名称，界面左侧分组栏目按照该分组类型展开分组具体内容。

检索结果排序：除了分组筛选，数据库还为检索结果提供了相关度排序、发表时间、被引频次、下载频次等评价性排序。

生成检索报告：检索报告是基于一次检索的结果提供的统计报表信息，为查检者生成判断检索结果价值的检索报告，帮助查检者从全局的角度了解检索的效果，并可继续在结果中进行筛选或重新检索。

辅助功能：检索结果界面还提供其他的相关辅助功能。包括检索历史、检索词在工具书中的解释、当前检索词的相似词、收藏检索式、存盘。

（4）节点文献细览界面

提供选中单篇文献的详细信息和扩展信息浏览的界面。该界面最重要的内容是知网节。知网节包含了该篇文献的详细信息及各种扩展信息。这些扩展信息通过概念相关、事实相关等方法提示知识之间的关联关系，达到知识扩展的目的，有助于新知识的学习和发现，帮助实现知识获取、知识发现。

1）节点文献：节点文献信息包括篇名（中文／英文）、作者、作者单位、摘要（中文／英文）、关键词（中文／英文）、基金、文献出处、DOI、节点文献全文搜索、知网节下载。其中文献出处显示内容为：刊名（中文／英文）、编辑部邮箱、年期等信息。

2）知网节：包括该篇文献的参考文献、相似文献、引证文献、二级引证文献、二级参考文献、共引文献、同被引文献、同行关注文献、文献分类导航、相关作者文献、相关机构文献。

参考文献

［1］　林丹红．中西医学文献检索［M］．北京：中国中医药出版社，2012：29.

［2］　郭义．实验针灸学［M］．北京：中国中医药出版，2016：15.

［3］　东贵荣，马铁明．刺法灸法学［M］．北京：中国中医药出版社，2012：29.

第四节　神奇的针刺镇痛——针刺镇痛机理

教学目标

　　1. 通过案例分析，掌握实验针灸学研究程序与方法。

　　2. 掌握科研选题的基本原则，并熟悉选题种类及思路，了解文献检索的过程、途径及方法，以及建立假说的相关知识。

　　3. 培养综合应用相关知识的能力，通过对实验针灸学研究程序的分析，来指导临床科研。

案例摘要

　　刚进入临床的针灸科黄医生，收治了 45 岁的小学教师刘女士，她患有偏头痛，多次服用西医治疗，也接受过中药等其他方法治疗，效果均不佳。刘女士来到针灸科门诊找黄医生就诊。在黄医生的治疗下，刘女士头痛症状消失。黄医生根据此次诊治，开始通过科学研究探讨针灸镇痛的疗效，以及其是否优于中药镇痛。

　　【关键词】针灸镇痛；选题；科研设计；科研实施

教学安排

　　本案例有 3 幕场景，供 3 个学时讨论，每学时 50 分钟。

学时	场景摘要
第一学时	第一幕摘要（50分钟）：重点讨论实验针灸学研究程序，掌握科研选题的基本原则，熟悉科研选题的种类与思路。黄医生的偏头痛患者刘女士，经过各种治疗，效果均不佳，服用镇痛中药丸效果也不佳，所以来到针灸科治疗。黄医生根据刘女士症状体征制订治疗方案，效果很好。黄医生针对此经历着手进行针刺镇痛的研究。通过案例讨论科研选题的思路

学时	场景摘要
第二学时	第二幕摘要（50分钟）：重点讨论文献检索的过程、途径与方法及建立假说的方法与步骤。黄医生检索针刺镇痛的相关研究，了解针刺镇痛的机制。通过案例情节讨论文献检索及建立假说的内容
第三学时	第三幕摘要（50分钟）：重点讨论科研设计的内容、基本要素及原则，熟悉实验针灸学的研究方法。黄医生为了对比针刺与中药的镇痛效果，进行科研设计与实施，通过案例了解科研设计的内容

💡 设计思路

第一幕： 黄医生的偏头痛患者刘女士经过各种治疗，效果均不佳，所以来到针灸科治疗，黄医生根据刘女士症状体征制订治疗方案，效果很好。重点讨论实验针灸学研究程序，掌握科研选题的基本原则，熟悉科研选题的种类与思路。通过案例讨论科研选题的思路。

第二幕： 黄医生分析检索偏头痛的相关治疗，查阅针刺镇痛的临床情况和镇痛机制，并提出针刺镇痛是否比中药效果还好的问题。重点讨论文献检索的过程、途径与方法及建立假说的方法与步骤。通过案例情节讨论文献检索及建立假说的内容。

第三幕： 黄医生为了对比针刺与中药的镇痛效果进行科研设计与实施，重点讨论科研设计内容、基本要素及原则。熟悉实验针灸学的研究方法，通过案例了解科研设计的内容。

⚠️ 要点提示

1. 实验针灸学研究程序，科研选题的基本原则，科研选题的种类与思路是本幕讨论的重点之一。第一幕，根据场景和掌握的资料，分析归纳有关科研选题的知识。

2. 第二幕，结合病案讨论文献检索过程、途径与方法及建立假说的方法与步骤。黄医生查阅检索针刺镇痛的临床研究概况和镇痛机制，并提出针刺镇痛是否比中药效果还好的问题。

3. 第三幕，重点讨论科研设计内容、基本要素及原则，结合案例场景，掌握科研设计的程序及方法。最后由一名学生对本小组讨论结果进行梳理。

第 一 幕

45 岁的刘女士是一名小学老师，十多年前因婚姻问题精神受到刺激，经常出现偏头痛、耳鸣、耳聋、失眠，记忆力明显下降，思考问题吃力，注意力不集中，曾去大医院做过 CT 及核磁等影像检查，均属正常。近 2 年来发作频繁，平均每星期发作 2~3 次，每次发作数小时至一天，主要为一侧颞部及前额部偏头痛；发作时头痛剧烈，并伴频繁恶心呕吐。曾在北京很多医院就诊，服用镇脑宁、正天丸、复方羊角颗粒等药物均无效果，也看过中医，服用过中草药，有好转但总是复发。

为此刘女士整日心烦不安，夜间失眠多梦，耳鸣、耳聋加重，日渐消瘦，只能长期服用脑清片等止痛药物来缓解疼痛，严重影响了工作和生活。刘女士听朋友介绍，来到当地某家医院针灸科门诊找黄医生就诊，黄医师经过询问病史及详细检查，诊断：①无先兆型偏头痛。②神经性耳聋。中医理论诊断为：气虚血瘀型偏头痛。

黄医生根据刘女士的症状体征，制订了治疗方案：以头临泣、率谷透角孙（患侧）、太冲、阳陵泉、风池、曲泉、血海、膈俞为基本穴，取颈痛穴、肩痛穴、耳聋穴、失眠穴，常规消毒局部皮肤后，取 3 寸毫针，针刺各穴，得针感后即出针，每日 1 次，同时嘱患者停用口服药。7 天后，头痛完全消失，睡眠增至每日 7 小时，睡眠质量好，左耳鸣消失，右耳聋症状基本消失。继续治疗至第 14 天，右耳聋症状完全消失。之后巩固治疗 2 天，结束治疗。出院至今已 6 个月未见不良反应，病情无反复。

爱研究的黄医生想，针灸为什么具有镇痛效果呢，镇痛的机制是什么？于是他对偏头痛的针灸治疗进行了一系列的研究。

（一）提供信息

1. 偏头痛患者刘女士经各种治疗效果不佳。
2. 刘女士接受针灸治疗，效果较好。

（二）学习重点

1. 实验针灸学研究程序。
2. 科研选题的基本原则。
3. 科研选题的种类与思路。

（三）问题导向

1. 实验针灸学研究程序是什么？

2. 科研选题要遵循哪些原则？

3. 科研选题有哪些种类？

第 二 幕

　　黄医生根据刘女士的治疗开始思考，为什么针刺具有这么好的镇痛效果？为此，他开始翻阅书籍，查阅文献查找其中的奥秘。原来针刺镇痛是运用各种针刺方法来缓解或解除疼痛，是治疗各类疼痛性疾病的有效手段之一，具有安全、有效、简便等特性。1996 年世界卫生组织意大利米兰会议推荐的 64 种针灸适应证中就有 32 种与疼痛有关，目前临床上疼痛性疾病依然是针灸主要适应证之一。

　　西医学对疼痛的药物治疗主要以非甾体类抗炎药和阿片镇痛类药物为主，但长期使用会对机体产生不同程度的毒副反应和成瘾性。所以刘女士的前期西药治疗效果并不好。

　　刘女士也接受过中药的治疗，黄医生想，中药可以治疗疼痛性的疾病，而针灸的镇痛作用也是经过临床长时间的证实的，而中医针灸是如何镇痛的，为何有时比中药治疗效果还好呢？因此黄医生决定针对此问题进行针刺镇痛的临床研究。

（一）提供信息

1. 黄医生检索了疼痛的治疗方法和针刺镇痛的相关研究。

2. 黄医生准备针对针刺治疗偏头痛进行临床研究。

（二）学习重点

1. 文献检索过程途径与方法。

2. 建立假说方法与步骤。

（三）问题导向

1. 分析针刺镇痛的机制。

2. 文献检索的途径有哪些，如何进行文献检索？

3. 如何建立假说，建立假说的步骤是什么？

第三幕

为了解决心中的疑惑，黄医生决定招募偏头痛志愿者进行科学实验。说干就干，黄医生拟写了一份招募信息，大体内容是招募有偏头痛病史的患者。要求急性对症治疗试验每次发作时间不短于4小时，以便排除将头痛的自发性缓解误以为治疗有效病例的可能；发作频率选择每月发作1~6次以上频繁发作的头痛；偏头痛病史1年以上者，且首次发作年龄在50岁以下，这样有助于排除症状类似的其他型头痛或某些器质性病变；性别男女不限。

招募的工作在如火如荼地进行着，大约一周的时间，符合条件的偏头痛患者就招了几十名。黄医生通过查阅文献、资料和掌握的课题设计的常用方法，根据偏头痛的诊疗规范进行严格筛查，最后将40名偏头痛患者随机分为两组，即针刺组和中药组。分组后对每位患者进行辨证分型，根据不同的证型进行不同的针刺治疗、给予不同的中药方进行治疗。针刺组进行常规穴位针刺并进行辨证配穴，每天1次，每次治疗30分钟；中药组配发每种证型常用方剂加减后的中药进行服用，每天1剂，分早晚2次服用，6日为一疗程，疗程间休息1日。1个月后统计治疗效果。由于偏头痛患者多数为门诊病人，针灸治疗后疗效观察可以采取病人记录方式或电话随访。头痛日记可以应用于头痛疗效评价中，以便患者记录针刺后几个观察点头痛程度、头痛缓解的时间、24小时内头痛复发情况。根据偏头痛的诊疗标准进行结果统计。结果统计后，黄医生经过分析发现，针刺对偏头痛的效果远好于中药组的偏头痛患者。后期，黄医生经过查阅文献资料，对针灸镇痛的作用机制进行一番研究，对针灸治疗疾病的作用机制又有了更深一步的了解。

（一）提供信息

1. 黄医生为了对比针刺与中药的镇痛效果进行科研设计与实施。

2. 黄医生选择受试对象，严格设计实验。

3. 实验结果证明针刺对偏头痛的效果远好于中药组的偏头痛患者。

（二）学习重点

1. 科研设计内容，基本要素。

2. 科研设计的基本原则。

3. 实验针灸学的研究方法。

（三）问题导向

1. 科研设计的内容包括哪些?
2. 科研设计有哪些类型，其原则有哪些?
3. 实验针灸学的研究方法有哪些?

📖 知识链接

　　针灸学的科学研究与其他学科一样，是发现问题、分析问题和解决问题的过程，要确保研究过程的科学性，必须按照科学研究的基本程序进行。其基本程序是：科研选题、文献检索、建立假说、科研设计与实施、撰写论文。

1. 科研选题

　　科研选题是指根据选题的原则、遵循选题的程序、确定研究具体科学问题的过程。科研选题是科研活动的起点，集中反映了研究者专业知识理论水平、科学思维能力、知识结构等，是科学研究过程中具有战略意义的首要问题和关键环节，在一定程度上决定了科学研究的价值和意义。

　　（1）基本原则

　　1）需求性：主要包括两层含义，其一是指选题必须符合社会需要，注重临床实践和实用性，其二是满足针灸学科和针灸理论发展的需要，注重理论探索和学术发展。

　　2）科学性：是指科研选题必须以一定的科学理论和客观事实为依据，在已有的科研实践基础上，借助文献资料和个人的经验总结，经过归纳、演绎、类比、分析、推理等科学思维确定科研选题并形成科学假说。切忌凭主观臆测选题。

　　3）创新性：是指选题必须具有先进性、独创性和新颖性。要选择前人没有解决或没有完全解决的问题，研究的结果应该是前人所不曾有过的成就，即独创、修改和拓延前人研究成果的课题。科研创新可以是理论上的新发现、新见解，体现在科研思路、科研选题等源头创新，也可以是新技术、新产品、新设计、新工艺、新方法等。选择具有创新性的课题需要在科研过程中目光敏锐，抓住线索，跟踪追击，以求突破。

　　4）可行性：是指具有实施并完成课题的必要条件和保障，即对课题能否按计划进行并取得预期成果的评估。选题必须与自己具有的理论水平、技术能力、经费状况、研究条件等相适应，在自己管理和调控的范围内是否能够满足科学研究的需要等等，以便按期完成研究工作。

（2）选题种类

1）基础研究：以增加科学技术知识、解决未知领域的理论问题为目的，探索在中医针灸领域中，带有全局性的一般规律的研究。如针灸学中的经络腧穴的研究，经穴 - 脏腑相关性，针灸作用的规律和原理、时效和量效等研究。这类研究的特点是一般不以具体应用为目的，其探索性强、研究方法要求高。这方面的研究成果可能对整个中医针灸领域甚至可能对生命科学产生深刻的影响。

2）应用研究：以应用为目的，针对中医针灸实践中的某一具体问题进行研究并提出解决问题的方案、方法，如针灸防治临床各科疾病的临床方案、疗效评估体系的研究。这类研究特点是采用基础研究提供的理论和成果，解决具体的问题，因此实用性强，理论和方法比较成熟，风险较小，在课题设计上要求技术路线清晰、方法具体可行、成果具有推广价值。

3）开发研究：以物化研究为目的，运用基础和应用研究的成果，研制出产品或对产品进行技术工艺改进的创造性研究，如中医针灸诊疗仪器的研制或改造等。这类研究是采用较成熟的理论和技术进行产品研究，未知因素较少，风险低，成功率高，具有投资大、经济效益高的特点，这类研究多与企业合作进行，也是今后鼓励的方向。

以上三类研究选题虽然不同，但却密切相关。基础研究为应用和开发研究提供理论支撑，应用研究为基础研究提供素材和思路，开发研究又是应用研究的拓展和延伸，同时又为基础和应用研究提供了资金。前二类研究以社会效益为主，而开发研究则以经济效益为主。

（3）选题思路

针灸科研选题的思路有多种，可以从临床或科研实践中选题，从文献查阅中选题，从学科交叉融合角度选题，也可以从学术争论或理论内部矛盾中选题。

首先，在医学实践中常常会发现一些问题或对某种现象的机制产生一定的想法，这种原始的问题或初始意念是选题的重要线索。例如从针刺可以治疗一般痛证中受到启发，联想到以针刺代替止痛药用于手术后止痛，由此进一步想到针刺能否用于术前镇痛以及针刺为什么有镇痛作用等。这种选题方式往往从临床或科研实践出发，其目的也是解决临床或实践中常遇到的问题。其次，通过查阅文献，在全面了解某个领域科学研究的历史和现状的基础上，认真思考前人观点和研究成果的优劣、方法学上的缺失或局限，发现空白点，从而提出问题或形成一定的想法。例如，腧穴配伍的目的是充分发挥穴位之间的协同效应，但在文献阅读时发现有报道是关于腧穴配伍拮抗或无效的，哪些穴位配伍产生了拮抗作用，其机制是什么，采用什么技术手段进行研究等问题就可以成为有价值的选题方向。再次，传统中医学与西医学各学科之间也有许多共通之处，通过学科渗透和交叉的方法可发现许多选题线索，例如将针灸学与神经生物学、生物力学等学科结合，找到交叉点和共同点提出问题，也是一种选题思路。最后，科学的发展产生了不同的学术理论或学术争议，以往的科学理论有可能不能完全解释新现象或新事实，从这些争议或理论局限入手选题也是研究选题的重要途径。

2. 文献检索

文献检索是根据课题需要，运用科学的查找方法，利用各种检索工具和数据库等文献信息资源，以获取文献信息为目的，从众多的文献中迅速而准确地查出特定的文献、事实、数据的工作过程。无论是提出科学问题还是形成科学假说或解决科学问题，均应在充分研究文献的基础上进行，文献检索可以起到掌握前沿、发现问题、完善假说、避免重复和扩大视野的作用，查阅文献、收集信息贯穿于课题研究的全过程。

3. 建立假说

科研假说是根据已知的科学事实和科学原理，对所研究的问题进行假定性的解释和说明。假说的建立为科研设计提供了目标，为科研展开提供了焦点和主线，是对研究工作的具体引导，使研究方向明确清晰，避免了研究的盲目性；建立假说是科学研究的核心问题，假说的正确与否从根本上决定科研工作的成败，假说水平的高低决定科研成果水平的高低。

（1）产生初始意念：在建立初步假设之前，研究者要掌握事实，进行细致严谨的临床观察和总结，找出主要矛盾和解决矛盾的切入点及方法，进而提出问题，形成初始意念。

（2）形成初步假说：进一步对所掌握的事实和资料以及已知的科学理论进行广泛的论证，形成初步假说。

（3）不断完善假说：初步假说形成后，还需要从多方面、多角度为假说寻找依据，多方进行论证和修订，不断补充，不断完善，从而形成相对合理的科学假说。

（4）假说的检验：假说毕竟是假说，包含许多尚未确定的成分，因此必须经过实践去检验和修订，最后才能够得到真实的认识。

4. 科研设计与实施

为了验证科学假说，要进行科研设计。科研设计是针对某项科研课题而制订的总体计划、研究方法、技术路线与实施方案等，直接影响到科研的实施、结果，决定科研的成败，是科研中重要的一个环节。科研设计结束后，即可按照有关设计实施。

（1）科研设计内容：科研设计包括专业设计、统计设计、进度设计和人员设计等。

1）专业设计：运用专业理论知识和实验技术进行设计。包括明确研究目的，确定研究方法、研究对象、样本大小、观察指标及资料收集方法，误差与偏倚的控制，研究工作的必备条件，解决研究结果的科学性、创新性和实用性等问题。

2）统计设计：运用统计学知识设计实验的对照、重复、均衡、随机化、误差控制、估计样本含量、经费预算、收集、整理和分析资料，解决研究成果的可靠性、重复性和经济性等问题。

3）进度设计：根据课题的研究计划年限对研究方案安排时间进度，包括远期目标、近期计划，保证按期完成任务。

4）人员设计：对科研人员的技术水平、专业进行设计，组建学术水平高、技术力量雄厚、专业结构合理的科研团队。

（2）科研设计基本要素：受试对象、处理因素、实验效应，是科研设计的三大基本要素。

1）受试对象：指研究者施加处理的对象，包括人、动物、器官、细胞等，针灸科研中受试对象主要是动物或人。受试对象的选择正确与否是实验结果是否可信、实验成败的关键，要制订受试对象"纳入和排除"的标准，减少或消除对实验结果的干扰和影响，重视受试对象的同质性，同时临床实验（试验）必须考虑到"伦理道德""尊重人权"和"提高受试者依从性"等问题。

2）处理因素：根据研究目的，欲施加于实验对象并引起直接或间接效应的因素，也称为受试因素。既可以是研究者主动施加的外部干预，如动物模型的造模因素和药物、针灸、推拿等干预因素；也可以是受试对象客观存在的固有因素，如中医证候、性别、年龄等。实验针灸学研究常用的处理因素有针刺、艾灸、推拿、药物或其他生物、物理和化学等因素。

处理因素可有不同的类别。每次研究只观察一个类别的作用，称为单因素研究；如同时观察多个类别的作用，则称为多因素研究。同一类别的因素，可有不同的水平，如不同针灸刺激量、作用时间与方式等。不同的因素、不同的水平可能产生不同的效应，如针灸疗效研究中给予研究对象（人或动物）不同的穴位、相同的操作方法就是单因素，而不同的穴位、不同的操作方法、不同的疗程就是多因素。在针灸科研设计的实施过程中，应保持处理因素的标准化与稳定性。如穴位定位、刺激方法、针具规格、使用手法、刺激时间、疗程等处理因素应作出明确规定，保持标准化，维持稳定性。

3）实验效应：指处理因素作用于受试对象的反应和结局，通过以效应指标来体现。选择效应指标时应优先考虑客观指标、计量指标、变异小的指标和动态指标。

（3）科研设计基本原则：科研设计应遵循的基本原则是：随机、对照、重复，临床研究还有盲法。

1）随机：是使每一个体都有均等机会被分配到任何一个组别中，分组结果不受人为因素的干扰和影响。通过随机化，一是尽量使抽取的样本能够代表总体，减少抽样误差；二是使各组样本的条件尽量一致，消除或减少组间的误差，从而使处理因素产生的效应更加客观，便于得出正确的实验结果。

2）对照：是确立实验中可供相互比较的组别。目的在于控制各种混杂因素、鉴别处理因素与非处理因素的差异，消除和减少实验误差，提高研究结果的真实性和可靠性。

3）重复：要求研究样本对于相应的总体具有代表性，既指实验过程多次重复进行，又指按照实验方法其他人也能重复。重复是保证科研成果可靠性的重要措施之一。

4）盲法：主要用于临床科研中。盲法是指受试对象、实验研究者和结果测量者三者中任一者或一者以上不知道受试对象分组情况和实验措施的实验方法。其目的是克服研究者或受试者的偏倚和主观偏见。主要分为：

①单盲法：研究对象不知道所接受治疗措施的具体内容，包括分组或者所施加的处理因素。单盲法可以避免来自受试者主观因素对疗效造成的偏倚，但仍然无法克服来自研究者主观因素对疗效判断的影响。

②双盲法：研究者和研究对象均不知分组情况和所施加的处理因素具体内容。双盲实验大大减少了来自研究者和研究对象两方面主观因素所造成的偏倚。但双盲法并非适用于所有的临床研究，有些临床实验实施双盲较困难，例如探讨针灸疗法的疗效，针灸医师的手法操作暂无公认、有效地盲法。

③三盲法：研究对象、观察者与研究者均不知道研究对象分组情况或者所施加的研究因素。三盲法可将偏倚减到最低程度，使评价结果更符合客观情况。是一种客观、合理、严肃的临床试验方法，但在实际的应用中实施起来比较困难，故实际应用中较少。

严格把握科研设计三大基本要素，遵循科研设计四大基本原则，进行科研设计，设计结束后，即可按照有关设计实施，对其假说进行论证，得出的结果以论文陈述。

5. 撰写论文

医学科研论文是医学科学研究工作的书面总结，是交流、传播医学科技信息的基本形式。

参考文献

[1] 郭义. 实验针灸学 [M]. 北京：中国中医药出版社，2008：15-34.

[2] 熊鸿燕. 医学科研方法设计、测量与评价 [M]. 重庆：西南师范大学出版社，2009：41-48.

[3] 任民峰，韩济生. 一种改进的甩尾测试及其在针刺镇痛实验研究中的应用 [J]. 生理学报，1978，30（2）：204-208.

[4] 张果忠，王秀云，李桂兰. 时间穴位对针刺治疗实验性胃痛大鼠的痛阈的影响 [J]. 武警医学院学报，1996，5（3）：4-6.

[5] 杨介宾，宋开源，梁繁荣，等. 不同针灸疗法对佐剂关节炎大鼠外周镇痛机制的研究 [J]. 中国针灸，1999，6：362-366.

[6] 陈少宗，张秉芬，王黎明. 针刺单穴多穴治疗原发性痛经止痛作用时效规律的初步比较 [J]. 辽宁中医杂志，2010，37（10）：2004-2005.

[7] 陈明人，陈日新. 针刺镇痛效应特点与一般规律 [J]. 江西中医学院学报，2008，20（6）：46-47.

[8] 黄梅芳，俞昌德. 介绍国外针灸临床研究中几种安慰对照方法 [J]. 中国针灸，2003，23（10）：589-591.

[9] 杨旭光，李瑛，梁繁荣. 偏头痛急性发作期针灸治疗的临床设计探讨 [J]. 辽宁中医杂志，2009，36（4）：533-534.

[10] 方海亮，沈燕，杨沙，等. 谈针灸治疗偏头痛的临床设计 [J]. 中华中医药杂志，2013，28（4）：883-886.

[11] 张璐，刘保延，晋志高. 针灸治疗头痛的国内文献评价 [J]. 中国针灸，2003，23（11）：633-636.

[12] 李舜伟，李焰生，刘若卓. 中国偏头痛诊断治疗指南[J]. 中国疼痛医学杂志，2011，17(2)：65-86.

[13] 马壮壮，梁茂新. 偏头痛中医辨证存在问题与对策 [J]. 中华中医药杂志，2012，27（2）：412-414.

[14] 袁军，房家毅，李梅，等. 辨证分型针刺治疗血液流变学异常偏头痛162例临床研究 [J]. 河北中医，2004，26（5）：361-363.

第五节　我"艾"我健康——艾灸的现代研究

教学目标

1. 掌握艾灸的材料、有效成分及适应证。

2. 熟悉艾灸作用因素和影响艾灸作用的因素，了解艾灸的现代研究进展

3. 培养综合应用相关知识的能力，通过对艾灸作用影响因素的分析，来指导临床治疗。

案例摘要

已经退休十几年的体育老师胡大爷，由于职业的原因，腿受寒落下了毛病，到了2001年加重；而胡大妈的胃难受。情急之下，胡大爷为了减轻自己和妻子的病痛，拿起了医书，找到了艾灸的办法。从2002年的4月开始，老两口每周都要给自己做几次艾灸。坚持了1年多，胡大爷多年的老寒腿不疼了，胡大妈严重的消化不良也治好了。胡大爷反复研究，自己制作艾绒，疗效良好。并且胡大爷自己研究制作艾盒，方便有效。老两口常年坚持艾灸保健，已经没有之前顽疾的困扰了。

【关键词】艾灸材料；作用；影响因素；适应证。

教学安排

本案例有3幕场景，供3个学时讨论，每学时50分钟。

学时	场景摘要
第一学时	第一幕摘要（50分钟）：重点讨论艾灸的疗效及适应证及艾灸的内容。退休十几年的体育老师胡大爷，腿受寒落下了毛病，胡大妈胃难受，吃药也不管用，胡大爷情急之下，拿起医书试着自己艾灸，坚持了1年多，多年的老寒腿不疼了，胡大妈严重的消化不良也治好了

学时	场景摘要
第二学时	第二幕摘要（50分钟）：重点讨论艾灸的材料及艾灸的有效成分。胡大爷自己采艾叶、做艾绒。胡大爷做的艾绒燃烧后，冒出的烟很白，而且能闻到艾草本身的清香，治疗效果极佳
第三学时	第三幕摘要（50分钟）：重点讨论艾灸的疗效、作用影响因素及作用机制。胡大爷做艾灸，身体越来越好，水平也越来越高。为了防止皮肤被烫伤，胡大爷做了艾盒。胡大爷老两口常年坚持艾灸保健，没有顽疾的困扰了

💡 设计思路

第一幕： 退休十几年的体育老师胡大爷，腿受寒落下了毛病，胡大妈胃难受，吃药也不管用，胡大爷情急之下，拿起医书试着自己艾灸，坚持1年多，多年的老寒腿不疼了，胡大妈严重的消化不良也治好了。从故事情节中分析艾灸的疗效及适应证及艾灸的内容。

第二幕： 胡大爷自己采艾叶、做艾绒。胡大爷做的艾绒燃烧后，冒出的烟很白，而且能闻到艾草本身的清香，治疗效果极佳。重点讨论艾灸的材料及艾灸的有效成分。

第三幕： 胡大爷做艾灸，身体越来越好，水平也越来越高。为了防止皮肤被烫伤，胡大爷做了艾盒。胡大爷老两口常年坚持艾灸保健，没有顽疾的困扰了。结合前两幕的情节分析归纳艾灸的疗效、作用影响因素，并通过查阅资料了解艾灸的作用机制。

⚠ 要点提示

1. 艾灸的内容、适应证、有效成分及作用影响因素是本教案讨论的重点之一。第一幕，重点讨论的是艾灸的内容及适应证。根据场景和掌握的资料，分析归纳有关艾灸内容及适应证的知识。

2. 第二幕，结合病案讨论艾灸的材料及有效成分。根据药店与胡大爷制作的艾绒的差别，讨论艾灸材料质量的差别对疗效的影响，来加强理解。

3. 根据幕剧提供的信息，分析艾灸的疗效及作用影响因素，结合艾灸的作用机制，指导临床。最后由一名学生对本小组讨论结果进行梳理。

案例正文

第 一 幕

2001 年，已经退休十几年的胡大爷，住在安徽淮北，正和妻子安享晚年，可没想到他们却遇到了麻烦，这个麻烦首先是从胡大爷的腿开始的，胡大爷常说："大病大苦，小病小苦，没病不苦。我的腿总疼得不行，甚至睡觉都难受，这个腿搁哪个地方都不舒服。"原来，胡大爷退休前是小学体育老师，由于职业的原因，他从 30 多岁开始，腿就受寒落下了毛病，到了 2001 年加重了。为了缓解这恼人的腿疼，老人家可没少花功夫。各种治疗仪和药物都尝试了，但是效果都不明显。胡大妈呢，辛辛苦苦抚养大 4 个孩子，可自己却积劳成疾，就在胡大爷为腿疼发愁的时候，她的胃也到了最难受的时候："一犯病了就想吐，胃不舒服，不能吃饭，天天喝汤药，有时管事，有时也不管事，就那样。"

胡大爷自己难受，还要看着妻子受罪，吃药又不管事，情急之下，他拿起了医书，希望能找到办法，减轻自己和妻子的病痛。而就在翻阅医书的过程中，他无意中看到书上介绍：艾灸通诸经，能除百种病疾，使沉疴之人可以康泰，其功以大也。于是胡大爷就试着自己艾灸。做好艾炷之后，把生姜切成 1cm 厚的片儿，用粗一点儿的针在上面扎几个眼儿，然后把生姜垫在艾炷的下面，放在穴位上，哪里疼灸哪里，1 个艾炷能烧 3 分钟。头一回灸也没什么感觉，灸过 3 个以后腿这里热乎乎的。第二次灸后，腿稍微觉得轻松一些。第三次灸完按按不疼了，胡大爷没想到，艾灸居然真就见效了，心想，书上说的还真没错啊！他心里有了底，马上给胡大妈也试试。没想到，刚刚第一灸烧完，胡大妈就有比较明显的感觉。胡大妈说："这肚子里也不那么鼓着难受了，走不动气啦，这也通气了。"更惊喜的是，第二天，胡大妈就有食欲了。于是从 2002 年的 4 月开始，老两口每周都要给自己做几次艾灸。坚持 1 年多，胡大爷多年的老寒腿不疼了，胡大妈严重的消化不良也治好了。

（一）提供信息

1. 退休十几年的体育老师胡大爷，腿受寒落下了毛病。

2. 胡大妈胃难受，吃药也不管用。

3. 胡大爷情急之下，拿起医书试着自己艾灸，坚持 1 年多，多年的老寒腿不疼了，胡大妈严重的消化不良也治好了。

（二）学习重点

1.艾灸的疗效及适应证。

2.艾灸的内容。

（三）问题导向

1.灸法的作用有哪些？

2.艾灸的适应证有哪些？

3.艾灸包括哪些内容？

第 二 幕

从2002年到2008年，6年过去了，胡大爷和胡大妈居住地从安徽搬到了北京，可他们生活中一个重要的习惯却一直没有改变。就是周一到周五，老两口每天都会抽出时间，在他们的"灸屋"里进行自我治疗。

为了保证质量，胡大爷自己去采艾叶、做艾绒，艾绒在药店有售卖的，为什么要自己做呢？胡大爷说："市场上销售的艾绒是用粉碎机粉的，它里头小末末太多，所以我认为，这不是符合李时珍要求的艾绒。李时珍讲了，带杂质一是伤脉，二是伤皮肤。治病可不能马虎，要彻底把病治好，你就得按照要求去做，所以呢，再麻烦，我都是自己砸艾绒。"当年刚做艾绒的时候，胡大爷是在地上砸，6年多过去了，现在他还是自己砸。

每年阴历五月初五胡大爷和胡大妈都要去山上采艾，晾干后，用自己做的木头锤，在水泥墩上砸艾绒，胡大爷认为水泥墩里头有沙子、有石子，符合李时珍说的砸艾绒的要求。并且胡大爷非常认真地按照古书中记载要砸1200下。胡大爷做的艾绒燃烧以后，冒出的烟很白，而且能闻到艾草本身的清香。而市场上买的质量差的艾条，燃烧后的烟是灰色的，甚至能闻到有点糊的味道，所以，胡大爷宁可辛苦点、麻烦点，也要自己亲手砸出李时珍所说的纯艾绒。

（一）提供信息

1.胡大爷自己采艾叶、做艾绒。

2.胡大爷做的艾绒燃烧后，冒出的烟很白，而且能闻到艾草本身的清香。

（二）学习重点

1.艾灸的材料。

2. 艾灸的有效成分。

（三）问题导向

1. 艾灸可以用哪些材料？

2. 艾作用的有效成分有哪些？

3. 艾绒的质量对临床疗效有何影响？

第 三 幕

胡大爷从 75 岁开始学习艾灸，没想到这么多年过去了，身体是越来越好，这水平也越来越高。以前胡大爷哪儿疼灸哪儿，而现在说起艾灸可不是当年的水平了。最初学会艾灸的时候，胡大爷就一直用隔姜灸，效果倒是挺明显，可是带来的麻烦也不少。"一动那艾灸灰掉下来了，沾着皮肤就是一溜疱，后来掉在被单子上的时候就烧个大窟窿，光被单子烧烂三四个。"这可怎么办呢？于是胡大爷又开始琢磨做起了灸盒，打开盖，在盒的底部有一层铁丝网，盒子里面有三个小格子，同时可以放 3 个艾炷。这样，它不仅可以同时燃烧 3 个艾炷，有了这层铁丝网的阻隔，就可以防止皮肤被烫伤。胡大爷自己做小木盒，其实就是我们在灸法里用的"温灸器"。

胡大爷越来越专业了，还自己写着艾灸记录，在胡大爷家里有很多小本子，上面密密麻麻写着近些年来每天做艾灸的记录，他已经灸了几万灸了。俗话说"家有一老，如有一宝"，现在不仅老两口用艾灸保健，他们的儿女们也对艾灸非常信服了，所以他们每次来看望父母，五世同堂的大家庭一聚会就烟雾缭绕的，渐渐变成了家庭成员的养生聚会。由于常年坚持艾灸保健，如今胡大爷、胡大妈的精神头儿，让很多人都非常羡慕。胡大爷说，他 75 岁的时候，学习艾灸的目标是驱除病痛，那如今 82 岁了，他和妻子已经没有疾病的困扰了，依然在坚持艾灸，为什么呢？是为了向 120 岁奋斗，他们对生命和健康的这份热爱真的是让人感动。

（一）提供信息

1. 胡大爷艾灸，身体越来越好，水平也越来越高。

2. 胡大爷为了防止皮肤被烫伤，做了艾盒。

3. 胡大爷老两口常年坚持艾灸保健，没有疾病的困扰了。

（二）学习重点

1. 艾灸的疗效。

2. 艾灸作用影响因素。

3. 艾灸作用机制。

（三）问题导向

1. 不同艾灸方法的作用疗效有何异同？
2. 艾灸作用的影响因素有哪些？
3. 艾灸的作用机制有哪些？

📖 知识链接

1. 艾灸的作用

疏风散寒，温散寒邪；温通经络，活血逐痹；回阳固脱，升阳举陷；消瘀散结，拔毒泄热；防病保健，延年益寿等。

2. 施灸材质

（1）艾的成分

因产地、制作过程不同，艾的成分和燃烧温度也存在差异。研究者对各种艾中的元素含量进行了分析研究，发现均含有 K、Si、P、S、Cl、Ca、Ti、Mn、Fe、Cu，中国产艾蒿的 Fe 含量大于日本产艾蒿，各种艾蒿间的最高燃烧温度无差异。质量好的艾蒿达到最高温度时间短，质量差的艾蒿燃至 45℃ 以上所需时间较长。

艾的主要成分是精油，有一定挥发性，燃烧时可大量释放。从艾中提取出有机成分并加以鉴定，认为艾的有机成分是庚三十烷（$C_{37}H_{36}$）、少量的焦油、奎尼酸、侧柏酮、桉油醇和黄酮类化合物，还含有儿茶酚胺系缩合型鞣酸等。鞣酸在优质艾中含量甚少，在劣质艾中含量多。比较经提取处理和未经处理的两种艾的燃烧温度时间曲线，发现若没有 $C_{37}H_{36}$，艾的燃烧将出现困难。有研究对艾叶挥发油的成分进行了分析，从 2007 年、2008 年、2009 年不同年份的蕲艾叶中检出了相同成分，且含量较高，如桉叶油醇、侧柏酮、菊槐酮、樟脑、龙脑、4-萜烯醇、石竹烯、石竹素、刺柏脑等。可初步推断，年份越久，艾绒比例越高，易挥发成分的含量相对越少，难挥发成分含量越多，如刺柏脑、石竹素等是相对难挥发的成分，即陈年精细艾绒剩下的成分，可能是艾灸时的有效成分。

近年来，除对艾成分方面的研究外，一些学者也研究了艾燃烧生成物的化学作用，认为在灸疗过程中，虽然艾叶进行了燃烧，但其药性尚存。日本学者分别用甲醇提取艾和艾的燃烧生成物，发现提取物有清除自由基和过氧化脂质的作用，而且艾的燃烧生成物作用较强。有学者通过研究认为灸疗能引起施灸局部皮肤中过氧化脂质显著减少，这并非由灸热引起，而是艾的燃烧生成物所致。艾的燃烧生成物可附着在皮肤上，通过灸热由损伤的皮肤处渗透进去，起到某种治疗作用。

（2）艾灸光谱

艾的光谱是靠近近红外并以远红外为主的光谱，含有少量的可见光。艾条燃烧所产生的"热力"大多是从 600nm 左右的红光到 2500nm 的中红外直至远红外区，其谱形、强度及峰值在整个施治过程中都处于不断变化中，而现行的各种仿艾灸仪及各类红外频谱治疗仪的发光谱一般都为远红外某特定区段上的稳定辐射。艾条灸的辐射峰在 3.5μm 处，隔姜、隔蒜和隔附子饼灸的辐射峰几乎一致，均在 10μm 处。艾燃烧时可产生一种十分有效并适宜于机体的红外线，其辐射能谱在 0.8~5.6μm 之间，艾燃烧时的辐射能谱不仅具有热辐射 – 远红外辐射，而且还具有光辐射 – 近红外辐射，艾灸能谱是以近红外辐射为主，且峰谱在 1.5μm 附近。根据物理学原理，一般远红外线能直接作用于人体的较浅部位，靠传导扩散热量；而近红外线较远红外线波长短、能量强，可直接渗透到深层组织，穿透机体的深度可达 10mm 左右，并能通过毛细血管网传到更广泛的部位，为人体所吸收。研究还认为，艾灸时的红外线辐射，既可为机体的细胞代谢活动和免疫功能提供必要的能量，又可为能量缺乏的病态细胞提供活化能，有利于生物大分子氢键偶极子产生受激共振，从而产生"得气"感。同时可借助反馈调节机制，纠正病理状态下紊乱的能量信息代谢，调控机体免疫功能。

3. 作用要素

（1）灸温

1）温度幅值：人体主要是通过三种不同类型的感觉末梢器官感受不同的温度等级：冷感受器、温感受器和痛感受器。它们对不同温度的反应不同。对每个人来说，可根据不同类型的感觉末梢相对刺激程度确定不同等级的温度觉。例如，在 20℃时只有冷觉感受器（克劳终球）受到刺激，在 40℃时只有温觉感受器受到刺激，而在 33℃时冷觉和温觉末梢均受到刺激，在 50℃时痛觉感受器受到刺激。但个体间温度幅值存在一定的差异。不同灸法的温度幅值不同，有研究表明，直接灸温度幅值大于隔盐灸，隔盐灸大于隔附子饼灸，隔附子饼灸大于隔姜或隔蒜灸。

2）升降速度：当一个温度感受器突然受到稳定温度变化的刺激，最初会产生较大的反应，但在 1 分钟后这种反应会很快衰减，并在其后半小时或更长时间进一步发生缓慢衰减。也就是说，温度感受器对稳定温度变化具有很大的适应性，但温度感受器除了能对稳定状态的温度变化产生反应外，也能对温度的不断变化而产生明显的反应。因此，当艾灸温度不断上升或下降时都会引起温度感受器的显著反应。有人研究认为温度感受器受到代谢率变化刺激，温度每改变10℃，可使细胞内化学反应速率提高约2.3倍。也就是说，温度感受不是由直接物理刺激引起的，而是由受温度影响的化学性刺激作用于末梢所引起。由于温度升降时程越长，即升降速度越慢，灸的效应越好，所以临床干预疾病的发生和发展可采用隔物灸。

3）作用面积：温度的作用面积是影响艾灸的温热刺激的因素之一，艾灸的温度刺激强度与艾灸的作用面积及温度感觉空间的总和有关。当整个身体感受到温度变化时，其分辨微小温度变化的能力最高，如温度变化同时影响整个体表部分时，小至0.01℃的快速温度变化即可被感知。相反，如果受作用皮肤表面只有1cm²大小时，即使比上述温度高100倍的温度变化也不能被感知。研究表明，在一个小的体表面积里，冷觉和温觉末梢数量是非常少的。例如，在前臂上冷点平均为13~15个/cm²，而温点只有1~2个/cm²。因此，当受到温度变化刺激的部位很小时，就很难确定温度等级，而当较大面积的身体部位受到温度变化刺激时，整个部位发出的温度觉信号可被总和起来。

4）持续时间和间隔时间：每壮持续时间与每壮温度升降速度有一定关系，而每壮间隔时间则与整个温度刺激的梯度有关，因而也是予以考虑的刺激参数之一。

（2）灸量

现代研究表明，灸的作用强度与药物一样，在一定范围内随着灸量增加而增强。艾炷的大小、施灸时间不同，其所产生的效应有一定差别。如灸法所致的循经感传研究中，当艾灸至一定壮数时，感传开始出现，随壮数增加，感传由线状逐渐加宽呈带状，速度逐渐加快。又有人研究不同灸量对"阳虚"动物脱氧核糖核酸合成率影响的研究，将实验动物分为艾灸命门穴组和羟基脲组，艾灸命门穴3壮组的脱氧核糖核酸合成率与羟基脲组相比较，无显著差异；但艾灸命门穴5壮组与羟基脲组相比较，则有非常显著的差异，其脱氧核糖核酸合成率明显升高。然而灸量与灸效的关系，并非都是灸量越大灸效越好。有学者在艾灸大椎穴促进伤寒杆菌凝集素或溶血素产生的动物实验中发现，灸2壮作用明显，而灸6壮则作用较差。又如麦粒灸治疗高脂血症模型大鼠，分别按每穴每日3壮、6壮、9壮的灸量施灸于神阙、后三里，治疗结束后测定各组大鼠血清总胆固醇（TC）、甘油三酯（TG）、低密度脂蛋白胆固醇（LDL-C）、高密度脂蛋白胆固醇（HDL-C），结果发现不同灸量麦粒灸对急性高血脂状态大鼠均具有普遍性调节效应，其中降低TG方面6壮和9壮的效应最佳，升高HDL-C方面3壮的效应更优。因此，在针灸临床上必须根据具体情况采用不同的灸量。

艾灸的壮数不同，其所兴奋的皮肤感受器也不完全相同。哺乳类动物皮肤上有两类主要的、高阈的、被认为是接受伤害性刺激的传入单位，即高阈机械感受单位

（具有数个分散点组成的感受野和小的有髓或无髓轴突）和多型性伤害性感受单位（具有小带状感受野及无髓轴突）。多型性伤害性感受单位在针刺或加热等刺激达到伤害性水平时易于激动，而高阈机械感受单位只有11%为第二次短时加热至50℃~55℃时所激发，其余在出现反应前需2~6次的加热。也就是说，高阈机械感受单位常由于重复热刺激而变得敏感，并可能在连续治疗过程中发挥作用。

（3）灸时

即施灸时间的长短，与灸量关系密切，施灸时间长则灸量大。如观察不同灸时对免疫功能的影响，灸15分钟可显著提高阳虚小鼠T淋巴细胞酯酶阳性率，灸5分钟、25分钟作用不明显；灸5分钟、15分钟、25分钟均可显著提高阳虚小鼠淋巴细胞转化率，但三者之间差异无统计学意义。灸5分钟效果不佳，可能是因为刺激时间过短，刺激量不够，达不到治疗效果；灸25分钟虽有一定效果，但并不比灸15分钟效果好，进一步说明当刺激达到一定量时，机体的反应可能出现饱和状态。又如个体化消敏饱和艾灸剂量（30~60分/次）治疗膝骨关节炎、腰椎间盘突出症等优于传统艾灸剂量（15分/次）。

（4）灸质

艾灸的治疗效应与灸质密切相关。有学者采用热敏电阻温度计与计算机联机实时监测的方法，以耐痛阈确定施灸强度，对比观察着肤灸、隔姜灸、悬灸、聚光灸及氦氖激光灸对人体穴位皮肤、皮下与肌层温度的影响，结果表明氦氖激光灸对穴位温度影响微弱，其余灸法都可明显改变穴位自皮肤至肌层的温度，并各具规律与特征。以皮温而言，着肤灸与隔姜灸的变化呈单峰或峰–峰型，悬灸与聚光灸呈平台型。

观察不同灸质对家兔胃电活动的影响，发现艾条灸对家兔胃电频率、振幅的增强具有明显抑制作用，而烟条灸似对胃电频率、振幅有抑制倾向。另有学者采用荧光检测方法观察了不同灸质、灸量对利血平化"脾阳虚"大鼠外周和中枢5-羟色胺（5-HT）等神经递质及其代谢产物含量的影响，结果显示，艾条弱刺激能使血中组胺、5-HT、5-羟吲哚乙酸（5-HIAA）明显升高，而烟条灸仅能使血中组胺升高，其他物质变化不明显。

4.作用机制

（1）物理作用

①温热作用：艾灸的温热刺激是其产生疗效的主要原因。在施灸过程中，患者的第一感觉就是温热感，随着施灸时间的延长和热量的逐渐积聚，患者可感到灼痛。灸热刺激是通过温热刺激引起生理性炎症反应，具有维持机体稳态的作用。灸法的

温热刺激可以调整施灸局部表皮及真皮下的温度和血浆渗透压，使局部血液循环加快。持续施灸能激活多种酶的活性，使血液中白细胞、淋巴细胞、血红蛋白含量增加并长期维持，且能增强免疫功能。研究发现，艾灸之热以施灸点为中心，向周围及深部扩散。有人用50mg艾炷在小鼠埋有热电偶接点的皮肤上施直接灸，结果表明：每次施灸时艾燃烧的最高温度均不同，其变化与测定部位有关；皮下与肌层内的温度变化与表皮不同，说明艾灸刺激不仅涉及浅层，也涉及深部。用单壮（2mg）艾炷灸小鼠腹部也证实了这一点，结果显示，施灸点皮肤表面温度高达130℃，而皮内温度仅达56℃左右。温针灸刺激大鼠股二头肌，从局部皮温达42℃开始，肌细胞间质液的pH值随温度上升向碱性侧移动，这种移动仅在刺激初期发生，长时间刺激及短时间反复刺激则移动减少；施灸30分钟后，局部血管通透性增强达顶峰，此现象可能与肥大细胞脱颗粒的经时性变化有关。因此，热灸刺激必须达到一定的面积和一定的温度才能起到治疗作用，但也并非面积越大越好、温度越高越好。绝大多数情况下，当温度到达50℃时，继续升高温度，热灸刺激的作用不再增加；当刺激面积到达9.616cm^2（直径3.5cm）时，继续增加刺激面积，热灸刺激的作用不再增加。

对于艾灸的温热刺激，机体腧穴存在敏化态，其热敏特征与机体状态密切相关。同一腧穴对外界刺激的反应性（功能状态）具有个体差异性及时变性，即功能状态有敏化态（出现热敏灸感）与静息态（出现局部表面热感）之别。腧穴发生热敏与疾病高度相关且具有普遍性；不同疾病具有不同的腧穴热敏高发区。研究发现疾病状态下热敏穴出现率为76.2%，正常人为12%；不同疾病的热敏部位具有特异性，不同疾病时腧穴热敏化有其不同的高发区域。研究初步显示选取热敏态腧穴施灸的临床疗效优于传统选穴施灸。

②辐射作用：人体不仅是一个红外辐射源，也是一个良好的红外吸收体。穴位有其自身的特征性红外辐射光谱，不同病理、生理状态下，穴位的红外辐射光谱存在差异，这些差异可能与疾病、证型等相关。隔附子饼、隔姜和隔蒜等3种隔物灸的红外辐射光谱与人体穴位红外辐射光谱一致，提示穴位对传统隔物灸的共振红外辐射和匹配吸收是传统隔物灸起效的重要机制。由于艾条灸燃烧时温度较高，释放大量热能，并产生光热辐射，故其产生的红外线光谱具有波长短、能量强的特点，它的红外辐射强度较穴位辐射强度高1000倍左右，穿透机体的深度可达10mm，可渗透到表皮、结缔组织、血管、神经，或直接渗透到深层组织，并通过毛细血管网传到更广泛的部位，而为人体所吸收。艾灸时的红外线辐射既可增强细胞的吞噬功能、改善血液循环、消除肉芽水肿，又可为机体细胞代谢活动、免疫功能提供必要的能量，也能为能量缺乏的病态细胞提供活化能，从而进一步调整机体的免疫功能和神经功能，促进疾病的恢复。

（2）药化作用

艾的成分复杂。直接灸时，艾燃烧的生成物可附着在皮肤上，通过灸热由皮肤处渗透进去，起到某种治疗作用。间接灸时，除了艾的作用外，所隔之姜、蒜受热时其姜辣素和大蒜素也发挥一定的作用。另外有研究发现隔盐灸时，盐中的 K^+ 可透过皮肤使皮下 K^+ 活性明显增高，而隔 $MgCl_2$ 灸、隔附子饼灸等则无 K^+ 增高的效应；另在观察隔药灸治疗桥本甲状腺炎时，发现加活血化瘀和益气温阳中药粉末组的灸效在改善甲状腺肿大、结节质地和调整患者免疫功能等方面均明显优于仅加益气温阳中药组。

然而也有学者认为艾的药性对某些指标的影响起不到重要作用。例如，经研究观察到化脓灸、隔药饼灸、温针灸和经穴灸疗仪等不同灸法对淋巴细胞转化率等免疫指标均产生相同或相似的影响。出现以上两种相反的研究结果，可能与灸法复杂的药性作用机制有关，这可以从艾灸临床治疗的疾病范围广泛得到佐证，因此，应对灸法的药性作用机制进行多途径、多水平和多靶点的深入研究。

此外，研究发现，灸治过程中除了艾叶燃烧所放出的热量起作用外，艾烟中的成分也发挥了作用，艾烟的挥发性成分为氨水、乙醇、乙二醇、醋酸、乙酰胺、丙酸、环己烯、甲基呋喃、丁酰胺、3- 甲基 - 丁酰胺、季酮酸、戊硫醇、2- 甲基戊硫醇、斯德酮、正己基胺、萘、葵酸、乙内酰尿、三甲基对二氮杂苯、嗅代氮杂环丁烷。艾烟弥漫在空气中，对细菌、病毒、真菌有一定的抑制作用。有研究表明一定浓度艾烟可以增强 SAMP8 小鼠抗氧化能力和自由基清除能力，并对 Th1/Th2 细胞因子进行平衡调节，具有显著抗衰老作用。

（3）创伤作用

直接灸中的化脓灸会在皮肤表面造成损伤而形成灸疮，灸疮亦称灸花，是指施灸所造成的浅表的无菌化脓性炎症。古人在灸治中十分重视灸疮，以此判断疗效，认为只有灸疮起发，才达到了治病的目的。如《针灸资生经》曰"凡著艾得疮发，所患即瘥，不得疮发，其疾不愈"，《针灸易学》甚至强调"灸疮必发，去病如把抓"。现代研究表明，45℃是人们首先感受疼痛的平均临界值，也是组织开始被热损伤的温度。直接灸时的温度远远高于平均临界值，引起局部组织无菌性化脓，使机体处于应激状态，升高白细胞及吞噬细胞的数量，增强机体抗病能力。同时，穴位感染化脓后，细菌在体内产生内毒素，刺激某些脏器或激活有关细胞释放出免疫物质，调节机体的免疫功能。

（4）综合作用

研究表明，灸法的作用是由艾灸燃烧时的物理因子和化学因子，与腧穴的特殊作用、经络的特殊途径相结合，而产生的一种"综合效应"。施灸时可调整神经 - 内分泌－免疫网络，发挥综合调节作用。如果将艾条距皮肤 2cm，施灸 7~10 分钟，使腧穴的局部组织造成轻微创伤，患者便开始感到灼痛。因此，有人认为艾灸的作用机制是疼痛和艾燃烧时所产生的物理因子和化学因子作用于腧穴处的痛、温觉感受器，产生动作电位，通过 Ⅲ 类、Ⅳ 类传入神经纤维，将刺激信号传入中枢，经过中枢整合作用，形成传出信号，调控机体神经－内分泌－免疫网络系统，使机体的内环境达到稳定状态，起到防病治病的作用。

5. 艾灸的适应证

（1）寒性病证：《素问·异法方宜论》载："脏寒生满病，其治宜灸焫。"内脏受寒，容易发生胀的疾病，这些疾病的治疗，适宜用艾火烧灼的方法。《灵枢·刺节真邪》云："厥在于足，宗气不下，脉之血，凝而留止，弗之火调，弗能取之。"即阴寒之气发生在足部时，宗气不能循经下行，脉中之血也随之留滞在内，不能畅行。需要用艾灸调治，而不宜进行针刺。故艾灸能温散寒邪，治疗寒性病证。

（2）虚性病证：《素问·通评虚实论》曰："络满经虚，灸阴刺阳；经满络虚，刺阴灸阳。"邪气盛则实，精气夺则虚。经络的分布循行各有处所，经行于里（阴）而络布于表（阳），由于经络邪正的盛衰不同，当辨证施以不同的治法。灸为补，刺为泻。"经虚"者阴虚，"络虚"者阳虚，宜用灸法以补之。《灵枢·官能》记载："上气不足，推而扬之；下气不足，积而从之；阴阳皆虚，火自当之。"即对于上气不足病证，当用"推而扬之"的针法，引气以补其上；对下气不足的病证，宜以"积而从之"的针法，随气以补其下；对上下气皆不足的病证当采用艾灸治疗。

（3）陷下类病证：《灵枢·经脉》指出："为此诸病，盛则泻之，虚则补之，热则疾之，寒则留之，陷下则灸之，不盛不虚，以经取之。"提出针刺和艾灸施用的基本原则，强调对于陷下的病证要使用艾灸的方法治疗。《内经》中用艾灸所治的陷下病证主要是指经络或病位局部下陷。如"经陷下者，火则当之"（《灵枢·官能》）；陷下的原因主要是由于"脉血结于中，中有着血，血寒，故宜灸之"（《灵枢·禁服》）。后世发展成为气虚、阳虚下陷所致的多种病证皆用艾灸的方法以升提阳气。

（4）特殊部位病证：《内经》中对于背部的腧穴常采用艾灸治疗，如"背中大腧，在杼骨之端……灸之则可，刺之则不可"（《灵枢·背腧》）；"欲知背俞……是谓五脏之俞，灸刺之度也"（《素问·血气形志》）。甚至发生在肩臂部的病证也应采用灸法，如《灵枢·痈疽》"发于肩和臑，名曰疵痈……痈发四五日，逞焫之"。对于脉部疾病也通常采用艾灸治疗，如《素问·血气形志》云"形乐志苦，病生于脉，治之以灸刺……形苦志乐，病生于筋，治之以熨引"，即对五体脉的病证用灸法治疗，而对筋之病证则用熨法。

参考文献

［1］ 杨莉，杨金生，李亮，等．灸法作用机制的研究现状与分析［J］．光明中医，2010，25（5）：900-901．

［2］ 谢华，易受乡，易展，等．灸法量效关系的研究进展与思考［J］．中华中医药学刊，2010，28（5）：1003-1005．

［3］ 张青元，胡淑萍．艾灸机制研究现状与探析［J］．上海针灸杂志，2008，27（5）：47-48．

［4］ 杨华元，胡追成．艾灸的生物物理特性［J］．中国针灸，2009，29（3）：54-56．

［5］ 郭义．实验针灸学［M］．北京：中国中医药出版社，2012：158-165．

［6］ 吴璐，杨玲，周次利，等．艾灸温度影响因素及与疗效关系研究进展［J］．环球中医药，2013，6（4）：309-310．

［7］ 刘迈兰，曾芳，和中浚，等．艾为最佳施灸材料探析———基于艾与其他典型灸材的比较［J］．江苏中医药，2009，41（6）：59-61．

［8］ 李西忠，李忠正，席强，等．影响灸法作用因素的研究进展［J］．针灸临床杂志，2008，24（8）：58-61．

注：该教案内容选自《中华医药》——我"艾"我健康。